# 肝脏病
# 辨病求本论治录

卢良威　编著

卢笛　陈群伟　整理

全国百佳图书出版单位

中国中医药出版社

·北 京·

**图书在版编目（CIP）数据**

肝脏病辨病求本论治录 / 卢良威编著 . —北京：中国中医药出版社，2022.1

ISBN 978-7-5132-7312-1

Ⅰ . ①肝… Ⅱ . ①卢… Ⅲ . ①肝病（中医）—中医治疗法 Ⅳ . ① R256.4

中国版本图书馆 CIP 数据核字（2021）第 242847 号

---

**中国中医药出版社出版**

北京经济技术开发区科创十三街 31 号院二区 8 号楼

邮政编码　100176

传真　010-64405721

山东临沂新华印刷物流集团有限责任公司印刷

各地新华书店经销

开本 880×1230　1/32　印张 9.5　字数 204 千字

2022 年 1 月第 1 版　2022 年 1 月第 1 次印刷

书号　ISBN 978-7-5132-7312-1

定价　45.00 元

网址　www.cptcm.com

服 务 热 线　010-64405510

购 书 热 线　010-89535836

维 权 打 假　010-64405753

微信服务号　zgzyycbs

微商城网址　https://kdt.im/LIdUGr

官 方 微 博　http://e.weibo.com/cptcm

天猫旗舰店网址　https://zgzyycbs.tmall.com

如有印装质量问题请与本社出版部联系（010-64405510）

　　我于 1969 年毕业于浙江中医学院（现浙江中医药大学）中医本科，毕业后留校从事中医教学、临床、科研等工作近 40 年，2006 年从学校退休后，潜心临床医疗工作。20 世纪 70 年代，我曾先后跟随六位名师前辈学习，包括在学校名老中医继承小组跟随潘国贤、罗鸣歧教授等学习 3 年，后来跟随老院长何任教授（首届"国医大师"）学习 3 年，还临床进修西医内科 1 年。前辈们诊治疾病各具特色，其思路大多是辨病与辨证结合。老先生们有的辨证论治，门诊病案书写理、法、方、药一目了然，读来朗朗上口，疗效常常令人赞叹不已；有的宗仲景法，门诊病案寥寥数语，方药 6～9 味，方证对应，效如桴鼓；亦有辨病为主结合辨证治疗肿瘤取效的；也有老先生诊治心脏病，除了中医四诊，还动用听诊器，查阅心电图，然后做出综合分析，确定治法、处方的；还有老先生，用自己的太阳穴贴着小儿的太阳穴测出患儿发热体温，还查看血常规化验单，知道是否是病毒性感冒，结合传统四诊方法，开出处方，疗效十分灵验的。可见中医诊治疾病的方法可有多种，临床取效的关键，在于他们具有深厚的中医药理论功底和丰富的临床经验——包括他们自己的和师传的经验。

1978 至 1989 年，我从事心血管疾病的中医临床工作，1989年起，专攻肝胆病，主要是慢性乙型病毒性肝炎（简称"慢性乙肝"）的中医治疗。这两门学科，临床中医面对的都是西医诊断的疾病，中医治病的疗效必然要经受西医理化检查的检验，这就对我们中医提出了新的要求。在长期临床探索中，根据《黄帝内经》治病必求于本的思想，我萌发了辨病求本论治的思维方法，于是，便以肝脏病的诊治为契机，探索辨病求本论治的思路。即辨西医的病，运用中医学理论，探索该病的中医本质，即病机所在，以确立恰当的中医药治疗方法。这是中西医理论交融结合的思维过程，需要找准中西医理论的结合点、切入点，做出正确的病机分析。经过长期的临床观察和动物实验研究，我觉得这种思维方法是促进中医学术发展的一条值得探索的途径，特予以总结，供同道参阅。

本书内容分上、中、下三篇。上篇收录了20篇论文，主要是理论阐释有关肝脏病诊治的思路和方法；中篇是临床实录，收集整理了20多年来，运用辨病求本论治的思路方法治疗肝脏病，主要收集了慢性乙型肝炎的代表性完整病例35例。每个病例包括病史提要、治疗经过、按语等部分，并对病例进行了客观记录、理性分析和理论提高，便于阅读。书中关于"辨病求本论治""活血渗湿法""托里透邪法""内托抗毒法"等，既是理论探索，又有实用意义，供有兴趣的同道参考。下篇为学术交流，即我的书稿写成后，发给了刘清君、卢笛、陈群伟、张治国、张永生、包剑锋、洪朝金。他们七位是专家教授，也是我的学生，现今为临床、教学、科研一线的后起之秀。他们阅稿后，欣然命笔，写出了交流论文，为本书润色添彩，遂另列一篇，根据刘清君教授的提议，名曰"学术传承"。同时，刘教授还为本书提出了很好的修改意见，卢笛、陈群伟协助了书稿的整理。师生情深，在此谨致由衷谢忱！

"辨病求本论治"，是我探索的一种新的临床思维方法，需要不断深化、完善，现编著成册，希能抛砖引玉。由于水平和精力有限，书中内容，尤其是临床实录部分，仅是个人临床运用的客观记录，其按语部分往往是有感而发，不当之处，敬请同道指正。

卢良威

2021 年 5 月于杭州

# 目　录

## 上篇　思路与方法

# 中篇　临床实录

# 下篇　学术传承

# 上篇
# 思路与方法

　　本篇收录了 20 篇论文，主要是理论阐释有关肝脏病，主要是慢性乙型肝炎诊治的思路和方法，论述了辨病求本的内涵及理论依据，介绍了临床运用的体会，以及辨病求本法、活血渗湿法、内托抗毒法等的理论意义和临床意义。

　　前 9 篇论文，一篇一个观点，是笔者临床诊治肝脏病的指导思想和方法。后 9 篇为笔者往年已发表的论文选，反映了辨病求本论治思路形成的轨迹。最后 2 篇是诊治肝脏病的基础理论，常能用到。

# 谈治病求本

《素问·阴阳应象大论》说："阴阳者，天地之道也，万物之纲纪，变化之父母，生杀之本始，神明之府也，治病必求于本。"条文前面都是讲阴阳，阴阳是自然界万物变化运动的规律，而后一句提出的"治病必求于本"，是什么意思呢？我的理解，就是告诉我们，在诊断治疗疾病时，要运用阴阳学说观察事物的思维方式来寻求疾病变化的病理本质。那么这个"本"具体指什么呢？从条文下文的"阴胜则阳病，阳胜则阴病，阳胜则热，阴胜则寒"，"阳胜则身热，腠理闭，喘粗为之俯仰，汗不出而热……此阴阳更胜之变，病之形能也"来看，这个"本"，当指病机而言。"治病必求于本"是要根据疾病病机演变规律，立法处方。《黄帝内经》注重辨病治疗，包括辨证候、症状，是根据该病、该证候、该症状的病因病机而确定治法、方药的。现代中医根据临床所需，探索辨病论治的规律，正本清源，符合《黄帝内经》治病求本的临床思维模式。

中医学阴阳学说源于古代的哲学思想。《黄帝内经》用"易学"观察事物的种种思维方式，观察人的病情，分析人的病因、病机。明代张景岳在《类经附翼·医易义》指出"医易同源""医易相通"，并说："医者，意也，合阴阳消长之机。""医者，意也"，即诊治疾病，从收集病情资料，到给出病（包括病机）、证判断，是医学理论知识和科学思维的综合运用，即通过分析、综合、推理，对疾病本质作出正确判断的思维过程。这个过程，往往是从形象（直觉）思维到抽象（逻辑）思维，有时来了灵感，便会产生灵感（顿悟）思维。灵感思维常是创新思维的火花，值得珍惜。笔者近 20 多年来，以肝脏病的诊治为契机，探索辨病求本论治的思路，即辨西医的病，根据西医的病因、病理，包括各项检查结果，运用中医学理论，推断其中医病因、病机，即疾病的本质所在，以确立恰当的中医药治疗方法，可明显提高临床疗效。这是中西医理论交融结合的思维方法，对于那些临床症状、体征尚不明显，或疾病处在无证可辨阶段时，这种思路尤为适宜，同时可以避免只辨证不辨病（西医的病）的片面性及风险性（详见笔者"谈辨病论治"部分）。

下面谈谈辨证论治。从医学发展史来看，《黄帝内经》没有明确提到辨证论治，如《素问》重在阐明发病的本源（包括病因病机）及治病的方法。东汉张仲景《伤寒杂病论》（即《伤寒论》和《金匮要略》）创"病脉证并治"，是辨病审证论治的方法。例如《伤寒论》"辨太阳病脉证并治"，原文第 1 条是太阳病的提纲，提示先辨病（太阳病）；从原文第 2 条和第 12 条看，太阳病，出现发热、汗出、恶风、脉浮缓等证候的，为太阳中风（即今辨证学中的表虚证），治疗用桂枝汤；再从原文第 3 条和第 35 条看，太阳病出现头痛发热、恶寒体痛、无汗而喘等证候的，为太阳伤寒（即今辨证学中的表实证），治疗用麻黄汤。这体现了仲景先辨病后辨证、辨病与辨证并举的诊疗思想。汉以后的历代医家，对证候治疗多有研究。如隋代巢元方的《诸病源候论》是我国传统医学中最全面系统的证候分类著作，唐代孙思邈的《备急千金要方》分证候选方治病，指出"夫欲理病，先察其源，候其病机"（见"诊候第四"）。这些论述均源于《黄帝内经》"治病必求于本"，体现了辨病论治的思想。到了明代，八纲的概念已趋明朗，如张景岳《景岳全书·传忠录》专设"阴阳篇""六变辨"，将二纲六变（即阴、阳、表、里、虚、实、寒、热）作为辨证的纲领。在清代，随着温病学的发展，以卫气营血和三焦为核心的辨治体系确立，如叶天士的《温热论》，创立了卫气营血辨治理论。而近代明确提出"辨证论治"名称的是1955年任应秋在《中医杂志》发表了题为《中医的辨证论治的体系》的文章。他指出："辨证论治是中医临床上不可缺少的基本知识。"1957年，秦伯未在《江苏中医》发表《中医辨证论治概说》，提出"辨证论治是中医普遍应用的一个诊疗规律"。近半个多世纪来，经过广大医家的临床实践和理论升华，尤其是中医药院校《中医诊断学》教材的编撰，使辨证论治理论自成体系，是中医诊断学的主要内容。

时至今日，辨证论治已从"不可缺少的基本知识"和"一个诊疗规律"，提升为中医学的特色与精华，是中医诊治疾病时应当遵循的原则。然而，随着现代科学和现代医学的发展、研究的深入、疾病谱的变化，临床对现代中医诊治疾病的方法提出了新的要求，辨证论治并非处处适用，亦并非处处可用，有其明显的局限性。因为现代中医临床面对的，大多是西医诊断的疾病，由于我们对一些西医疾病尚缺乏充分的认识，辨证论治往往治不好西医诊断的疾病，不是中医中药没有治疗作用，而是我们的思维方法不能适应现代临床的要求。

先举个简单例子，颈动脉斑块形成，肉眼看不见，摸不着，不痛不痒，怎么辨证论治？是"斑块"，就按血瘀论治？那么这个"瘀"怎么治才能化掉？再举个例子，肝纤维化是慢性肝病向肝硬化发展的必经阶段，对于早期肝纤维化的治疗，从某个角度讲，属于中医治未病范畴，那么这个"治未病"怎么治？对慢性乙型肝炎（乙肝），怎么把乙肝三系"大三阳"转为"小三阳"，把乙肝病毒 DNA 转阴？也就是说，中医药如何抗病毒治疗？凡此种种，单凭辨证论治是解决不了问题的，是治不好病的。我们应当与时俱进，创新思维，探索新的治疗方法，提高临床疗效，才能提高中医的学术地位。如果我们中医面对现代临床中的新问题，见难而退，全不介入，那么中医临床阵地将渐趋缩小，谈何发展？大道至简，对于疑难疾病，不妨回到《黄帝内经》治病求本的思路上来，在辨病求本论治上，下一番功夫，或能走出一条新路来。

综上所述，若以辨证论治作为中医规范化的标准，实为难矣！治病必求于本，仍是中医临床的基本原则。

# 谈辨病论治

诊治疾病，根据治病求本的原则，可以辨病论治，至于如何辨病论治，那是现代临床中医亟待研究、总结的问题。

辨病论治的思想历来就有。《黄帝内经》多以辨病（包括辨症状）论治为主，《黄帝内经》中蕴含辨证的思想，但尚未明确提出辨证论治。东汉张仲景《伤寒杂病论》创"病脉证并治"，讲的是辨病论治和如何辨病论治的方法，即辨病审证论治。其中《金匮要略》治杂病，总以因病立法、以法制方、随证用药为原则，是辨病论治或病证结合治疗。笔者近 20 多年来，以肝脏病的诊治为契机，探索辨病求本论治的思路，即辨西医的病，运用中医学理论，探求该病的中医本质，即病机所在，以确立恰当的中医药治疗方法。临床疗效说明，这种中西医理论交融结合的思维方法是可行的，值得探索。

## 一、探究辨病论治是临床所需

辨证论治理论，脱胎于张仲景《伤寒杂病论》，经历代医家的实践、整理、创新，尤其近半个多世纪来，经现代中医的总结、研究、升华，已自成独立的理论体系，是中医学术精华，是诊治疾病的重要方法，但不是唯一的方法。随着现代科学的发展和疾病谱的变化，现代中医临床面对的，大多是西医诊断的病，许多临床问题是前所未有的，由于我们对一些西医疾病尚缺乏充分的认识，辨证论治往往治不好西医学诊断的疾病，解决不了许多现代临床问题，不是因为中医中药没有治疗作用，而是由于我们的思维方法不能适应许多现代临床问题。平时碰到的一些问题，常常令人深思。2004 年，笔者曾遇一个慢性乙肝患者，该病患因出现黄疸而去某医院中医内科专家门诊，因其有胸胁苦满、心烦、口苦、咽干等少阳证，该医未给做任何理化检查，即给小柴胡汤治疗，服药 1 周后，少阳证基本已解，然而，黄疸却迅速加深，急来我处肝病专科门诊。来诊时，患者全身黄染、乏力、腹胀，经相关检查，病情已进入重型肝炎前期阶段，即急性重度黄疸肝炎，总胆红素已升到 394 μ mol/L，谷丙转氨酶 1237U/L，如不及时救治，将进入肝衰竭。可见，慢性乙肝患者出现黄疸，应引起高度重视，以防演变为慢性重型肝炎，此时只辨证不辨病，就难以把握急剧变化的中医病机特点，治疗就缺乏针对性。病已至此，于是，急予清泄解毒、凉血化瘀、通腑护脏法，以期及时截断病势，转危为安。结果，服药 5 剂，总胆红素即有下降趋势，服药 4 周总胆红素降至正常范围，全身黄疸退尽。继续调理 2 周，肝功能各项指标均已正常、稳定。现代医学认为，慢性乙肝所致的重型肝炎，其发病机制及病理，主要是以乙肝病毒所致的原发性损伤和内毒素所致的肝损伤为核心的继发性损伤，进而导致肝脏微循环障碍，终致肝细胞实质坏死。其治疗的重要环节是，改善肝内微循环，促进肝细胞再生，阻断肠源性内毒素血症等病变，及时防治各种并发症。据此，可以推断，其中医主要病机是由于湿热疫毒久羁，导致脏腑功能失调，正气亏损，邪毒内生，以致热毒瘀血胶结，内蕴脏腑，阴阳失调。其黄疸为"瘀热"发黄。因此，治疗上应治病求本，重在化瘀解毒、利下通腑，收效的关键是把握用药时机，在慢性重型肝炎的早期截断病势发展，阻止并发症的发生。这样，先辨病（西医的病），再辨证、选药、组方，就有可能既符合西医的病理，又符合中医的病机，就有了治病的临床疗效。就肝病而言，中医治疗肝炎、肝硬化历来就有丰富的诊疗经验，但是，对于中医药抗乙肝病毒、抗肝纤维化的治疗，是现代中医值得研究的新课题。以抗病毒治疗为例，自从西药核苷类抗病毒药面市以后，中医界放松了中医药抗病毒的研究。诚然，核苷类药也好，干扰素也好，抗乙肝病毒治疗确有它的优势，但是，许多临床问题至今尚未突破，譬如治疗中出现病毒变异、耐药、停药后复发，还有一些抗病毒药物引起的副反应等问题。因此，中医药及中西医结合治疗仍有广阔的研究空间。为了探索中药方法抗乙肝病毒的可能性、有效性，笔者曾在 2006 年至 2009 年 3 年间，选择乙肝三系"小三阳"，乙肝病毒 DNA 阳性，肝功能正常的乙肝病毒（HBV）携带者进行专题临床研究，从辨病着手，探寻其中医病机，根据脏腑学说理论、整体观思想和治未病理念，扶正祛邪等治则，结合免疫学有关理论，形成中医药抗病毒治疗的综合思路，以内托抗毒法为治疗大法，用自拟托里透邪方治疗、观察乙肝病毒 DNA 滴度变化情况，结果表明对 HBV-DNA 近期转阴有很好的疗效，说明中医药能有效抑制或清除乙肝病毒。同样，笔者在日常临床中，对于慢性乙肝、乙肝三系"大三阳"、HBV-DNA 阳性的，单用中医药治疗，随着肝功能恢复，可使"大三阳"转"小三阳"，HBV–DNA 转阴。其方法就是根据西医对本病生理、病理变化的认识及各阶段理化检查的结果，综合中医有关理论，立法组方选药而取效的。临床实践显示，只要我们不断探索，拓展思路，更新理论，探寻、研发高效中药，中医药在抗乙肝病毒领域可以大显身手。

仲景"辨某某病脉证并治"，是先辨病后辨证、病证结合的辨治方法。只辨证不辨病，难以取得治病的疗效，尤其是西医学诊断的疾病，或疾病处在无证可辨阶段时，就会令人无所适从。临床上，倘若只注重辨证，常易被表象所束缚。例如，2009 年 6 月间，有一位 95 岁高龄患肝硬化腹水的老奶奶来我处门诊，初诊时，腹膨大而胀，下肢浮肿，尿少，食欲不振，大便溏薄，而口干，舌光红，脉弦细。按水肿病辨析，属脾肾阳虚无疑，而口干、舌光红又虑及肝肾阴液亏极，处方以附子理中丸加味，轻用干姜、附子各 5g，加麦冬、铁皮石斛等以养阴，服药 1 周后，大便稀溏日 2 次，腹胀依然，腹水泰然不动，遂加大干姜、附子用量至各 10g，去麦冬、铁皮石斛等养阴药，结果服药 1 周，大便呈水样日三五次到七八次，腹水随之消退，复查 B 超仅见少量积液。此时患者始觉畏寒，便在原方基础上增加干姜、附子至各 12g，1 周后畏寒好转，精神渐振，大便成形。治疗过程始终证明，阳虚水泛是其病本。临床所见，肝硬化腹水患者，出现舌质红或暗红等阴虚舌象的并非少数，我常用真武汤加减取效。正如《黄帝内经》所说："凡阴阳之要，阳密乃固。"笔者曾从事高校中医诊断学教学 30 多年，对于辨证论治观念可谓是根深蒂固，按照辨证学方法，舌象在证候辨析中往往是判断寒热虚实的关键，但还须与辨病相结合，或融辨证于辨病之中，方才无误。

## 二、辨病求本论治是中西医理论交融结合的一条途径

《素问·阴阳应象大论》说："治病必求于本。"从《黄帝内经》原文看，这里的"本"，当指病机而言。辨西医的病，运用中医学理论，探求该病的中医本质，即病机所在，从而明确该病的病因、病性、病位及邪正关系等，以确立恰当的中医治疗方法——即辨病求本论治。这是中西医理论交融结合的思维过程。

中西医理论是两个不同的理论体系，但凡医学总有相通之处。就拿肝脏来说，中西医对肝脏主要生理功能的认识，虽然存在明显的差异，但也有一定的类同之处。譬如，在解剖学上，两者指的是同一实质性脏器，《难经·四十二难》就有"肝重二斤四两，左三叶，右四叶，凡七叶"的记载。中医学肝的主要生理功能是主疏泄和藏血。肝主疏泄，调节胆汁分泌排泄，促进脾胃运化的功能与西医学肝脏的功能有吻合之处。肝藏血调节血量与西医学肝脏的功能大体上是一致的。西医学肝脏病常见的症状、体征与中医学的肝也有密切关系，如胁痛、腹胀、黄疸、肝脾肿大、肝硬化、腹水等，这些表现大部分都与中医学肝的病机演变有着内在联系。而且，现代研究表明，中医学五脏的生理功能，尤其是肝、脾、肾的生理功能，与西医学肝脏的功能有密切关系。因此，对于现代肝脏病的病理变化，我们可以试用中医脏腑学说的理论，探寻其中医病机之所在，要善于吸取中医学理论精髓，吸收西医学研究的新成果，拓展我们中医学的思路，在

临床实践中不断探索，总结提高。笔者曾在 1997—2007 年 10 年间，对肝纤维化从理论到动物实验、临床运用，做过系列研究。肝纤维化的主要发病机理是肝组织中胶原合成与降解失衡所致的细胞外基质（ECM）大量沉积，由此联想到中医积证的病机。根据《灵枢·百病始生》"温气不行，凝血蕴里而不散，津液涩渗，著而不去，而积皆成矣"，推断"凝血蕴里""津液涩渗"，导致肝之津血凝聚，痰瘀内阻，是肝纤维化形成的基本病机，从而确立活血渗湿法为抗肝纤维化的基本治法，筛选出具有活血渗湿、化痰散结等作用的"活血渗湿方"，经长期临床观察和反复多次的动物实验，证明"活血渗湿方"有显著抗肝纤维化的作用。后来，随着临床应用的深入，又感悟到，肝体阴用阳，肝肾同源，滋肾柔肝以修复肝实质损伤，是抗肝纤维化的一个重要环节，于是将活血渗湿法与滋肾柔肝法相结合，并注意筛选高效中药，对原活血渗湿方进行调整，大大提高了临床疗效，对降低肝纤维化血清学指标常能得心应手。这种辨病论治的思维方法是可行的，亦便于临床运用。例如，药物性肝炎中抗结核药所致的肝损害，由于检测及时，临床大多仅表现为肝功能异常（ALT、AST 升高为主），而无明显自觉的症状和体征，根据抗结核药肝损害多具有肝细胞变性、坏死，不同程度的肝内胆汁淤积等特点，便从肝胆湿热论治，常采用清泄解毒、疏肝利胆、凉血活血的方法，很快能使肝功能恢复正常。再举个比较复杂的例子，肝豆状核变性是一种遗传性铜代谢障碍所引起的疾病。本病的发病机制，目前认为主要有两个方面，一是肠道吸收铜增加，二是从胆汁中排出的铜量减少。血清铜蓝蛋白降低，血清铜降低，尿铜增高，过量的铜首先沉积在肝脏，常先表现为肝脏受损，肝功能异常，继则出现精神神经系统症状……笔者根据现代医学对本病发病机制及病理的认识，运用脏腑学说理论及临床所见来思考，认为其病位在肝、胆、脾，由于脾失健运，小肠分清泌浊失常，脾虚不充，导致肝失疏泄，肝脾不调，肝胆郁滞，瘀热内结为其主要病机，确立调和肝脾、通腑利胆、凉血活血为主要治法，以法制方，随证选药，对肝豆状核变性早期，中医治疗能够收到比较满意的疗效。凡此种种，只要分析正确，多能收效。

辨病求本过程是诊断过程，论治才是诊病的目的。张仲景勤求古训，博采众方，现代临床中医在制方选药中，需运用中医学理论，结合现代中药药理研究的成果，以及各地医家报道的临床经验和各种科研成果，进行筛选，在临床中不断提炼、升华，不断提高临床疗效。近20多年来，笔者以肝脏病的诊治为契机，探索辨病求本论治的思路，组方选药遵循以下基本原则。

首先是辨病求本立法制方。二是根据该病脏腑的生理病理特点选择基本方。如根据肝体阴用阳的生理特性，病至慢性乙肝、肝硬化时，其病理基础多为肝体不足，肝用不及，需体用同调，可选择逍遥散为基础方。三是根据中医学系统理论，寓辨证于辨病之中选药。中医认为肝肾同源、肝病传脾、肝胆相表里、肝藏血、恶血皆归于肝，因此对慢性乙肝、肝硬化的治疗应注意选择具有调理肝脾、补益肝肾、通腑利胆、活血化瘀作用的药物。活血化瘀可随证选用养血活血化瘀、调肝解毒化瘀、益气养阴化瘀、化痰散结祛瘀、软坚消癥化瘀等法。根据治未病思想，对慢性乙肝注意选择有抗肝纤维化作用的药物组方。四是根据现代药理研究成果，选择有针对性治疗作用的药物组方，将现代中药药理知识与辨病求本论治结合起来选药、选方，通过临床验证积累经验，提高疗效。如前面提到的慢性乙肝病毒携带者的治疗，从现代免疫学角度来看，乙肝病毒携带者的免疫格局是免疫缺陷，从而导致患者免疫功能低下，是造成乙肝病毒慢性携带状态的主要原因。据此，其中医病机主要是正气不足，疫毒内伏，治当扶正抗毒，且扶正是关键。现代药理研究表明，灵芝对人和动物的免疫功能具有广泛的作用。灵芝能增强机体细胞免疫和体液免疫功能，并能促进免疫细胞因子的产生而影响免疫功能，起到免疫调节的作用。笔者经长期临床观察，在辨病求本立法组方中首选灵芝（包括破壁灵芝孢子粉），能大大提高乙肝病毒 DNA 转阴率（"小三阳"），尤其是对无明显湿热或实热征象的患者，疗效更高。又如，现代药理研究证明，补肾温阳的中药当中，有具有雄激素样作用的，也有具有雌激素样作用的，也有既具有雄激素样作用，又有雌激素样作用的。而临床上前列腺增生、总前列腺特异性抗原（TPSA）升高的患者，常表现有夜尿频多、小便清长等肾气不固或肾阳虚的证候，在治疗上，若选加一些具有雌激素样作用的温肾药，就能有效降低 TPSA，若选用具有雄激素样作用的温肾药，TPSA 会越来越高，那就糟了！总之，临床疗效能否有突破，临床经验是重要的，但主要的是要具备正确的思路方法。

## 三、结语

综上所述，诊治疾病，有证可辨时，往往需要先辨病后辨证，方能无误，无证可辨时可以辨病求本论治。辨证论治是中医理论的精华，是治病的具体方法。辨证论治理论来源于临床实践，辨病论治的思路亦来源于临床实践，是临床所需，临床所迫。随着现代科学尤其是西医学的发展，我们亦应与时俱进，探寻各种适应现代临床的辨治方法。辨西医的病，求中医的本，进行中西医理论交融结合的探索，是促进中医学术发展的一条值得探索的途径。

# 谈扶正的三个主要环节

扶正祛邪是辨病求本论治慢性乙肝的常用而重要的方法。形成慢性乙肝的主要因素是乙肝病毒慢性感染，虽然原因是多方面的，但与机体免疫功能不足和免疫功能失调有密切关系。其中医病机特点是，正气不足，疫毒内伏，正邪相持，正不胜邪，脏腑功能失调，治当扶正祛邪，平调阴阳，调节免疫。临床所见，对于那些乙肝三系小三阳、乙肝病毒 DNA 阳性、肝功能正常的慢性乙肝病毒携带者，常常仅用扶正（或者扶正为主）的方法治疗，就能使乙肝病毒 DNA 转阴，可见，扶正的方法对于抗病毒治疗的重要性。因此，需要着重谈谈如何扶正的问题。

扶正，是扶助人体的正气，增强体质，提高机体抗邪、抗病能力的一种治疗原则，是中医学的治疗特色，也是中医药免疫作用的特色。因此，扶正并非简单的支持疗法。为了达到扶正疗效的最大化，临床需要全方位的思考，尤其要注意以下三个问题。

## 一、正气的实质

正气包括的范围十分广泛。简要地说，我们可以把人体的生理功能和抗病能力称为正气。正气根源于肾中先天之精气。先天之精气禀受于父母，与生俱来，而且"先天之精"与"后天之精"相结合，使之不断发展壮大。现代免疫学的天然免疫力（亦称先天免疫力），是人类在漫长进化过程中，为了防御和排斥外界有害因子的侵害，自然生成的免疫能力，并能遗传给后代发展壮大，是与生俱来的免疫力。因此可以认为，天然免疫力当属于中医学先天之精化生的免疫能力。由此可见，正气是人体的抗病物质和抗病能力的综合体现，正气的作用与现代免疫学理论密切相关，譬如，正气的防御外邪作用（"正气存内，邪不可干"），脏腑制约理论（"亢则害，承乃制，制则生化"）的人体整体功能的自我调节作用。此外，现代实验研究表明，许多扶正类中药有抗肿瘤作用，或通过各种免疫途径抑制癌细胞的生长；同时长期临床实践证明，扶助正气，对癌症手术后，放化疗后的治疗，有改善症状、预防复发和转移的作用。以上这些都能说明，正气的作用与免疫系统的防御、自稳、监视三大功能相近。充分理解正气的实质，有利于拓展现代中医临床思路。

## 二、扶正的三个主要环节

如上所述，正气与免疫密切相关。那么，扶正的思路也应该是多途径的而不是单一的。笔者目前临床感悟到的，归纳为以下三个主要环节。

### 1. 调补脾肾

调补脾肾是补益方法，可使正气充足。《金匮要略》治虚劳，注重脾肾，平衡阴阳。肾为先天之本，内藏元阴元阳，是正气之根，所以肾在免疫调节中起主导作用。脾为后天之本，是气血的源泉。若后天失于调养，水谷精气不足，也会导致免疫功能紊乱，增强机体对致病因子的易感性。《金匮要略·血痹虚劳病脉证并治》用甘温建中法，促进脾胃运化功能，从而达到平衡阴阳的目的。从免疫学角度看，调节阴阳，维持机体阴阳平衡，可以增强免疫稳定与监视功能，即免疫调节作用。因此，调补脾肾是扶正的主要环节。

**2. 顺应病变脏腑的生理特性调理脏腑**

根据病变脏腑生理、病理特点，恢复脏腑生理功能，是扶正的重要环节。例如，肝体阴用阳，肝气宜疏，肝阳主升；肝体宜柔、宜养。在慢性乙肝中，病至肝纤维化、肝硬化阶段，肝体常不足，肝用常不及，以致肝络瘀阻，治当养肝体，助肝用，体用同调，以达到扶正目的，即"治积当先养正，养正则积自除"。笔者临床在抗肝纤维化治疗中观察到，用自拟的抗纤方，结合体用同调方药，就能大大提高疗效。

**3. 使正气调和，营卫通畅**

扶正不仅要使正气充足，还要使正气得以调和。《素问·上古天真论》说："真气从之……病安从来。"真气（正气）旺盛，和畅运行，疾病也就无从产生。亦即《金匮要略》所说的，"五脏元真通畅，人即安和"。保持人体正气充盛，营卫通畅，是扶正或扶正祛邪治疗中的重要环节。从理论上说，正气不足易致血行不畅（气虚血瘀）。王清任《医林改错》就提道："元气既虚，必不能达于血管，血管无气必停留而瘀。"从临床观察，许多慢性疾病，尤其是慢性乙肝，多存在不同程度的瘀血征象或微循环障碍等病理改变。扶正需要调畅气血或活血化瘀。同时，《素问·上古天真论》所说的"恬惔虚无，真气从之，精神内守，病安从来"，又告诉我们，静心宁神，正气存内，邪不可干。可见补养心神，亦是扶正的重要方法。

## 三、关于阴阳平衡

扶正（扶正祛邪）要注意阴阳平衡，即《黄帝内经》所谓"阴平阳秘，精神乃治"。而在阴阳平衡中，阳气是矛盾的主要方面，即《黄帝内经》所谓"凡阴阳之要，阳密乃固"。阳气固密，阴气才能固守，这是在治疗中需要牢牢把握的原则，也是一个关系到临床疗效的重要问题。

# 谈活血渗湿法

活血渗湿法是笔者运用辨病求本论治的思维方法探究肝纤维化中医病机过程中感悟到的一种治疗方法。临床上，凡存在痰湿、瘀血的病机，尤其是气虚痰瘀病机的，均可酌情配合使用。

## 一、活血渗湿法的思路形成

早在 1997 年，笔者开始从肝纤维化的中医病机研究着手，根据临床观察，结合现代医学对肝纤维化发病机理的认识，确立"肝之津血凝聚，导致痰湿、瘀血沉积"是肝纤维化的总病机，活血渗湿法为肝纤维化的基本治法，同时筛选了活血渗湿方进行动物实验研究，深入临床观察。西医学认为肝纤维化的发病机理主要是肝星状细胞（HSC）激活，增殖，合成并分泌大量细胞外基质（ECM），降解减少，沉积增多。而 ECM 的主要成分是胶原，因此肝纤维化的形成主要是由于胶原的合成、沉积与降解失衡所致。《灵枢·百病始生》认为，病邪侵袭人体，加之各种原因，导致"温气不行，凝血蕴里而不散，津液涩渗，著而不去，而积皆成矣"。在积证形成的过程中，存在阳气不能畅行，津液凝聚，导致痰湿、瘀血内阻的病机。活血渗湿法是从"胶原的合成、沉积与降解失衡"与"凝血蕴里""津液涩渗"引申出来的。

这项研究课题于 1997 年得到浙江省自然科学基金资助，与浙江医科大学（现为浙江大学医学院）附属第一医院传染病研究所蔡卫民教授合作，对活血渗湿方抗肝纤维化作用及其机制进行了数年的动物实验研究，实验研究结果证实其有显著的抗肝纤维化作用。"活血渗湿方抗肝纤维化作用实验研究"于 2003 年获得浙江省科学技术奖三等奖和浙江省中医药科技创新奖二等奖。笔者在此后长期的临床应用中，以活血渗湿方为基础，灵活化裁，对降低肝纤维化血清学指标 HA、PCⅢ等疗效比较满意，常有患者称奇，大有相见恨晚之感叹。

## 二、活血渗湿法的临床应用拓展

活血渗湿法是针对肝纤维化的总病机设立的基本治法，临床应用需根据肝纤维化血清学指标检测、肝功能检验及 B 超检查等情况，有证可辨时结合辨证的方法，综合分析，选药组方。笔者根据自己的临床运用，归纳出以下两个基本方。

抗纤 1 号方：

| 生黄芪 15g | 炮山甲 5g | 茯苓 30g | 水红花子 15g |
|---|---|---|---|
| 山慈菇 6g | 土鳖虫 9g | 桃仁 10g | |

抗纤 2 号方：

| 生黄芪 15g | 地龙 9g | 茯苓 30g | 柴胡 9g |
|---|---|---|---|
| 白芍 20g | 炙龟甲 12g | 炙鳖甲 12g | |

随着临床治疗的深入，笔者又发现活血渗湿法可以拓展开来使用，如对心脑血管病的治疗，亦是好方法。动脉粥样硬化，因其动脉内膜沉积的脂质外观呈黄粥样而得名，多见于 40 岁以上的中老年人。西医学认为，动脉内皮细胞功能和结构的改变引起

血小板凝聚，血栓形成，脂质沉积是动脉粥样硬化发生发展的重要环节。根据这些病理变化和临床表现，本病可归属于中医"痰瘀"范畴。心主血脉，心、血、脉三者关系密切。心气不足，血行乏力，津液涩渗，以致痰浊、瘀血痹阻脉络。心气不足与肾气亏虚有关。张锡纯《医学衷中参西录》中就提道："脉之跳动在心，而脉之所以跳动有力者，实赖肾气上升与心气相济。"因此，可以推断，动脉粥样硬化的病机特点是气虚痰瘀。按活血渗湿法组方活渗通脉基本方，针对其病机治疗，是治本之法，临床有效。

活渗通脉基本方：

生黄芪 15g　　　地龙 9g　　　茯苓 30g　　　川芎 12g

赤芍 15g　　　天麻 10g

本方可用于冠状动脉硬化、颈动脉斑块形成等。若下肢动脉斑块，基本方加薏苡仁 30g，怀牛膝 10g，桃仁 12g，红花 6g。

笔者常碰到一些慢性病需要长期中药治疗的患者兼有颈动脉斑块形成的，在原方中结合活渗通脉基本方，经过半年到一年的治疗，经 B 超复查，其颈动脉斑块多有不同程度的改善或消失。对糖尿病合并血管病变的，本方对改善临床症状亦有很好的疗效。

### 附：典型病案

王女士，76 岁，杭州某企业退休干部。2017 年 12 月 2 日初诊。

夙恙糖尿病，近期双下肢麻木而痛，行走不便。经双下肢血管 B 超检查，双下肢动脉粥样硬化斑块形成。平时头昏时有，口干，口渴多饮，大便干结，舌苔薄，脉细弦。方药如下：

| | | | |
|---|---|---|---|
| 黄芪 15g | 生地黄 20g | 麦冬 15g | 地骨皮 15g |
| 山茱萸 9g | 山药 20g | 熟地黄 30g | 白术 12g |
| 天麻 9g | 地龙 10g | 薏苡仁 30g | 赤芍 15g |
| 白芍 15g | 桃仁 12g | 当归 10g | 川芎 12g |

初诊方服 7 剂后复诊时，诉双下肢麻痛减轻。又服 2 周后复诊时，诉双下肢麻痛已消失。服药 3 周后感双下肢轻松，行走自如。服药 4 周，头昏、口干口渴多饮已解。唯食后胃脘饱闷感，前方加神曲 15g，炒鸡内金 10g，续服 2 周以巩固疗效。

**按语：**本例为糖尿病合并血管病变。方中黄芪配生地黄、麦冬、地骨皮等以益气养阴生津，且黄芪补气升清，使津液上承而口干、口渴多饮诸症可解。熟地黄、山药为辨病用药，有降血糖作用。黄芪配地龙、薏苡仁等与桃红四物汤加减，补气活血渗湿以逐痰瘀，是辨病用药，是根据下肢动脉粥样硬化的中医病机而组方选药，是笔者活血渗湿法的拓展运用，临床疗效佳。此外，天麻一味亦起重要作用。现代药理研究显示，天麻能使体内周围血管、脑血管、冠脉的阻力明显降低，血流量增加，且对血管平滑肌有解痉作用。

# 谈活血化瘀

　　活血化瘀理论源于《黄帝内经》和张仲景的《伤寒杂病论》，经历代医家临床发挥，理论创新及现代研究、升华，已成体系。其突出贡献者是清代名医王清任。王清任的《医林改错》，书本薄而含金量高，虽解剖结论有误，但对气血研究多有创造性突破，最精彩的是，明确提出了气虚血瘀的论断"元气既虚，必不能达于血管，血管无气，必停留而瘀"，以及气虚血瘀证的治疗方法，并主张根据瘀血的不同部位有针对性地治疗。此外，他的活血化瘀治"怪病"亦颇有意味。笔者验之于临床，有些病常规治疗无效时，用活血化瘀法却常能收到意想不到的疗效。他确立补气活血和逐瘀活血两个治疗法则，补阳还五汤和血府逐瘀汤为二法的代表方。他创立的活血化瘀系列方，极具创新精神。如急救回阳汤，是回阳救逆与活血化瘀的结合。这种阳虚血瘀的认识，被视为是休克发生原理中微循环障碍和弥漫性血管内凝血（DIC）认识的先驱。又如解毒活血汤的组方思路是认识到"瘟毒烧炼……将气血凝结"，出现气血两燔，血热血瘀，初期急宜清热解毒、凉血活血。对于一些急性热病，尤其是近年来频发的流感并发肺炎（包括新型冠状病毒肺炎）的治疗，此法可以拓展我们的思路。

　　从王清任的气血理论到活血化瘀类方的创立，充分体现了他的创新思维。而这一创新思维的产生，来源于他的尸体解剖和临床实践。由此可见，现代中医可以借助西医学的理论和研究成果，拓展我们中医学的思路，促进中医学术的发展。

王清任关于气血的理论，最重要的思想是气虚血瘀和血瘀气滞。他在《医林改错·方叙》中正式提出血瘀证名，"将平素所治气虚、血瘀之证，记数条示人以规矩"，并且他描述的血瘀证的范围很广，不局限于有形可征的瘀血病证。他认为血瘀大多与气虚有关，元气虚衰可导致全身各处的血瘀证，用现代的话来说，即是出现微循环障碍。气虚血瘀用补气活血化瘀法治疗，补阳还五汤、黄芪赤风汤、黄芪桃红汤、急救回阳汤等均是常用的代表性方剂。

关于血瘀气滞，王清任用的是逐瘀活血的治疗方法。这里请特别注意，我说的是"血瘀气滞"，并非"气滞血瘀"，这从他的逐瘀活血类方，如血府逐瘀汤的组方就可看出。血府逐瘀汤由当归（三钱）、生地黄（三钱）、桃仁（四钱）、红花（三钱）、枳壳（二钱）、赤芍（二钱）、柴胡（一钱）、甘草（一钱）、桔梗（一钱半）、川芎（一钱半）、牛膝（三钱）组成，即由桃红四物汤合四逆散加减而成，其中疏肝理气药用量很轻，柴胡只用一钱，重在活血祛瘀，说明本方证的病机重点在血瘀，其配伍体现了王清任"血瘀必气滞，治瘀兼调气"的组方思路。临床上，导致血瘀的病因很多，气虚、气滞可致血瘀，寒热可致血瘀，痰浊内生亦可导致血瘀证，不能见血瘀有气滞证表现的，就把它归属于气滞血瘀证。这是临床常见的误区。

下面再以慢性乙肝为例。慢性乙肝的主要病变为炎症、坏死及纤维化，伴有不同程度的肝脏微循环障碍。病程进一步发展，纤维结缔组织增生，假小叶形成，导致肝内血管闭塞、扭曲，使肝的血循环受阻，加重肝细胞的营养障碍，促进肝硬化的形成与发展。从中医学的角度看，肝为藏血之脏，体阴用阳，主疏泄，疫毒侵入肝脏，久留血分，以致湿热毒瘀内生，肝络瘀阻，体用失常，久则肝气亏损，气虚血瘀，肝体失养而成癥。因此，湿热毒瘀是慢性乙肝发生发展的主要病机，而瘀血阻络是病机的重要环节。肝的生理特点，决定了肝与血的密切关系，治疗肝病应当重视理血。譬如，临床上，肝病血瘀证与肝功能变化关系十分密切，常见血清肝功能 ALT、GGT 升高，球蛋白的产生增加，而活血化瘀药能改善肝脏微循环，疏通肝内毛细血管，促进胆汁排泄，以达到降酶退黄、恢复肝功能的作用。这是现代药理研究及临床实践所证实的。再如，笔者临床常遇到这样的情况，慢性乙肝患者，诉胁胀不适，或右胁胀痛，处方中加疏肝理气药无效，加用金铃子散重用延胡索，症状仅略有改善，遂调整治法，用血府逐瘀汤而胀痛解，这是血瘀气滞之故。然而，时隔 1 个月复诊时，胀痛如前，且神疲乏力，遂用血府逐瘀汤合补益肝气方药而收功。这是肝气亏虚，气虚血瘀，致血瘀气滞之故。如何补益肝气见笔者《谈早期肝硬化的病机及基本治法》。

总之，按辨病求本法，根据慢性乙肝的病理特点和中医学肝的生理病理特性，可以推断慢性乙肝病变过程中存在血瘀病机。肝络瘀阻，易生他变，临床上可见瘀血征象和血瘀肝郁症状。肝络瘀阻日久，肝之体用同损，肝气愈亏，血瘀愈重。那么，初始阶段的"血瘀"是怎样形成的呢？还是回到《黄帝内经》关于积证病机的那句话——"温气不行，凝血蕴里而不散"，可知血瘀是阳气不能畅行所致，难怪王清任认为血瘀大多与气虚有关。

# 谈早期肝硬化的病机及基本治法

　　肝硬化是西医学病名。中医治疗肝硬化，首先需明确肝硬化的中医病机，而病机的确立，应先了解西医学对肝硬化的发病机制与病理的认识。这样，辨西医的病，求中医的"本"，辨病求本论治，有利于提高临床疗效。

　　肝硬化是由不同原因引起的慢性进行性肝病的后期阶段。它的主要病理学特征是广泛的肝细胞变性坏死及结节性再生，纤维组织增生，假小叶形成。肝硬化是由肝纤维化逐步发展而来的，是慢性肝损害的修复反应。肝星状细胞激活，产生大量细胞外间质，降解减少，沉积增多，则发展为肝纤维化。肝纤维化继续发展影响到血流，造成肝内血循环紊乱，加重肝细胞的营养障碍，促进肝硬化病变的进一步发展。尽管肝硬化的病因不同，但上述病理变化和演变发展规律基本相同。中医学没有肝硬化一词，但据其病理特点及临床表现，属于中医学"癥积"范畴。《灵枢·百病始生》认为，病邪侵袭人体，加之各种内、外原因，导致"温气不行，凝血蕴里而不散，津液涩渗，著而不去，而积皆成矣"。如乙肝病毒（湿热疫毒）侵入肝脏，深入血分，正邪相持，久则肝脏正气亏损，阳气不能畅行，则气虚血瘀；津液涩渗，停而成痰，津、血凝聚，痰瘀阻络，阴精亏耗，肝体失养。肝体阴用阳，肝用不及，肝体失柔而成癥积。而"温气不行，凝血蕴里而不散，津液涩渗"的过程，即为肝纤维化阶段，直到"著而不去，而积皆成"。此外，《灵枢·五邪》有"邪在肝，则两胁中痛，行善掣节，时脚肿，恶血在内"等类似早期肝硬化症状的记载，指出"恶血在内"为本病的主要症结所在。临床所见，肝硬化在早中期阶段，常可见到舌质暗红或紫暗，舌边有紫线，或有瘀点瘀斑，舌下脉络增粗紫暗等瘀血内阻征象。肝硬化从肝纤维化发展而来，其致病实质是肝络瘀阻。然而，造成肝络瘀阻的原因，首先应是肝气亏虚。肝气，即肝之脏气，是肝进行生理功能活动的物质基础和动力。肝气不足，则肝的各种功能减退。肝气的盛衰与肝脏实质的变化有着内在联系。如《灵枢·天年》中提出："五十岁，肝气始衰，肝叶始薄，胆汁始减，目始不明。"这里讲的肝叶变薄，胆汁生成减少，显然是指肝是实质性脏器，证明《黄帝内经》对实质性肝脏已有明确的认识，应当引起重视。据有关文献资料，现代的尸检结果表明，肝脏重量男女均在 30 岁年龄层达到峰值，均为 1400g，在 50 岁之后，肝脏的重量几乎呈直线下降。有研究认为，肝脏重量的减轻主要是缘于肝实质细胞的减少。随着年龄的增加，肝细胞的再生逐渐减少，构成肝小叶的肝细胞数减少，各肝小叶变小。可见肝气衰与肝叶始薄在生理变化上与现代研究结果相吻合，说明肝气虚衰可导致肝实质的变化。在病变情况下，如常见的乙肝后肝硬化，早期肝脏肿大，晚期缩小，临床所见，也有在中期就有肝脏缩小的，这时，通过补益肝气、化瘀散结、柔肝软坚的方法，经过较长时间的治疗，肝脏大小可恢复正常。这是由于疫毒深伏血分，肝脏正气亏损，造成"肝气始衰，肝叶始薄"的缘故，临床治疗可为佐证。再从肝气的生理病理来分析，肝硬化临床多有肝气虚的表现。《素问·上古天真论》记载："丈夫……七八肝气衰，筋不能动。"《素问·经脉别论》说："食气入胃，散精于肝，淫气于筋。"《素问·六节藏象论》中说："肝者，罢极之本。"疲倦乏力，常是肝硬化代偿期和失代偿期早期的主要特征。右胁隐痛或牵掣作痛，甚或刺痛，劳累时加剧，两膝酸楚（"膝者，筋之府"）等，是肝硬化的常见症状，皆因肝气亏虚、肝血瘀阻所致。因按辨证学常理，胀痛为气滞，隐痛为阴血虚、血不养肝，刺痛为血瘀所致，故肝气亏虚常被临床所忽视。

综上所述，可以认为，肝硬化的基本病机为：肝气亏虚，痰瘀阻塞肝络，阴精亏损，肝体失荣而成癥。

针对上述病机，下面谈谈临床常见的，乙肝后早期肝硬化的基本治法。

在慢性乙肝过程中，肝硬化起病缓慢，能潜伏几年到十几年，其临床以肝功能损害和门静脉高压为其主要表现。晚期常出现继发感染、消化道出血、肝肾综合征、肝昏迷等严重并发症，这些属于肝硬化的"变证"。这里讨论的早期肝硬化，是指肝硬化代偿期和失代偿期的早期阶段，是可以发挥中医中药优势的，是防治肝硬化发展的重要阶段。笔者临床发现，及时、准确、持之以恒的治疗，可以使早期肝硬化逆转，基本治法归纳为以下几点。

### 1. 抗病毒治疗

根据患者意愿，选择抗病毒西药或中药抗病毒治疗。笔者临床发现，早期完全采用中药治疗取得很好疗效的不在少数，但对多数已确诊为肝硬化的患者，应选用抗病毒西药治疗，尽快抑制病毒复制，为中医药治疗肝硬化创造有利条件。

### 2. 抗肝纤维化治疗

肝硬化是由肝纤维化发展而来的，不断的抗肝纤维化治疗，可以阻止早期肝硬化的病理过程，这也是中医治疗的特色和优势。目前，中、西药尚缺乏抗肝纤维化的特效药，笔者自拟活血渗湿法抗肝纤维化有一定疗效，基本方由黄芪、茯苓、炮山甲（或地龙）、水红花子、山慈菇、龟板、鳖甲等组成，详见笔者《谈活血渗湿法》。

### 3. 肝气虚的治疗

补肝气的用药问题，是一个常为临床医生纠结的问题，即补肝气除一般补气药物外，还有无其他方法。笔者认为，如前所述，肝气，即肝之脏气，是肝进行生理功能活动的物质基础和动力，那么这个"物质基础"是什么呢？《黄帝内经》中不是有"散精于肝，淫气于筋"吗？因此可以认为，肝气即肝之精气。同时，肝肾同源，补肝气还可以结合补肾填精的方法。肾气充足，则肝气充沛。再来看看，前人是怎么补肝气的。清·王旭高《治肝三十法》补肝气用天麻、白术、菊花、生姜、细辛、杜仲、羊肝，也有医者用山茱萸、鸡肉、续断等补肝气的。天麻，《神农本草经》说"久服益气力……轻身、增年"（现代药理研究，天麻有抗衰老作用），《开宝本草》说天麻能"利腰膝，强筋力"，说明天麻有补肝肾作用。羊肝、鸡肉，乃血肉有情之品。叶天士认为：某些温补药（包括血肉有情之品），性温而质柔润，无刚燥之弊，温补而不呆滞，是柔剂中的温药；某些滋阴药，性凉而质柔，是柔剂中的凉药，故为阴柔。诚然，在肝硬化的治疗中所见，阴柔以养肝体，温柔可助肝用，温柔养肝是补肝气的重要方法。张锡纯重用黄芪补肝气，是突破性的见解，他在《医学衷中参西录》中的黄芪解中有这样的论述："肝属木而应春令，其气温而性喜条达，黄芪之性温而上升，以之补肝原有同气相求之妙用。愚自临证以来，凡遇肝气虚弱不能条达，用一切补肝之药皆不效，重用黄芪为主，而少佐以理气之品，服之覆杯即见效验，彼谓肝虚无补法者，原非见道之言也。"笔者年轻时，常以自拟黄芪四逆散（即四逆散加黄芪 30g）合甘麦大枣汤为基础治疗肝气虚的亚健康患者，每多收效。后来用自拟芪甲逍遥方（即逍遥散方加黄芪、党参、炮山甲、龟甲、鳖甲、枸杞子、肉苁蓉、菟丝子、莪术等）为基本方，随症加减，治疗早期肝硬化，长期服用，能使肿大的肝脾回缩，缩小的肝脏恢复正常。这些，都是临证中自然形成的思路，"随心所欲而不逾矩"。肝气虚是慢性肝病、肝硬化的常见的临床表现，重视肝气虚的治疗，对提高临床疗效具有重要意义。

### 4. 基本治法

针对上述早期肝硬化的基本病机，确立基本治法为：补益肝气，活血化瘀，软坚散结。

肝体阴用阳，早期肝硬化的病机实质是肝用不及，肝络瘀阻，肝体失柔，治当体用同调。以自拟芪甲逍遥方为基本方，随症化裁，尚能应对。基本方如下：黄芪 30g，柴胡 10g，白芍 30g，当归 12g，党参 15g，枸杞子 15g，鹿角片 6g，炙龟甲 15g，炙鳖甲 20g，炮山甲 6g（或地龙），桃仁 10g，土鳖虫 10g，茯苓

30g，白术 15g，山慈菇 10g，莪术 30g，牡蛎 30g，肉苁蓉 20g。

　　本方由逍遥散化裁而来。方中柴胡，既能疏泄肝气又能升发阳气，协助黄芪以补肝经生升之气，合归、芍、龟、鳖柔肝体以助肝用，体用同调，相得益彰。同时，参、杞、龟、鹿为龟鹿二仙膏方，龟、鹿二味为血肉有情之品，阴阳并补以生气血精髓，而精生气，故其滋阴填精能补益肝气。方中当归、桃仁、土鳖虫、炮山甲（或地龙）等活血化瘀。若肝门静脉增宽（或门静脉附壁血栓），可重用当归 20g。鳖甲、莪术、牡蛎、山慈菇等软坚散结。山慈菇的软坚散结效果是比较好的。

　　这里有必要着重说一说山慈菇的问题。山慈菇味甘，微辛，性凉，有小毒，功效为清热解毒、化痰散结。临床用量，药典剂量为 3 ~ 9g，临床常用剂量为 3 ~ 12g，大剂量为 12 ~ 30g。山慈菇分为兰科植物和百合科植物二种。兰科植物杜鹃兰山慈菇，习称"毛慈菇"，兰科的独蒜兰称为"冰球子"。百合科的有光慈菇（老鸦瓣）和丽江山慈菇。现代研究显示，兰科植物杜鹃兰含甘露糖与葡配甘露聚糖，以及黏液质，百合科光慈菇含秋水仙碱和淀粉。也有研究证明，丽江山慈菇的有效成分秋水仙碱含量最高（其实也因产地、采收时间不同存在差异）。毒理试验发现，山慈菇的毒性反应主要是秋水仙碱引起的反应。《中华人民共和国药典（2010 年版）》收录的山慈菇为兰科植物的山慈菇。我们浙江地区临床常用的山慈菇为兰科植物的毛慈菇。笔者长期观察，如有必要，复方中山慈菇可用到 20g，未见不良反应。

# 谈亢害承制与免疫调节在慢性乙肝治疗中的运用

亢害承制理论，本属于运气学说内容，见于《素问·六微旨大论》："亢则害，承乃制，制则生化。"亢害承制讲的是自然界万物之间维持平衡的自然调节现象，后经历代医家的演绎发展，把"亢害承制"与中医学生理、病理、诊断、治疗等相结合，是中医理论体系的组成部分，具体体现在五行学说中。五行学说认为，事物有生化的一面，也有克制的一面，用此来解释人体生理平衡的调节。过亢而为害者，须抵御而令其节制（"亢则害，承乃制"），才能维持阴阳气血的正常生发与协调（"制则生化"）。在脏腑学说中，脏腑之间存在相互依存、相互制约的关系，并以此维系机体的协调统一。从现代免疫学角度来讲，所谓"亢则害"，就是免疫功能过强，免疫自稳功能失调，出现自身免疫性疾病；"承乃制"则是自身稳定等免疫功能处于正常状态，免疫性疾病等无从发生，所以称"制则生化"。这种脏腑制约理论，实质上就是对机体整体功能，特别是免疫功能的自我调节（《中医药免疫学》，贺新怀等主编）。联系到慢性乙肝的发病机制与临床治疗实践，乙肝病毒慢性感染与机体免疫功能失调密切相关，通过中医药调节免疫治疗，可以恢复五脏生克制化功能，达到清除或抑制病毒、保护肝细胞、恢复肝功能、抗肝纤维化以防肝硬化的发生的目的。

　　目前认为，乙肝病毒本身并不直接引起明显的肝细胞损害，主要是引发宿主细胞免疫反应而致肝细胞病变。慢性乙肝病程中，由于病毒长期存在并复制，导致免疫功能失调，以致病情缠绵难愈，其反映出的临床征象（包括实验室检测），多属于中医学"亢则害"的病机范畴。譬如，慢性乙肝长期肝功能异常，尤其是急性发作期、活动期，血清 ALT、AST 明显升高，或胆红素亦同时明显升高，表明病理性免疫反应过强，中医治疗应先清泄解毒、凉血活血，采用具有免疫抑制作用的中药，以抑制亢进的免疫。临床常见到，随着肝功能恢复正常，乙肝三系大三阳的转为小三阳，HBV-DNA 载量随之下降，乙肝三系小三阳的，HBV-DNA 载量下降乃至阴转。此阶段的中医病机，多为湿热毒瘀内郁，病理变化较为复杂，但肝胆湿热仍是重要环节。因为，一是乙肝病毒的性质属于湿热疫毒范畴（这已成共识）；二是现代肝脏病的病理表明，病毒性肝炎时，多有不同程度的肝内胆汁瘀积存在；三是临床疗效得到佐证。因此，笔者临证时，不论辨证有无明显湿热征象存在，只要肝功能不正常的，多要注重清泻肝胆。茵陈蒿汤加广金钱草有很好的清热利胆疗效，而且茵陈蒿汤的利胆作用和显著的降低血清谷丙转氨酶（ALT）和谷草转氨酶（AST）作用，是早已被实验研究证实了的。当然，各类解毒药，如凉血解毒、清热解毒、利湿（清泄）解毒等，常具有抑制过亢的病理性免疫反应作用。选用茵陈蒿汤还是甘露消毒丹，或是黄连解毒汤，还是犀角地黄汤等，尚需结合辨证的方法选药、选方。大量临床实践和动物实验证明，祛邪泻实的方药，在抑制过高的病理性免疫反应的同时，还可通过消除病邪对正常生理功能的干扰，使正气恢复抗病作用，达到免疫平衡状态，从而也可增强人体的免疫功能。这就是我们所说的"邪去则正安"。

另一方面，现代医学认为，形成慢性乙肝的主要因素，是乙肝病毒慢性感染，而其可能原因，主要是机体免疫功能不足和病毒的免疫逃避。例如慢性乙肝患者干扰素的产生受 HBV 核心抗原抑制，不能激发有效的免疫反应，致使感染持续存在。又如，HBV 的 C 区变异，或前 $S_1$ 发生缺失的缺陷型 HBV，可逃避机体的免疫攻击、清除，使 HBV 感染持续存在。从中医学角度看，其病机实质均属正气不足，疫毒内伏，正邪相持，虚实夹杂，因而病情缠绵，导致肝之体用俱损，承制不及，脏腑功能失调，治当扶正祛邪、调节免疫。扶正，重在调补脾肾，即扶正固本。中医肾在免疫调节中起主导作用，临床实践证明，补肾益精中药可以改善免疫状态。祛邪，采用凉血活血解毒，可以抑制过亢的免疫反应。总之，宜增强免疫与抑制免疫相结合，力图恢复"亢害承制"的调节规律。笔者临床观察到，对于慢性乙肝、乙肝三系小三阳，HBV-DNA 长期处于低中度复制状态，不论其肝功能是否正常，凡属前面所说的免疫功能不足引起的，采用扶助正气与活血（化瘀）解毒相结合组方，可在短期内使 HBV-DNA 转阴（低于检测限），且疗效较稳定。在用药方面，既有扶正又有解毒作用的首选灵芝，对乙肝三系小三阳，在肝功能正常后，选加平盖灵芝（或破壁灵芝孢子粉）对 HBV-DNA 转阴有一定作用。而属于前面所说的"病毒的免疫逃避"类的（如目前检测指标较普遍的"乙肝病毒外膜蛋白前 $S_1$ 抗原"，或称"乙肝病毒前 $S_1$ 蛋白"），临床最多见，中药治疗，在 HBV-DNA 转阴后，往往容易反弹，或停药后反跳，但治疗效果还是有的。笔者临床感悟到，扶正要注重滋养肝肾，当然要顾护脾胃，祛邪要注重活血化瘀，以血府逐瘀汤为佳。同时，选方组方时，要结合辨证论治的方法，寓辨证于辨病之中。例如，患者兼有腰酸、肢冷、大便溏薄等脾肾阳虚表现的，适当选加制附片或肉桂，能促进 HBV-DNA 转阴。总之，辨治过程要注意阴阳平衡。

# 谈内托抗毒法治疗慢性乙肝病毒携带者

早在 20 世纪 90 年代，有研究资料显示，乙肝表面抗原无症状携带者肝活检病理几乎都有不同程度的慢性肝炎表现，所谓无症状携带者实际上绝大多数都有不同程度的肝细胞病变。这就说明无症状携带者的病程进展具有从感染→病理改变→临床表现这样一个缓慢发展的过程。由此可见，对于乙肝三系大小三阳、乙肝病毒 DNA 阳性、肝功能正常的慢性乙肝病毒携带者，更有可能存在从感染→病理改变→病情活动这样一个发展过程。这也是临床多见的情况。例如，临床所见，有些乙肝三系小三阳或大三阳、HBV–DNA 阳性的患者，因肝功能正常未能引起重视，待病发时，已成慢性活动性乙肝，或肝硬化，甚至肝癌了。因此，根据中医学治未病的理念，探索中医药方法治疗慢性乙肝病毒携带者，对于乙肝的防治具有积极的意义。

乙肝病毒携带者是 HBV 感染慢性化的表现，目前认为其主要机制是宿主对 HBV 各种抗原产生不同程度的免疫耐受，其原因虽然很复杂（如有宿主原因和病毒原因等），但归根到底，与机体免疫功能低下有密切关系。从中医学角度看，疫毒侵袭肝脏，深伏血分，正邪相持，久则脏腑功能失调，随生他变。其病机特点是正气不足，疫毒内伏。治当激活、壮大与生俱来的天然免疫力，促进特异性免疫力生成，托里透邪，扶正抗毒，来消除机体对 HBV 的免疫耐受状态，达到清除或抑制病毒的目的。中医传统外科学中有一种治法，叫托法，又称内托，是运用补益气血的药物，扶助正气，托毒外出，如明·陈实功《外科正宗》里的内托千金散。对乙肝病毒携带者的治疗，可以从内托法得到启示，值得探究。笔者在长期的临床观察中发现，对于乙肝三系小三阳、HBV–DNA 阳性、肝功能正常的慢性乙肝病毒携带者，以及乙肝三系大三阳、病毒复制不太活跃（e 抗原和表面抗原滴度较低）的患者，用内托法治疗，常能收到较好的疗效，但是，对于那些存在病毒的免疫逃避（如临床常见的 HBV 的前 $S_1$ 区、$S_2$ 区基因变异）类的，在 HBV–DNA 转阴后（低于检测限）易于反跳，或反反复复，缠绵不转。但是，既然能转阴，说明治疗的思路基本上是对的，可能在药物或药物的剂量选择上需要加深研究。然而，对于乙肝三系大三阳，病毒复制很活跃（e 抗原滴度很高，HBV–DNA $10^6 \sim 10^8$）的患者，治疗难度很大，只有当治疗过程中能够出现免疫应答，肝功能 ALT 升高到 100U/L 以上时，用清泄解毒、活血化瘀法，随着肝功能恢复正常，大三阳转为小三阳，HBV–DNA 载量下降，再结合内托抗毒法，达到 HBV–DNA 转阴的情况也是常有的。

　　现在着重谈谈内托抗毒法。内托抗毒是扶正祛邪的方法。扶正即扶助正气。正气俗称抵抗力，或可称免疫力，即通过增强机体免疫力来消除病原体。这和外感热病治法不同。温热病中有"入营尤可透热转气"，热入营分，还可以将营分邪热引出气分从外而解，用的是"清透"。乙肝病毒携带者是疫毒内伏，"伏邪"未发，单纯清泄解毒无济于事，需要激发整个机体的生理功能和抗病能力，将肝内及全身免疫防护功能上调，增强免疫调节，方能托毒外出。治疗上主要从"三气"着手：元气和营、卫之气。元气是人体生命活动的原动力，补肾益精，健脾益气，使元气充沛，元真充足，这是首要的。二是"营卫"调和，气血顺畅，才能使"五脏元真通畅"，"正气从之"，以达内托抗毒目的。所以，内托注重温补脾肾。笔者自拟参芪三子汤疗效较好，方由黄芪、党参、白术、枸杞子、菟丝子、女贞子组成，若加破壁灵芝孢子粉和冬虫夏草，更能有效提高 HBV–DNA 转阴率。若需柔养肝体，可选加龟甲、鳖甲；有脾肾阳虚征象的，选加淡附片或肉桂，一般情况下，用量宜轻，6g 左右即可。临床观察到，附子或肉桂不能久服，否则 HBV–DNA 转阴后易反弹，原因尚未搞清。既有扶正又有抗毒作用的，首选灵芝，以平盖灵芝为佳。根据肝的生理病理特点，活血化瘀选用血府逐瘀汤加减较好。需要和解的，以逍遥散或小柴胡汤为基础疗效较理想。解毒药酌情选用下列组合：①金银花、蒲公英、紫花地丁。②叶下珠、水飞蓟、三叶青。③重楼、土茯苓。④贯众、土茯苓、猪苓。⑤金银花、虎杖、半枝莲。

以上可选择一组或二组联合用，或根据病情需要交替选用。

按照以上思路选方、选药，对于乙肝三系小三阳、HBV–DNA 阳性、肝功能正常的慢性乙肝病毒携带者的 HBV–DNA 转阴，可以收到一定的疗效。

# 谈肝豆状核变性早期的中医治疗

肝豆状核变性是一种遗传性铜代谢障碍所引起的疾病。其发病机制，一般认为主要有三个方面：一是肠道吸收铜增加；二是从胆汁中排出的铜量减少；三是血清中铜蓝蛋白合成能力下降，血清铜蓝蛋白降低。过量的铜在组织内沉积，首先沉积在肝脏，故常先表现为肝脏受损，肝功能异常，继则肝纤维化、肝硬化，随着病情进展，出现神经系统症状，体格检查可发现角膜色素环。实验室检查可见血清铜蓝蛋白降低，血清铜降低，尿铜增高。近年来，笔者临床所见，以下三种情况多见：一是检查发现肝功能轻度异常，总胆红素轻度升高，排除其他肝炎可能性后做进一步检查确诊为肝豆状核变性，以儿童为多见。二是体检发现，长期总胆红素轻度增高，在 $40 \sim 45\,\mu mol/L$，进一步检查，血清铜蓝蛋白明显降低，尿铜明显增高，血清铜有降低的也有正常的。三是检查发现肝硬化，总胆红素升高在 $40 \sim 50\,\mu mol/L$，在排除其他肝病原因后，检查发现血清铜蓝蛋白明显降低，尿铜明显增高而确诊为肝豆状核变性。本病治疗的关键是早期诊断，在症状出现前即给予驱铜治疗，可预防症状出现。

目前本病的西药治疗，原则是促进体内铜排泄，减少铜吸收。驱铜治疗以 D- 青霉胺最为有效，但常因其副作用，如恶心呕吐、腹痛腹泻、骨髓抑制等，患者难以接受，要求中药治疗。

笔者根据现代医学对本病发病机制及病理的认识，运用中医脏腑学说理论及临床所见来思考，推断其病位在肝、胆、脾。肝豆状核变性早期的病机为：先天禀赋不足，脏腑功能失调，以致脾失健运，小肠泌别清浊功能失常；脾虚不充，导致肝失疏泄，肝脾不调，肝胆郁滞，毒瘀内结。治法为调和肝脾，通腑利胆，活血解毒。方药以茵陈蒿汤合逍遥散（或小柴胡汤）、三物黄芩汤（《备急千金要方》），或黄连解毒汤加减。茵陈蒿汤清热利湿退黄疸，逍遥散调理肝脾，小柴胡汤和解少阳，三物黄芩汤清热凉血解毒。现代药理研究显示，茵陈蒿汤可促进胆汁分泌，提高胆汁流量，促进胆囊收缩，使胆道通畅，还可促进胆红素等有害物质排出体外；逍遥散有保肝和防治肝硬化的作用；小柴胡汤有保肝利胆和免疫调节的作用。另外，有研究认为，黄连属低铜高锌之中药，锌离子可抑制铜的吸收，又可促进体内铜的排泄。这些方药随症加减组方，针对病机治疗，一般疗效较好。若已成肝硬化的，则可结合柔肝软坚的方法。但对于升高铜蓝蛋白、降低总胆红素的疗效，较无肝硬化者要差些，需要临床进一步探索、提高。

此外，应限制摄食含铜量高的食物，如动物肝脏、可可粉、巧克力、贝壳动物、蘑菇、坚果及蔬菜等。同时，尽量避免选用已经药理研究证实含铜高的中药，也是十分重要的。

### 附：典型病案

彭女士，38岁，杭州市人，确诊为肝豆状核变性2年余。2年前体检发现肝功能总胆红素（TBIL）长期轻度增高，在40μmol/L左右，进一步检查，血清铜蓝蛋白降低，尿铜增高，西医治疗给服 D-青霉胺，因副反应太大，难以接受，改服中药治疗。自诉前医曾治疗 2 年，病情没有改善。

2015 年 12 月 15 日初诊：查 TBIL 43.5μmol/L，血清铜蓝蛋白 17.6mg/dL（参考值范围 22 ～ 58mg/dL），尿铜 118.3μg/24h（参考值范围 0 ～ 60μg/24h）。胃纳、二便如常，唯觉脘痞，时有隐痛。舌苔薄，质暗红，脉细弦。拟方如下：

| | | | |
|---|---|---|---|
| 茵陈 30g | 生山栀 10g | 制大黄 10g | 金钱草 30g |
| 柴胡 10g | 黄芩 10g | 党参 12g | 姜半夏 10g |
| 丹参 30g | 赤芍 30g | 虎杖 20g | 刘寄奴 15g |
| 葛根 30g | 秦艽 9g | 土茯苓 30g | 生白芍 15g |
| 甘草 9g | 广木香 10g | 砂仁 10g | |

2015 年 12 月 29 日二诊：初诊方服 2 周后，脘痞时痛已解，右胁时有隐痛感。调整方药如下：

| | | | |
|---|---|---|---|
| 茵陈 30g | 生山栀 10g | 制大黄 10g | 金钱草 30g |
| 柴胡 10g | 黄芩 12g | 苦参 12g | 生地黄 12g |
| 党参 12g | 白术 12g | 土茯苓 30g | 姜半夏 10g |
| 虎杖 20g | 刘寄奴 20g | 丹参 15g | 赤芍 30g |
| 生白芍 15g | 枸杞子 12g | 延胡索 10g | 川楝子 10g |
| 薏苡仁 30g | 甘草 9g | | |

2016 年 1 月 7 日三诊：12 月 29 日方服 7 剂后复查，TBIL 已正常，胁痛已解，原方去延胡索、川楝子，加防己、草薢各 15g，乳腺小叶增生胀痛加枸橘梨 15g 续服。2016 年 1 月 30 日四诊：于 1 月 25 日复查，肝功能正常，血清铜蓝蛋白升高到 0.19g/L，已近正常（参考范围 0.2 ～ 0.65g/L），尿铜 32.9μg/24h 已降到正常范围（0 ～ 60μg/24h），原方改土茯苓为茯苓 20g 续服。

2016年10月7日复诊：1月30日方随症略做加减连服3个月后，患者因故自行停药5个月，亦未做化验检查。于10月6日复查，肝功能正常，铜蓝蛋白0.2g/L，已升高到正常范围（0.16～0.45 g/L），无明显自觉症状，宗原法续服以巩固疗效。方药如下：

| | | | |
|---|---|---|---|
| 茵陈 30g | 生山栀 10g | 制大黄 9g | 金钱草 30g |
| 柴胡 10g | 生白芍 15g | 党参 15g | 白术 15g |
| 茯苓 20g | 薏苡仁 30g | 丹参 20g | 赤芍 20g |
| 生地黄 15g | 苦参 12g | 黄芩 12g | 甘草 9g |
| 枸杞子 12g | 当归 12g | 淫羊藿 15g | 枸橘梨 15g |
| 姜半夏 9g | | | |

2018年5月15日复诊：以2016年10月7日方随症略做加减连服1年，于2017年10月31日复查，肝功能、铜蓝蛋白及尿铜均正常，铜蓝蛋白维持在0.2g/L（正常范围0.16～0.45g/L），此后断断续续服药。2018年1月22日复查，肝功能各项指标正常，铜蓝蛋白0.19g/L，略有下降，按原法续服2个月。后自行停药，间断检查铜蓝蛋白基本维持在0.2g/L左右。

**按语：**本例肝豆状核变性尚属早期阶段，初诊时见有中虚气滞、肝体失柔症状外，余无明显征象可辨，按辨病求本，确立病机，立法处方，以茵陈蒿汤合逍遥散、小柴胡汤、三物黄芩汤加减，以调和肝脾，利胆通腑，活血解毒，服药20余剂，曾久治不已的TBIL下降至正常，肝功能各项指标均正常。服药40余剂复查，铜蓝蛋白回升，尿铜正常。继服3个月，铜蓝蛋白升高到正常范围，继续巩固性治疗1年。随访2年半（最后一次为2020年8月），各项指标正常、稳定，疗效较佳。

# 中医药抗乙肝病毒的临床研究

为了探索中药方法抗乙肝病毒的可能性、有效性，笔者自2006年1月至2009年1月，选择乙肝三系"小三阳"（HBsAg、抗–HBe、抗–HBc阳性）、HBV–DNA阳性、肝功能正常的慢性乙肝病毒携带者77例，根据中医学整体观理论和治未病的理念，自拟整体调控法，扶正抗毒，取得了令人满意的疗效。

## 一、资料与方法

### 1. 临床资料

乙肝三系"小三阳"、HBV–DNA阳性、肝功能正常、临床观察较系统的77例门诊患者，其中男性53例，女性24例，年龄最小的13岁，最大的62岁。HBV–DNA载量$10^3$copies/mL的10人，$10^4$copies/mL的33人，$10^5$copies/mL的22人，$10^6$copies/mL的8人，$10^7$copies/mL的4人。确诊病程2～20年，多数在2～6年。

### 2. 检验方法

初诊患者检验乙肝三系、HBV–DNA及肝功能。治疗阶段，每月PCR法检测HBV–DNA载量1次，由患者自行在杭州市各大医院门诊化验，主要有浙江大学医学院附属第一医院、杭州市第六人民医院（杭州市传染病医院）及杭州艾迪康医学检验中心。每个病例自始至终在同一医院或同一单位检验，并密切观察肝功能状况。

## 二、治疗方法

选用自拟整体调控法，辨病论治为主，结合辨证论治的方法。扶正抗毒基本方由黄芪、党参、白术、菟丝子、枸杞子、女贞子、柴胡、白芍、炒枳实、茵陈、土茯苓、丹参、赤芍、虎杖、半枝莲、水飞蓟、破壁灵芝孢子粉等组成，结合辨证论治原则加减组方。脾虚，选用补气健脾，或是温阳健脾，或是燥湿健脾；益肾，或是补肾助阳，或是滋养肝肾；活血，或是凉血活血，或是补气活血；解毒，或是甘寒解毒，或是苦寒解毒。凡此种种，随症化裁。总之，通过调控脏腑功能，平调阴阳气血，激发人体正气，达到扶正抗毒的目的。

## 三、治疗结果

### 1. 评价方法

HBV-DNA（PCR 法）检测不到或低于检测下限的为转阴，计算近期转阴率。转阴后观察 3 个月。治疗过程中，HBV-DNA一度转阴后又转为阳性的为反弹。HBV-DNA 转阴，停药后又重新转阳的为复发。凡中途自行停止治疗的（2 例），按无效统计。

### 2. 结果

77 例中转阴 58 例，近期转阴率为 75%。疗程 3 个月到 1年，一般 6 个月左右。阴转的 58 例中，有 8 例反弹，反弹率为14%，有 7 例复发，复发率为 12%。此外，58 例中有 18 例在转阴后继续治疗 6 个月，追踪 1 年无复发。转阴 3 个月后未再继续治疗的未做随访。

## 四、讨论

### 1. 整体调控法的提出

乙肝病毒持续存在与复制使人体一直处在免疫耐受状态。《素问·评热病论》指出："邪之所凑，其气必虚。""气"，当指正气。《素问·刺法论》说："正气存内，邪不可干。"所谓正气，应当指人体生理的功能活动能力。从"邪不可干"可知，正气应包括人体的抗病能力和康复能力，以及机体识别和排除抗原性异物，维持自身生理平衡与稳定的能力。由此可知，正气的范围相当广泛，包括精、气、神、津液及脏腑经络的功能。中西医均认为人体存在一个调节体系，即五脏调节体系和神经内分泌免疫调节网络。根据整体观理论和治未病的理念，整体调控脏腑气血，使精、气、神三者互动，平调阴阳，激发人体正气，既要打破慢性 HBV 携带者的免疫耐受，又要使人体的免疫功能恢复到和谐有序的状态，达到抑制和清除病毒的目的——扶正抗毒，使病邪自行消亡。正如《淮南子·泰族训》所说的："其生物也，莫见其所养而物长，其杀物也，莫见其所丧而物亡，此之谓神明。"只要不断探索，拓展思路，掌握规律，发展理论，探寻、研发高效中药，中医药在抗乙肝病毒领域可以大显身手。

### 2. 关于辨病论治

《素问·阴阳应象大论》指出："治病必求于本。"从辨病着手探求病本，即根据现代医学对慢性 HBV 携带的机理及其发展规律的认识，探寻其中医病机，明确本病的病因（病原）、病位、病性、邪正关系以及结合个体体质及其反应性等因素，确定相应的治则、治法，然后选药（方）组方，针对疾病的本质（病机）治疗。慢性 HBV 携带者，从中医学角度看，疫毒郁伏于肝，正不胜邪是病机的关键，辨病论治、扶正祛邪是其大法。

### 3. 关于破壁灵芝孢子粉

破壁灵芝孢子粉是本研究组方中的高效中药之一。灵芝，味甘微苦，性平，滋补强壮药，有扶正固本的作用，应用于虚劳的治疗，如《圣济总录》紫芝丸治虚劳气短、不思饮食等症。因其药性平和，不温不燥，不凉不腻，所以不论阴虚、阳虚、气虚、血虚都可使用。灵芝孢子粉是灵芝的种子，是灵芝的精华部分，临床实践表明，其性味同灵芝。现代药理实验证实，灵芝孢子粉具有保肝解毒的作用，既能提高机体免疫能力，又能抑制体内亢进的免疫反应。灵芝孢子粉的免疫双向调节作用，既有利于清除病毒，又可使肝细胞免受自身免疫损伤。但因灵芝孢子细胞具有双层坚硬壁壳，临床应用须经破壁，方显神效。有研究资料证实，采用细胞破壁的原木灵芝孢子粉，其功效相当于灵芝子实体的 75 倍。笔者曾采用破壁灵芝孢子粉，单味治疗上述慢性 HBV 携带者 30 例，疗程 3 个月，HBV–DNA 近期转阴率可达 40%，反弹与复发率为 60%。可以肯定，破壁灵芝孢子粉对慢性 HBV 携带者具有扶正抗毒作用，值得深入研究。更值得研究的是，破壁灵芝孢子粉与有效中药复方的协同作用。此外，有一点可以明确，破壁灵芝孢子粉能否起到抗乙肝病毒的作用，首先在于它的质量问题，包括灵芝的品质、孢子粉原料是否合格、破壁率的高低，以及破壁过程及破壁后的工艺是否科学、先进等。这些因素均直接影响临床疗效。

本文发表在《浙江中医药大学学报》2010 年第 2 期。

# 脂肪性肝病的中医治疗

脂肪性肝病（脂肪肝）是由于各种原因引起的一种病变主体在肝小叶，以肝细胞脂肪变性和脂肪贮积为病理特征的综合征。因此，如何正确有效地促进肝脏脂质代谢和加速肝内脂肪转运，清除过量脂肪（主要为甘油三酯）在肝内沉积，是治疗脂肪肝的重要环节。

脂肪性肝病包括单纯性脂肪肝、脂肪性肝炎、脂肪性肝硬化三种主要类型。脂肪肝在中医学中无相应的病名，根据其病理特点和临床表现，可归属于中医的"肝癖""胁痛""积聚"等范畴。文献中的有关描述，可以启示我们对本病的病因病机的认识和治疗的思路。《济生拔萃》认为："风寒暑湿得以外袭，喜怒忧思得以内伤，食啖生冷，过饮寒浆，扰动中和，如是阴气当升不升，阳气当降不降，中焦痞塞，必成胀满。"《金匮要略·腹满寒疝宿食病脉证并治》曰："按之心下满痛者，此为实也，当下之，宜大柴胡汤。"《古今医鉴·胁痛》曰："胁痛者……若因暴怒伤触，悲哀气结，饮食过度，冷热失调，颠仆伤形，或痰积流注于血，与血相搏，皆为痛……治之当以散结顺气、化痰和血为主。"又《张氏医通》云："嗜酒之人，病腹胀如斗，此得之湿热伤脾。胃虽受谷，脾不输运，故成痞胀。"关幼波老中医从中医所谓"肥人多湿""体胖多痰"的认识出发，又根据他对湿热凝痰、痰阻血络的体会，认为此类病证，应从痰湿论治。综上所述，"痰湿"乃本病的主要病理因素，而痰湿的形成，多由饮食失节，或七情内伤，或病后失调，以致肝失疏泄，脾失健运，脏腑功能失调，痰瘀交结而成本病。临床治疗可选用以下三种基本治法。

## 一、辨证施治法

目前认为，痰、湿、瘀、积等病理产物是脂肪肝形成的条件，各种外来因素（病毒、酒精、不合理膳食等）所致的肝损伤则是脂肪肝形成的基础。因此，疏肝理气、健脾消导、化痰祛湿、清热解毒、活血化瘀等法是脂肪肝的基本治法。常见证型有以下五种。

**1. 脾虚痰阻证**

临床表现：倦怠乏力，脘腹痞闷，头身沉重，面部虚浮，舌质淡胖，舌苔白腻，脉细或濡缓。治法：健脾益气，化痰除湿。方用胃苓汤加减。

**2. 肝郁气滞证**

临床表现：肝区胀满或胀痛，胸闷纳少，嗳气，心情不畅时诸症加重，苔薄白，脉弦。治法：疏肝理气。方用柴胡疏肝散加减。

**3. 湿热内蕴证**

临床表现：口腻而干，渴不欲饮，脘胀痞闷，大便干或溏黏而恶臭，舌红苔黄腻，脉濡数或滑数。治法：清热利湿。方用温胆汤加减。

**4. 肝肾阴虚证**

临床表现：眩晕耳鸣，口干，消瘦，腰膝酸软，肢体麻木，舌红少苔或无苔，脉细数。治法：滋养肝肾。方用一贯煎合二至丸加减。

**5. 瘀血阻络证**

临床表现：肝区疼痛，甚或刺痛，肋下可及明显肿大的肝脏，并有触痛，舌质暗或暗紫，脉细弦。治法：活血化瘀，通络消积。方用复元活血汤或血府逐瘀汤加减。

## 二、辨病论治法

临床所见，多数脂肪肝患者无明显自觉症状，应根据脂肪肝的病理特征、理化检查情况及其中医基本病机进行辨病论治。

**1. 基本治法**

血脂为饮食物所化生的精微物质，其吸收、输布及代谢依赖于脏腑的协同作用。从脾、肝、肾三脏着手，确立疏肝健脾益肾、祛湿化痰活血为论治本病之大法。

**2. 立法依据**

①脾主运化，脾主散精。《黄帝内经》指出，"脾为胃行其津液"，"脾气散精，上归于肺"，提示脾与物质代谢有关。人体所需糖、蛋白质、脂肪三大营养物质的消化、吸收以及合成、分解与排泄，主要由胃纳、脾运来完成。倘若脾失健运，脾不散精，清浊不分，脂膏不化，则痰浊易生。况且肝病日久，必累及于脾。因此，脾气亏虚，脾阳不振，或脾为湿困，不仅是本病的始动环节，而且影响本病的全过程。健运消导是治疗本

病的重要环节。②脂肪肝病位在肝。痰湿瘀血积聚于肝，以致肝失疏泄、肝气郁滞是本病常见的病机改变。肝主疏泄，人体气机畅达、津液输布、血液流行，全赖肝的疏泄功能调节。若肝失疏泄，肝气郁结日久，肺、脾、肾等脏腑气化失职，津液输布失常，可酿生痰湿；气滞可引起血瘀，终成痰湿瘀血胶结而成癥积。因此，疏肝解郁是治疗本病不可或缺的重要环节。有研究资料表明，四逆散、柴胡疏肝散均具有抑制脂肪在肝内蓄积的作用，逍遥散能减轻肝细胞脂肪变性及退行性变，促使肝细胞再生，说明具有疏肝解郁、调理肝脾作用的方剂具有不同程度的抗脂肪肝作用。③肾主水，主气化，主持和调节人体津液的代谢。肾内藏元阴元阳，肾阳为一身阳气的根本，对人体生命活动具有推动、激发作用，提示中医肾对机体能量代谢有调节作用。若肾中精气亏虚，气化无力，就会影响到气血津液的代谢。此外，如前所述，脂肪肝的病理基础是"痰湿"，而痰湿乃浊阴之邪，补肾助阳，可以鼓动肝脾的疏运功能，促进津液的代谢和痰瘀的消散。因此，补肾亦是治疗脂肪肝的重要环节。有实验研究资料表明：五子衍宗丸能明显防止肝脏及血清甘油三酯的增高，有效防止脂肪肝的发生；六味地黄丸对高脂饲料引起脂肪在大鼠肝脏的过度沉积有明显抑制作用；肾气丸能拮抗高胆固醇饲料所致的脂肪肝。这些研究表明补肾方剂有不同程度的抗脂肪肝作用。

### 3. 基本方药

方剂组成：柴胡、郁金、苍术、泽泻、莱菔子、淫羊藿、菟丝子、丹参、泽兰。以柴胡、郁金疏肝解郁，苍术、泽泻、莱菔子健脾祛湿化痰,丹参、泽兰活血化瘀,淫羊藿、菟丝子益肾助阳。若无明显阴虚内热征象,可合附子理中丸或肾气丸加减组方。在上方基础上,适当选加经药理实验证明具有降脂作用及抗脂肪肝作用的药物,如何首乌、决明子、山楂、葛根、灵芝、绞股蓝、姜黄、大黄、枸杞子等。若谷丙转氨酶升高,选加茵陈、山栀子、大黄、白花蛇舌草、垂盆草等。若见肝硬化,选加北沙参、枸杞子、玄参、穿山甲、炙鳖甲、牡蛎等柔肝活血、软坚散结之品。

## 三、病证结合辨治法

脂肪肝的治疗,以辨病论治与辨证论治相结合较全面。辨证论治是根据疾病当前的表现,主要是从机体状况来认识病情,确定治疗的原则,反映出论治的灵活性;而辨病论治是在确立疾病的诊断之后,从贯串疾病始终的基本特征来认识疾病的本质,确定治疗的原则,体现了论治的整体性。病证结合论治法,把抓该病的基本矛盾和抓该病当前阶段的主要矛盾结合起来,能更全面地认识疾病的本质,提高治疗效果。如上所述,在明确脂肪肝诊断以后,运用中医学整体观方法,从调理脏腑气血入手,确立辨病论治基本治法,再根据病机演变情况,结合辨证:或以健脾祛湿、化痰活血为主,疏肝、益肾为辅;或以疏肝益肾、化瘀为主,祛湿化痰为辅;健脾,或是益气健脾,温中健脾,或是燥湿健脾;益肾,或是补肾助阳,或是滋养肝肾……凡此种种,随证化裁,常能收到满意的疗效。

脂肪肝的形成有肝脏本身及肝外原因等诸多因素,病机比较复杂。肝失疏泄、脾肾不足是其发病的根本原因。因此，在祛除病因和诱发因素的同时，调理脏腑气血、促进肝脏脂肪代谢、防止肝纤维化是治疗脂肪肝的关键。

　　本文发表在《浙江中医药大学学报》2009 年第 5 期。

# 慢性乙型肝炎降酶八法

## 一、概说

慢性乙肝，肝功能反复损害，ALT 与 AST 持续或反复升高，其水平可反映肝细胞损伤程度，属久病邪恋，正伤所致。

中医药降酶的特色与优势：①灵活的辨证论治和对症治疗。②扶正祛邪，整体调控。

## 二、辨证论治法

### 1. 清热解毒降酶法

（1）辨证要点：慢性乙肝，湿热蕴结、热重于湿的 ALT 升高。

（2）苦寒解毒法常用药物：黄连、黄芩、黄柏、大黄、虎杖等。

（3）甘寒解毒法常用药物：白花蛇舌草、蒲公英、葛根、升麻等。

（4）可选用的基础方：茵陈蒿汤，黄连解毒汤。

### 2. 祛湿解毒降酶法

（1）辨证要点：慢性乙肝，湿热蕴结、湿重于热的 ALT 升高。

（2）常用药物：茵陈、土茯苓、猪苓、薏苡仁、藿香等。

（3）可选用的基础方：茵陈五苓散、甘露消毒丹。

### 3. 佐金平木降酶法

（1）辨证要点：慢性乙肝，肺肾受损。肺虚无以制肝则肝旺，肝旺可乘脾胃而见嘈杂、脘腹胀痛等症；肝旺可夹火反侮肺金而见胁肋灼痛、咳嗽等症。

（2）常用药物：北沙参、麦冬、玉竹、百合、生白芍等。

（3）可选用的基础方：沙参麦冬汤。

### 4. 调理肝脾降酶法

（1）辨证要点：慢性乙肝，肝郁日久，肝体受损，脾气亏虚。

（2）柔肝健脾法常用方剂：归芍异功散加减或一贯煎加减。

（3）泻肝和胃法常用方剂：左金丸合四逆散加减（黄连、吴茱萸、柴胡、白芍、延胡索、川楝子、白蔻仁、陈皮）。

（4）疏肝解郁、健脾养血法常用方剂：逍遥散。

逍遥散的降酶作用已被临床及动物实验证实。

### 5. 升阳解毒降酶法

（1）辨证要点：慢性乙肝，病程较长或素体禀赋不足，元气亏虚，神疲乏力，肝之清阳不升，ALT升高。

（2）常用药物：升麻、柴胡、黄芪、党参、白术、甘草、黄连等。

（3）可选用的基础方：升阳益胃汤，补中益气汤。脾阳上升则元气自增。

### 6. 养肝益肾降酶法

（1）辨证要点：慢性乙肝，肝肾亏损，ALT 持续反复升高。

（2）常用药物：白芍、生地黄、熟地黄、淫羊藿、菟丝子、女贞子、桑寄生等。

（3）可选用的基础方：左归丸等。肝肾同源，益肾精而实肝体——补肾可以调控肝的功能。

## 三、辨病论治法

### 1. 辨病识机论治法

根据西医的病理，辨识中医的病机，然后确立治法，选药组方，针对病机治疗。

（1）结合生化检查确定治法。

（2）结合 B 超等检查确定治法。

（3）举例。① ALT 升高而 AST > ALT，多属正虚邪恋（虚毒瘀）。②慢性乙肝，ALT 复常而 GGT 持续、明显升高，一般属病情活动期，肝体受损，肝胆郁滞或肝络瘀阻（虚瘀毒）。③ ALT、TBIL、TBA 异常，GGT、ALP 明显升高，一般属肝胆郁滞，瘀热在里（胆汁淤积，肝内炎症）。④纠正高血脂、高血糖等情况。

（4）调控免疫失衡。①慢性乙肝过程中，HBV 激发机体免疫应答，同时启动自身免疫反应，是持续性肝损伤的重要原因之一。扶正祛邪，既提高免疫功能，又抑制过亢的免疫反应，可调节免疫以恢复肝功能。②常用方法：益气健脾补肾，凉血活血，甘寒解毒。

### 2. 扶正祛邪，整体调控法

（1）"邪之所凑，其气必虚""正气存内，邪不可干"——整体调控，以达抑制和清除病毒的作用。

（2）中医和西医均认为人体存在一个调节体系，即五脏调节体系和神经内分泌免疫调节网络。调理脏腑经络，气血津液，可使慢性乙肝患者恢复到一种和谐有序的免疫状态。

本文为浙江省中医药学会肝病分会 2008 年学术研讨会上的演讲提纲。

# 化瘀解毒、通腑护脏法治疗
# 慢性重型肝炎

　　慢性重型肝炎以慢性活动性肝炎或肝炎后肝硬化为发病基础，随着病情发展逐渐加重，临床以急性发病、黄疸急剧加深、凝血酶原时间延长、肝脏不同程度缩小为特征，继则出现肝性脑病或逐渐加重，大量腹水，病势凶险，病情发展变化快，常导致肝肾等多脏器衰竭，死亡率较高。笔者临床采用化瘀解毒、通腑护脏法，及时截断病势，使病情迅速得到控制和好转，收到满意的疗效。

## 一、立论依据

　　慢性重型肝炎是在慢性肝病的基础上发展而来，具有中医"久病入络""内结为瘀血"的特点，属"瘀血发黄"范畴，且具有正虚邪实的病理特点。慢性重型肝炎以乙肝病毒感染为多见，由于湿热疫毒久羁，或肝络瘀阻，导致肝肾脾等脏腑功能失调，正气亏虚，正虚则邪毒内生，阴阳失调，导致热毒炽盛，弥漫三焦，终致热入心包、耗血动血，从而累及五脏六腑、全身气血。因此，究其病因病机，主要在于毒、瘀为患。毒为致病之因，瘀为病理产物，二者又相互影响，互为因果，以至热毒瘀血胶结，内蕴脏腑，气机失调，腑气不通，浊气上冲，恶症丛生。临床上，此类患者常见腹胀、腹痛，以胀为甚，"其腹胀如水状"（《金匮要略》），但 B 超检查仅有少量腹水，大便干结，小便黄赤，舌质红或偏红，苔薄黄或黄腻，脉弦细数。治疗上应治病求本，重在清热解毒、凉血化瘀、利下通腑，使二便通畅，毒解血行，腑气得通，脏气恢复，从源头上截断病势发展，从而有效地防止肝性脑病及肝肾等脏器衰竭的发生，起到"通腑护脏"的作用。

## 二、方药应用

针对慢性重型肝炎的病机演变特点，笔者确立"化瘀解毒、通腑护脏"的治法，通常采用犀角地黄汤合茵陈蒿汤加减治疗。基本方：生大黄（后下）、桃仁、生地黄、黄芩、大叶金钱草各 15g，茵陈、水牛角、半枝莲、丹参、赤芍各 30g，生山栀 12g，黄连 9g，西黄丸 6g（分 2 次吞）。

1. 舌红而干，大便干结者，在重用生大黄的同时，重用生地黄、赤芍以活血生津救阴。

2. 有腹水者，加蝼蛄、琥珀粉（吞）、六月雪等以活血解毒利尿。

3. 舌苔厚腻、有痰者，加天竺黄、法半夏、浙贝母、甘露消毒丸（包煎）等以清化痰热。

4. 气虚者，酌加黄芪以扶正祛邪。

## 三、病案举例

### 病案一

陈某，男，39 岁。因极度乏力、腹胀、面目肌肤黄染，诊为重型肝炎，于 2001 年 1 月 18 日收住杭州市某医院治疗。入院时总胆红素（TBIL）213.5μmol/L，直接胆红素（DBIL）112.2μmol/L，入院 2 周后 TBIL 从 213.5μmol/L 升至 549.μmol/L，凝血酶原时间延长，并出现神志变化。经多方综合治疗，包括人工肝支持治疗 3 次，总胆红素不降。2 月 1 日笔者会诊时，患者全身黄染，"额上黑""目青面黑"有如《金匮要略》之黑疸，但四肢、胸腹黄色鲜明，全身无力，腹胀满，大便秘结，舌质红，舌下瘀紫，苔黄，脉弦细数。B 超检查报告为肝脏轻度萎缩，中度腹水，脾肿大，厚 5.8cm。证属瘀血发黄，拟化瘀解毒、通腑护脏。处方：生大黄、丹参、赤芍、茵陈、水牛角、生地黄、半枝莲各 30g，桃仁、大腹皮各 15g，黄连 9g，黄柏、生山栀各 12g，蝼蛄 10g，西黄丸 6g（分 2 次吞），牛黄粉 2g（分 2 次吞）。上方服后，TBIL 随之下降，每周下降幅度为：549μmol/L → 460μmol/L → 360μmol/L → 280μmol/L → 192μmol/L → 162μmol/L → 102μmol/L → 66μmol/L → 52μmol/L。4 月 19 日再次进行 B 超检查示肝硬化，脾偏大（厚 4.6cm），少量腹水，胆内泥沙样结石。因病情稳定而出院，出院后单服中药治疗，按上述基本方随症加减。8 月 9 日复查，肝功能各项指标均已正常。B 超检查肝脾恢复正常（脾厚 3.8cm），无腹水。肝纤维化血清学指标 HA、PCⅢ 分别从 545.0ng/mL、213.5ng/mL 降至正常范围。

**病案二**

冯某，男，30 岁，2002 年 3 月 2 日初诊。患者有慢性乙型肝炎病史，近感极度乏力，时有恶泛，突然出现全身发黄，小便黄赤，大便干，有时溏薄，舌苔薄黄，舌下有瘀，脉弦细数。肝功能检查，谷丙转氨酶（ALT）2137U/L，谷草转氨酶（AST）2554U/L，TBIL 494μmol/L，DBIL 240μmol/L，凝血酶原时间轻度延长。B超检查肝脏尚无缩小。遂按慢性重型肝炎论治，急拟凉血化瘀、通腑解毒，以截断病势发展。处方：茵陈30g，赤芍30g，生大黄15g，生山栀12g，桃仁15g，水牛角30g，黄连9g，黄芩15g，黄柏12g，土茯苓30g，丹参30g，半枝莲30g，大叶金钱草30g，垂盆草30g，炙鸡内金12g，西黄丸6g（分2次吞服）。上方服5剂后，检查TBIL为457μmol/L，DBIL仍为240μmol/L，已有下降趋势。按上法继服2周后复查肝功能，ALT降至101U/L，AST降至156U/L，TBIL降至196.5μmol/L，DBIL降至66μmol/L，全身黄染明显减退，证情已趋稳定。继按上述基本方随症加减，服药4周，TBIL从196.5μmol/L→96.9μmol/L→53.1μmol/L→22μmol/L。全身黄疸已退，继续调理2周，肝功能各项指标均已正常。

## 四、讨论

现代医学认为，重型肝炎是病毒性肝炎最严重的类型。由于突然发生大量肝细胞坏死，黄疸急骤加深，这是病势严重、凶险，预后不良的征兆，可谓"黄疸不消退，一切全白费"。因此，要及早发现重型肝炎的早期征象。当慢性重型肝炎尚处在重型肝炎前阶段，即急性重度黄疸型肝炎或在肝性脑病的早期阶段，及时截断病势，阻断黄疸进展，尽快消退黄疸是治疗的关键。现代临床中医必须辨病与辨证、微观辨证与宏观辨证相结合，针对

"瘀血发黄"把握治疗时机。另外，肝病时，肝脏对内毒素的清除解毒功能下降，内毒素由门静脉进入血中形成肠源性内毒素血症，同时，当肝衰竭时，患者的免疫功能低下，肠道内的有害致病菌异常繁殖，内毒素由肠道吸收入血，又会加速肝细胞坏死，形成肝昏迷、肝肾综合征等并发症。所以，治疗上应重在凉血化瘀、通腑泻热，尤其是泻大肠，可以清解阳明气分热毒，阻断肠道内毒素等有害物质的吸收，加速黄疸消退，保护和促进肝细胞功能的恢复。因此，通腑解毒是慢性重型肝炎截断病势发展的重要环节。

本文病例一为住院患者，单纯西医治疗病情未能控制，配合中药治疗后，转危为安，出院后经 4 个月的中药治疗，渐得康复，说明重型肝炎亟须中西医结合治疗，方能提高疗效。病例二为门诊患者，中药治疗。病势急骤，黄疸急剧加深，服药 5 剂，检 ALT 下降 10 倍，而血清 TBIL 仅有轻度下降，有"胆酶分离"现象，提示肝细胞大量坏死，而 B 超检查肝脏大小正常，说明尚属慢性重型肝炎的早期阶段。急用凉血化瘀、通腑解毒法治疗 2 周，病有转机，TBIL 日趋下降，直至正常。收效的关键是把握"时间""用药"两个要点，在慢性重型肝炎的早期截断病势发展，防止并发症的发生。

本文发表在《浙江中医杂志》2002 年第 11 期（有删节）。

# 肝纤维化的中医病机探讨

　　肝纤维化是指各种病因引起的，肝细胞发生坏死及炎症刺激时，肝脏内纤维结缔组织异常增生的病理过程，是向肝硬化发展的必经阶段。现代医学对肝纤维化发病机理的研究已经明朗，主要是肝星状细胞（HSC）激活、增殖，合成并分泌大量细胞外基质（ECM），降解减少，沉积增多。ECM 的主要成分是胶原，因此肝纤维化的形成主要是由于胶原的合成、沉积与降解、吸收失去动态平衡所致。这是一个涉及多种不同水平调节的非常复杂的病理过程。因此，现代医学对肝纤维化的治疗，亦是针对不同水平的调节因素以及纤维组织生成和降解的机理从不同环节抑制其形成或促进其降解。

　　中医学虽然没有肝纤维化一词，但考察临床与文献，同纤维结缔组织增生有关的疾病，多具有中医所说的"瘀血""癥积"的特征，可以认为肝纤维化属"积证"范畴。如清代喻嘉言所说："不病之人，凡有癥瘕积块、痞块，即是胀病之根，日积月累，腹大如箕，是名单腹胀。"显然，这里的"不病之人"即属肝纤维化或早期肝硬化而无明显的自觉症状阶段，发展至"腹大如箕"，已是肝硬化腹水了。那么，积证是怎样形成的呢？《灵枢·百病始生》认为，病邪侵袭人体，加之内伤忧怒，或饮食起居不节等原因，导致"温气不行，凝血蕴里而不散，津液涩渗，著而不去，而积皆成矣"。若"湿热疫毒""蛊毒"等外邪侵入肝脏，或酒食所伤，经久不愈，渐致肝、脾、肾等功能失调，气、血、津液搏结，使得经脉壅滞不通，以致阳气不能畅行，引起血凝在里不能消散，津液的输注也会发生涩滞，终致痰湿、瘀血沉积，肝络瘀阻成癥。因此，"凝血蕴里""津液涩渗"是形成肝纤维化的总病机。

脏腑津液在病理状态下"涩渗"，涩于络中则为"瘀"，渗于络外则为"湿"，湿聚成"痰"。由此可知，津血凝聚，导致痰瘀内阻。"痰瘀"既属病理产物，又是致病因素，久则正气亏虚，积证难消。难怪古人认为"壮人无积，虚人则有之"。在治疗上有"治积当先养正，养正则积自除"的说法。目前的研究证实，活血化瘀和扶正补虚两类药物，均有一定的抗肝纤维化作用，亦能证明这个道理。总之，"血瘀""痰凝""正虚"是形成肝纤维化病机的关键。而血瘀、痰湿、正虚的形成，及其对脏腑功能的影响，涉及气血阴阳等不同环节的功能失调。因此，可以认为，肝纤维化过程中，不同的病程阶段，不同的个体差异，其病机演变是一个非常复杂的病理过程，归纳起来，有以下几个主要环节。

### 1. 肝郁血瘀

肝主疏泄，主藏血。慢性肝病过程中，邪毒侵入人体，或内生湿热毒邪，久伏血分，"恶血必归于肝"，首先导致肝的疏泄功能失常，以致肝气郁结，久则气滞血瘀。因此，肝郁血瘀是肝纤维化形成的病理基础，因而活血化瘀法是治疗肝纤维化最基本的方法。

### 2. 肝郁脾虚

各种损肝因素均可导致肝郁失疏，而肝的疏泄功能，是脾胃气机升降协调的重要条件。肝气郁结，横逆犯脾，脾失健运，致成肝郁脾虚，肝郁气滞则血行不畅，脾虚湿聚则痰浊内结，以致痰瘀阻塞肝络而成癥积。临床所见，肝郁脾虚是慢性肝病常见的病理变化，是肝纤维化形成中的一个重要环节。临床上，采用疏肝健脾法和疏肝健脾活血法治疗肝纤维化，均取得了较好的疗效。有报道，日本汉方界对小柴胡汤治疗实验性肝纤维化进行了较为深入的研究，表明小柴胡汤有抗肝细胞的炎症、坏死和抑制肝纤维化的作用，就是针对肝郁脾虚的病机而取效的。

### 3. 气虚血瘀

肝郁导致脾虚，久则精血化生乏源，正气愈虚。慢性肝病过程中，初则脾气虚弱，继则肝气虚损，终致肝、脾、肾气血亏虚，形成正衰邪实的局面。气虚则血行无力，或"气不行水"，痰湿内生，造成瘀血、痰湿内结，亦属"温气不行，凝血蕴里而不散，津液涩渗"之病机。临床上，用益气活血方治疗肝纤维化，比单用活血化瘀方更具疗效。有报道，用黄芪、丹参、赤芍等组成益气活血方对实验性肝纤维化的防治效果进行观察，结果显示，此方不仅具有活血方的抗纤维化作用，亦增强了保肝的作用。可见，气虚血瘀是肝纤维化形成中的一个重要方面。

### 4. 气阴两虚，瘀热互结

在慢性乙肝病程中，常因湿热疫毒久伏血分，化热伤津，血中阴液被耗，阴虚又致内热，阴血日亏，渐致气阴两虚。气虚则血行无力，阴虚则血行稠滞不畅，以致"凝血蕴里"，瘀热互结，肝络瘀阻成癥。这一病机，常见于早、中期肝纤维化，治疗上笔者用益气养阴、凉血解毒、活血渗湿之法，疗效满意。有学者用益气养阴、活血化瘀两法组成柔肝抗纤方治疗多种慢性肝病，能使稳定型早期肝硬化患者症状、血生化指标等明显改善，血清透明质酸（HA）水平降低，肝纤维化程度减轻。

**5. 肝肾两亏，肝络瘀阻**

肝肾同源，且久病及肾，肝病日久，肾中精气被耗，以致肝肾两亏，元气渐虚，阴阳亏损，导致"温气不行，凝血蕴里而不散，津液涩渗，著而不去"，肝络瘀阻成癥。正如《医宗必读·积聚》所说："积之成也，正气不足而后邪气踞之。"本证多见于中期肝纤维化患者或肝硬化者，治用补肾养肝法，疗效满意。据研究，补肾养肝法有良好的抗肝纤维化作用，其机理在于保护肝细胞，抑制炎症反应及胶原合成，促进胶原分解而达到抗肝纤维化的作用。此类报道较多。

**6. 湿热内蕴，肝络壅滞**

湿热蕴结肝胆，疏泄失常可导致肝郁血瘀。湿热久蕴，湿从热化，继则先伤肝阴，久则耗伤肾阴，致成肝肾两亏，肝络瘀阻。如西医学的原发性胆汁性肝纤维化，由于肝内长期淤胆引起小胆管周围纤维化，继而发生胆汁性肝硬化，或慢性乙肝出现肝肾阴虚、湿热余邪未清时，常表现有肝胆湿热征象。肝胆湿热常与肝内淤胆、肝细胞变性坏死及炎症细胞浸润有关。有人用柴胡、龙胆草、茵陈等组成清热利湿方治疗实验性肝纤维化，表明该方有保护肝细胞、抑制胶原合成并加速其降解、预防和治疗肝纤维化的作用，即是该病机的佐证。

　　综上所述，肝纤维化是一个动态过程，其中医病机亦是一个动态演变过程。尽管不同病因所致肝病的发病机理不同，肝纤维化不同阶段表现的中医病机有异，但形成肝纤维化的最终途径，均是肝之津血凝聚，导致"痰湿""瘀血"沉积，肝络瘀阻成癥。笔者针对这一总病机，确定相应的治法，根据治法筛选出具有活血渗湿、化痰散结等作用的活血渗湿方。动物实验结果显示，活血渗湿方治疗组的抗肝纤维化程度优于对照组，有显著差异。临床上，在总病机指导下，结合各环节的病机特点，进行综合治疗，对降低肝纤维化血清学指标 HA、PCIII 的疗效显著，对改善肝功能和临床症状，疗效满意。

　　西医学对肝纤维化形成过程的研究已经明朗，针对肝纤维化的发病机理，根据中医辨证论治的特点，将西医的微观辨病与中医的宏观辨证相结合，找准中西医理论对肝纤维化认识的结合点，深入对肝纤维化的中医病机治法进行研究，从而可以探索一条有效的治疗途径。

　　　　　　　本文发表在《中国医药学报》2001 年第 3 期。

# 论肝纤维化的中医治疗

肝纤维化是各种慢性肝病的共同病理学基础，是发展至肝硬化的必经阶段，因此，在其尚未发展到肝硬化前，及早阻断和逆转肝纤维化，是防治肝炎后肝硬化的关键。国内外肝病工作者均十分重视肝纤维化的研究。在西医学方面，对肝纤维化发病机理的研究已趋明朗，但对肝纤维化的治疗，尚缺乏理想的方法，迄今为止尚无特效药，所以目前不少学者均把希望寄托在中医药方面。近年来，中医药治疗肝纤维化研究比较活跃，前景广阔，但如何深入探索论治规律，提高临床疗效，仍是值得我们研究的重要课题。本文根据笔者临床研究，从病机着手，辨证与辨病结合，探索乙肝后肝纤维化治疗方法。

## 一、探究病机多法联用

肝纤维化的常见病因有肝炎病毒、血吸虫、酒精等。在我国以肝炎病毒，尤其是乙肝后引起肝纤维化的为多见。尽管这些不同病因导致肝病的发病机理不同，但肝纤维化发生的共同途径均是肝星状细胞（HSC），即贮脂细胞（FSC）的激活，转化为肌成纤维细胞，由于肌成纤维细胞的增殖、合成、分泌大量细胞外间质（ECM），降解减少，沉积增加而导致肝纤维化。中医学虽然没有"肝纤维化"之名，但据其病理变化及临床表现，可归属于

"胁痛""癥积"等范畴。《黄帝内经》关于积证病机的描述，与肝纤维化的病理较为吻合。如《灵枢·百病始生》认为，病邪侵袭人体，加之内伤忧怒，或饮食起居不节等原因，导致"温气不行，凝血蕴里而不散，津液涩渗，著而不去，而积皆成矣"。就拿乙肝后肝纤维化来说，从中医学角度看，由于疫毒入肝，羁留不去，渐致肝、脾、肾等功能失调，气、血、津液搏结，使得经脉壅滞不通，以致阳气不能畅行，引起血凝在里不能消散，津液的输注也发生涩滞，终致痰瘀沉积，肝络瘀阻成癥。因此，"凝血蕴里""津液涩渗"是形成肝纤维化的病机。

从以上可见，肝纤维化的形成过程，是复杂的病理变化过程，加之不同的病程阶段，不同的个体差异，其演变过程更是错综复杂，需要多角度、全方位加以辨证分析。

## 二、以法统方综合治疗

临床研究表明，慢性乙肝，包括慢性迁延性肝炎（慢迁肝）和慢性活动性肝炎（慢活肝）患者中普遍存在程度不同的肝纤维化病变，同时，即使是那些乙肝病毒携带者，亦有发生肝纤维化病变的情况。对于前者，可以根据病史、症状、体征，结合实验室检查，进行辨证论治，不难确定治法；然而对于后者，以及各种早期肝纤维化患者，往往无证可辨。这就尤其需要结合现代科学的理化检测，做出正确的病情诊断，将"宏观"辨证与"微观"辨病结合起来。在"凝血蕴里"和"津液涩渗"这个总病机指导下，笔者确立治法，以法统方，综合治疗，多能取效，常用的有以下5种治法。

**1. 调肝理脾，活血渗湿法**

处方：柴胡、白芍、当归、黄芪、炮山甲、茯苓、丹参、淫羊藿、鸡内金。

本法适用于肝郁脾虚、痰瘀内阻之证，多用于乙肝后早期肝纤维化患者，或无谷丙转氨酶波动史的乙肝病毒携带者。由于疫毒内伏于肝，渐致肝失疏泄，脾失健运。肝郁气滞，则血行不畅，脾虚湿聚，则痰浊内停，以致痰瘀阻塞肝络。证见右胁痛或胁腹胀痛，心情抑郁或烦躁，纳食减少，大便溏薄，舌苔淡黄而腻，舌边暗紫，脉弦或弦细涩。实验室检查，血清肝纤维化指标透明质酸（HA）和Ⅲ型前胶原（PCⅢ）呈轻度增高。处方由逍遥散加减，调肝和脾，使气行血畅，脾运湿渗，而痰瘀不化自解，达到抗肝纤维化的作用。

**2. 益气凉血，化瘀渗湿法**

处方：太子参、北沙参、生地黄、赤芍、牡丹皮、丹参、炙鳖甲、水红花子、山慈菇、土鳖虫、玄参、紫草。

本法针对气阴两虚、瘀热互结之证而设，多用于早、中期肝纤维化患者。肝藏血，体阴而用阳，疫毒入肝，久伏血分，化热伤津，血中阴液被耗，阴虚又致内热，阴血日亏，渐致气阴两虚。气虚则血行无力，阴虚则血行稠滞不畅，以致"凝血蕴里"，瘀热互结。症见神疲乏力，右胁隐痛，手足心热，或午后潮热，或齿衄、鼻衄，面部血丝，舌质暗红或舌边有瘀点，舌下静脉瘀紫。实验室检查，血清肝纤维化指标 HA、PCⅢ多轻、中度升高，肝功能谷丙转氨酶常长期轻度升高，白球蛋白比例异常。处方由犀角地黄汤合一贯煎加减，以益气养阴、凉血解毒、活血渗湿。

本方标本兼治，"扶正祛瘀"，以达阻断及逆转肝纤维化的作用。

**3. 温肾益精，活血渗湿法**

处方：生黄芪、菟丝子、巴戟天、紫河车、淫羊藿、丹参、赤芍、鳖甲、山慈菇、土鳖虫、炮山甲、水红花子、茯苓。

本法适用于肝肾两亏、肝络瘀阻之证。肝肾同源，由于疫毒入肝，久羁血分，伤阴耗血，久则及肾，损耗肾中精气，以致肝肾不足，元气渐虚，阴阳亏损，导致"温气不行，凝血蕴里而不散，津液涩渗，著而不去"，肝络瘀阻成癥。正如《医宗必读·积聚》所说："积之成也，正气不足而后邪气踞之。"症见腰膝酸软，神疲乏力，头晕健忘，或右胁刺痛，面色晦暗，舌质暗紫或质淡，舌下静脉瘀紫，脉弦细（尺部弱）。血清肝纤维化指标测定，HA、PCⅢ呈中重度升高。本证多见于中期肝纤维化患者或肝硬化者。方由温肾益精、活血渗湿、解毒散结三方面药物组成，可使五脏精气充盈，肝之津血生化复常，以收扶正祛邪之功。同时，根据前人"治积当先养正，养正则积自除"的道理，此法亦用于早期肝纤维化而无明显症状者。

**4. 温补脾肾，活血渗湿法**

处方：党参、白术、炮附子、补骨脂、生黄芪、桂枝、茯苓、桃仁、丹参、赤芍、炮山甲、炙鳖甲、茯苓等。

本法适用于脾肾阳虚、瘀血阻络之证。慢性乙肝过程中，初起以肝郁脾虚多见，渐致肝脾俱损，继则累及于肾，脾肾久病则耗气伤阳而成脾肾阳虚。脾肾阳气不足，肝虚失养益甚，津液代谢失常，以致痰瘀内阻，肝体瘀积成癥。证见畏寒神疲，腰膝或下腹冷痛，食欲不振，大便溏薄，小便量少，或见下肢浮肿，舌质淡胖，舌下静脉瘀紫，脉象沉迟或沉细涩。血清肝纤维化指标测定，HA、PCⅢ呈中重度升高，肝功能白球蛋白比例异常。本证多见于慢性乙肝出现肝脾肿大或肝硬化患者。方由附子理中汤合桂枝茯苓丸等加减而成，以奏健脾温肾、活血行湿之功，使阳气畅行，痰瘀化解，达到治疗目的。

**5. 益肾调肝，活血渗湿法**

处方：生黄芪、菟丝子、巴戟天、炙鳖甲、柴胡、赤芍、白芍、丹参、炮山甲、水红花子、茯苓、山慈菇、三七。

以本法为专方专药法，是根据前述"凝血蕴里""津液涩滞"这个总病机及肝的生理、病理特点而设。凡查有肝纤维化而无明显寒、热征象或明显湿热内阻征象者，均适用。肾为先天之本，肾阳、肾阴为人体阳气、阴精的根本，且肝肾同源，故补肾可以调控肝的功能。此亦养正除积之大法。方中黄芪配菟丝子、巴戟天补益肾中精气。鳖甲滋养肝肾之阴，合山慈菇软坚散结解毒。柴胡、白芍调肝；丹参、赤芍、穿山甲、三七活血化瘀。尤其穿山甲，性善走窜，内达脏腑经络，能活血化瘀，消癥积，通经脉，《医学衷中参西录》谓"其走窜之性，无微不至……凡血凝血聚为病，皆能开之"。水红花子、茯苓活血利湿。全方组合，切中病机。

## 三、结语

以上 5 法，临证可视病情变化，交替使用或结合使用。益肾调肝、活血渗湿法为乙肝后肝纤维化治疗的基本方法，临床以本法为基础，随症化裁，多能取效。根据文献资料，检测血清 HA

和 PCⅢ水平，可作为目前判断肝病患者肝纤维化程度、早期肝硬化、动态观察和考核药物抗肝纤维化疗效及判断预后的非创伤性指标。笔者临床观察与其一致，结合此项检测，可提高辨证施治的准确性，以往抗肝纤维化多以活血化瘀软坚为主，似欠全面。根据现代医学的病理和中医学的病机结合起来考虑，将传统的宏观辨证与现代科学的微观辨病结合起来，针对肝纤维化发病机理，探寻病机，根据其病因、病理变化及其发展规律进行多环节的系统的综合治疗，才能提高疗效。

本文发表在《中国医药学报》1998 年第 3 期。

# 肝纤维化的证治规律研究

中医药抗肝纤维化的研究已展示出了广阔的前景，深入对肝纤维化证治规律的研究是提高临床疗效的重要环节。笔者根据临床观察和实验研究，探索肝纤维化演变过程中常见的证候特点及其基本治法。

## 一、隐匿证（痰湿瘀血阻络证）

本证是指内在微观病理改变而宏观症、证尚未显现者。肝纤维化形成的过程，是复杂的病理变化过程，不同的病理阶段，不同的个体差异，其证候的形成，往往处于"渐变"状态，因而从内在微观病理改变，到外表症状、体征的出现亦是从无到有，从少到多，从不典型到典型，直到证候显现，其间有隐匿过程，出现无证可辨的局面，需从微观辨证获得信息。

对策：从辨病着手，辨识其中医病机，推断其证候类型，然后选择能够改变其病理变化的中医药方法，进行综合治疗。

### 1. 辨病识机

根据西医学对肝纤维化发病机理及发展规律的认识，运用中医理论和方法，探索其中医病机，明确病因、病性、病位、邪正关系等情况。

（1）假设：西医学研究认为，肝纤维化的主要发病机理是肝组织中胶原合成与降解失衡所致的细胞外基质（ECM）大量沉积。其中医实质是，肝之津血凝聚，导致"痰湿""瘀血"沉积，肝络瘀阻成癥所致。活血渗湿的中药具有抑制肝纤维化胶原合成并促进其降解的作用。

（2）假设依据：肝纤维化是指各种病因引起的，肝细胞发生坏死及炎症刺激时，肝脏内纤维结缔组织异常增生的病理过程，是向肝硬化发展的必经阶段。西医学研究认为，肝纤维化的发病机理主要是肝星状细（HSC）激活，形成并分泌大量的 ECM，降解减少，沉积增多。中医学虽然没有肝纤维化一词，但考察临床与文献，同纤维结缔组织增生有关的疾病，多具有中医所说的"瘀血""癥积"的特征，可以认为肝纤维化属"积证"范畴。《灵枢·百病始生》认为，病邪侵袭人体，加之内伤忧怒，或饮食起居不节等原因，导致"温气不行，凝血蕴里而不散，津液涩渗，著而不去，而积皆成矣"。如"湿热疫毒""蛊毒"等外邪侵入肝脏，或酒食所伤，经久不愈，渐致肝、脾、肾等功能失调，气、血、津液搏结，使得经脉壅滞不通，以至阳气不能畅行，引起血凝在里不能消散，津液的输注也发生涩滞，终致痰湿瘀血沉积，肝络瘀阻成癥。

综上所述，"凝血蕴里""津液涩渗"，导致肝之津血凝聚，痰瘀内阻，是肝纤维化"证未显现"阶段的总病机。痰、瘀既属病理产物，又是致病因素，二者形成恶性循环，久则正气亏虚，积证难消。

**2. 识机论证**

通过辨识肝纤维化的中医病机，确定治法，筛选方药，进行实验验证，然后"以方类证"，即辨病 – 识机 – 论证。

（1）实验验证：①首先针对"凝血蕴里""津液涩渗"这一总病机确定相应的治法，筛选出具有活血渗湿、化痰散结等作用的"活血渗湿方"。经长期临床观察，本方对降低肝纤维化血清学指标透明质酸（HA）、Ⅲ型前胶原（PCⅢ）、Ⅳ型胶原（Ⅳ-C）、层连蛋白（LN）等效果显著，对肝功能亦有较明显改善。②本课题组采用经典的肝纤维化大鼠模型对活血渗湿方抗肝纤维化的疗效及作用机理进行动物实验研究，以 SDA 批准的抗肝纤维化新药复方鳖甲软肝片和 γ-干扰素做对照，通过观察血清学、常规病理学检查及免疫组织化学等多种指标的变化，证实活血渗湿方具有显著的抗肝纤维化作用，其疗效与 γ-干扰素和复方鳖甲软肝片相似，其作用机制可能为抑制肝星状细胞的活性。

（2）结论：实验结果反证了肝纤维化"证未显现"阶段存在"痰湿瘀血沉积"的中医病机，以方（活血渗湿方）类证为痰湿瘀血阻络证。

### 3. 治疗方法

本病的治疗方法是活血渗湿，化痰散结。

## 二、肝郁脾虚，痰瘀内阻证

本证有轻度慢性乙型肝炎表现。肝纤维化的血清学指标HA、PCⅢ、Ⅳ-C、LN 轻度升高。B 超检查表现为肝实质回声增粗，肝脏表面欠光滑。组织病理学检查可见汇管区、汇管区周围纤维化或小叶内纤维瘢痕。

### 1. 临床表现

右胁胀痛，脘痞腹胀，善太息，情志抑郁或烦躁，纳食减少，四肢倦怠，大便溏薄，舌苔淡黄而腻，舌边暗紫，舌下静脉轻度瘀紫，脉弦或弦细涩。主症：①右胁胀痛。②腹胀便溏。③舌苔淡黄而腻，舌边紫暗或舌下有瘀。次症：①抑郁烦躁。②身倦乏力。③脉弦或弦细涩。

**2. 辨证要求**

在辨病前提下，具备主症①②③者，即属本证；具备主症①②及次症②③者，即属本证；具备主症②③及次症①者，即属本证。

**3. 治疗方法**

本证的治疗方法是调肝理脾，活血渗湿。

## 三、气阴两虚，瘀热互结证

本证有中度慢性乙型肝炎表现。肝纤维化的血清学指标HA、PCⅢ、Ⅳ-C、LN轻中度升高。B超检查表现为肝实质回声增强，肝脏表现不光滑，肝脏和／或脾脏轻度肿大。组织病理学检示纤维间隔形成，但小叶结构大部分仍保留。

**1. 临床表现**

右胁隐痛，神疲乏力，手足心热，或午后潮热，面部丝状红缕，舌质红，边紫或有瘀点，舌下静脉瘀紫，脉细数无力。主症：①右胁隐痛。②神疲乏力。③舌质红，边紫。次症：①手足心热或午后潮热。②面部丝状红缕。③脉细数无力。

**2. 辨证要求**

在辨病前提下，具备主症①②③者，即属本证；具备主症①③及次症③者，即属本证；具备主症①及次症②③者，即属本证；具备主症①②及次症①②者，即属本证。

**3. 治疗方法**

本证的治疗方法是益气凉血，化瘀散结。

# 四、肝肾两亏，瘀血内阻证

本证有中度或重度慢性乙型肝炎表现。肝纤维化的血清学指标 HA、PCIII、Ⅳ-C、LN 中重度升高，HA 在正常值的 4 ～ 5 倍左右。B 超检查表现为肝实回声不均、增强、增粗，肝脏表面不光滑，边缘变钝，肝脏、脾脏可增大。组织病理学检查示大量纤维间隔，分隔并破坏肝小叶，小叶结构紊乱，部分患者可出现门静脉高压。此证型的病理亦可见肝实质广泛破坏，弥漫性纤维增生，假小叶形成等早期肝硬化表现。

**1. 临床表现**

腰膝酸软，神疲乏力，头晕健忘，或右胁刺痛，面色晦暗，舌暗紫或质淡红，边有紫线或瘀点、瘀斑，舌下静脉瘀紫，脉弦细，尺部弱。主症：①腰膝酸软。②头晕健忘。③舌暗紫或质淡红，边有紫线。次症：①右胁疼痛。②面色晦暗。③脉弦细，尺部弱。

**2. 辨证要求**

在辨病前提下，具备主症①②③者，即属本证；具备主症①②③三项中任一项及次症①③者，即属本证；具备主症①②③三项中任一项及次症②③两项者，即属本证。

**3. 治疗方法**

本证的治疗方法是温肾益精，化瘀散结。

## 五、湿热内蕴，肝血瘀阻证

本证多见于慢性乙型黄疸型肝炎或淤胆型肝炎。肝纤维化的血清学指标 HA、PCⅢ、Ⅳ-C、LN 中重度升高，HA 在正常值的 3～5 倍。B 超检查表现为肝实质回声分布不均、增强、增粗，肝脏表面不光滑，边缘变钝，常有明显肝肿大。组织病理学检查示大量纤维间隔形成，肝小叶被破坏，亦可见弥漫性纤维增生，假小叶形成等早期肝硬化表现。

**1. 临床表现**

黄疸较深，经久不退，或面色晦黄而肢体黄色鲜明，自觉症状较轻，皮肤瘙痒，或右胁胀痛，口咽干燥，或口黏口苦。小便深黄，大便色浅或灰白，舌质暗红，舌下瘀紫，苔薄黄腻或苔少，脉弦数或弦实有力。主症：①黄疸较深，经久不退。②皮肤瘙痒。③舌质暗红，舌下瘀紫。次症：①右胁胀痛。②小便深黄。③大便色浅或灰白。

**2. 辨证要求**

在辨病前提下，具备主症①②③者，即属本证；具备主症①③及次症三项中的两项者，即属本证。

**3. 治疗方法**

本证的治疗方法是清泄利胆，化瘀解毒。

本文发表在《浙江中医学院学报》2004 年第 4 期。

# 肝纤维化的治疗研究

肝纤维化是各种慢性肝病的共同病理学基础，是发展至肝硬化的必经阶段，也是肝脏病变缠绵难愈甚至恶变的主要原因。因此，在尚未发展到肝硬化之前，及早阻断和逆转肝纤维化，是防治肝炎后肝硬化的关键，也是治愈大多数难治性肝病的关键。以往认为，人的肝脏一旦发生了肝纤维化或肝硬化，是不可逆转的，但近年来基于肝脏超微结构的研究及分子生物技术的应用，对肝纤维化、肝硬化的发生机制有了新的认识和进一步的阐明，国外有学者明确提出肝硬化完全可以发生逆转。近10年来，越来越多的学者对肝纤维化的防治产生了浓厚的兴趣，中西医治疗肝纤维化的研究获得了可喜的成就，展示出人类将控制肝纤维化的广阔前景。

## 一、肝纤维化的西医治疗研究

### 1. 肝纤维化治疗的综合性措施

病因治疗研究认为，临床上各种损肝因素所致的肝损伤引起肝细胞坏死及炎症刺激时，肝脏内胶原蛋白、蛋白多糖、黏连蛋白等多种细胞基质的过度沉积，都可导致肝内纤维结缔组织的异常增生形成肝纤维化。这一过程是否呈进行性进展与致肝损伤的因素是否持续活动或发展有关，如果清除了致病因素，肝损伤的病变活动停止，那么绝大多数肝纤维化将会自愈。过去对肝纤维化的治疗研究，曾大多集中在祛除致病因素来达到治疗目的。随着医学分子生物技术的迅速发展和应用，近年来的研究发现，尽管不同病因致肝病的发病机理不同，肝纤维化发生的最终共同途径均是肝星状细胞（HSC），即贮脂细胞（FSC）的激活、转化为肌成纤维细胞，其自分泌作用使已去除原发病因的肝病患者的肝纤维化仍可延续。因此，控制、阻断和逆转肝纤维化显得十分重要。目前临床上，越来越多的学者提出，肝纤维化的治疗应采取综合性措施，尽可能把病因学治疗和抗肝纤维化治疗等方法结合起来。

**2. 药物治疗研究**

现代医学对肝纤维化发病机理的研究已趋明朗，在各种损肝因素作用下，HSC 激活、增殖，合成并分泌大量的细胞外基质（ECM），降解减少，沉积增多，则肝纤维化形成。而 ECM 的主要成分是胶原，因此肝纤维化可以被认为是胶原合成与降解的失衡所致，这是一个涉及多种不同水平调节的非常复杂的过程。因此，针对不同水平的调节因素以及纤维组织生成和降解的机理，抗肝纤维化药物可以从不同环节抑制其形成或促进其降解。这方面的治疗研究，以实验研究较为活跃，临床研究常见的药物有 γ-干扰素（γ-IFN）、秋水仙碱和马洛替酯等。

早在 20 世纪 80 年代初，国外动物实验证实，马洛替酯可以减轻肝脏炎症及纤维化，阻止肝脏胶原的合成和堆积。马洛替酯抑制肝纤维化的机理可能与其护肝作用、抑制肝脏的炎症反应、减少炎症细胞分泌的激活胶原合成因子、调节肝组织纤维母细胞增殖迁移等有关。随后，因马洛替酯Ⅱ期临床发现严重副作用而终止了研究。

在促进胶原降解方面，此类药物主要通过促进胶原酶的合成，增加其活性从而达到促进胶原分解的目的。前列腺素$E_2$、干扰素、秋水仙碱等，都可以诱导胶原酶的合成，但多数尚在实验阶段。临床上秋水仙碱最具代表性。早在1977年Kershenobich和Rojkind首先采用随机、双盲对照实验的方法，治疗肝硬化100例，随访14年显示，秋水仙碱能显著提高肝硬化患者的生存率。此项研究虽表明秋水仙碱为治疗肝硬化的有效药物，但后来不少学者进行重复实验，并未获得相同结果。目前认为，秋水仙碱能通过破坏HSC的微管系统，抑制前胶原的分泌，达到减少ECM沉积的作用，但其临床治疗的确切疗效仍有待于进一步验证。

目前研究较多的是γ-IFN。干扰素（IFN）具有广谱抗病毒、抗肿瘤及免疫调节功能。目前认为γ-IFN具有明显的抗肝纤维化作用。早在80年代，有学者在实验中发现γ-IFN可以减少培养中的纤维母细胞Ⅰ、Ⅱ、Ⅲ型前胶原mRNA水平，从而抑制胶原的合成。1991年，国外学者Castilla等应用γ-IFN治疗慢性丙肝8例，1年后有6例肝组织内转化生长因子β（TGFβ-1）的mRNA和血清P-Ⅲ-P血清ALT均降至正常水平。在国内，浙江大学医学院传染病研究所先后通过大鼠实验和对慢性肝炎患者使用γ-IFN治疗后的初步临床试验认为，γ-IFN具有较好的抗肝纤维化作用。目前，一般认为γ-IFN可通过抑制肝纤维化过程中HSC激活、增生和分泌ECM而达到抗肝纤维化的效果。尤其对慢性肝炎后肝纤维化，γ-IFN 既能针对病因治疗，又能对症治疗。但 γ-IFN 费用昂贵，疗程较长，临床所见有一定的副作用，目前尚未能在临床推广实施。

此外，基因疗法亦有研究。肝纤维化的基因治疗，在理论上是将外源性 DNA，通过细胞吞噬作用，或无致病活力的病毒载体感染肝细胞等方式引入肝细胞内，抑制宿主细胞胶原纤维或其他基质（如纤维连接素等）基因表达，从而达到治疗肝纤维化的目的。基因治疗的主要问题是技术复杂，尚在实验阶段，距人体应用尚有相当长的一段距离。

## 二、肝纤维化的中医治疗研究

中医学虽然没有肝纤维化一词，但考察临床与文献，同纤维结缔组织增生有关的疾病，多具有中医所说的"瘀血""癥瘕痞块"的特征，属"血瘀证"范畴。如清代喻嘉言说："不病之人，凡有癥瘕积块、痞块，即是胀病之根，日积月累，腹大如箕，是名单腹胀。"显然，"不病之人"即属肝纤维化或早期肝硬化阶段，发展至"腹大如箕"，已是肝硬化腹水了。西医学研究已阐明血瘀的本质是纤维结缔组织的增生与变性，以及微循环障碍。所以肝纤维化传统上的治法是活血化瘀、软坚消癥。

笔者研究认为，《黄帝内经》关于积证病机的描述，与肝纤维化的病理较为吻合。如《灵枢·百病始生》认为，病邪侵袭人体，加之内伤忧怒，或饮食起居不节等原因，导致"温气不行，凝血蕴里而不散，津液涩渗，著而不去，而积皆成矣"。凡"湿热疫毒""蛊毒"等外邪侵入肝脏，或酒食所伤，经久不愈，渐致肝、脾、肾等功能失调。气、血、津液搏结，使得经脉壅滞不通，以致阳气不能畅行，引起血凝在里不能消散，津液的输注也发生涩滞，终致痰湿、瘀血沉积，肝络瘀阻成癥。因此，"痰湿""瘀血"是形成肝纤维化病机的关键，活血渗湿法为其根本治法。

（一）单味中药治疗研究

在已报道的中医药抗肝纤维化研究中，发现了许多大有希望的药物。这些研究主要集中在活血化瘀和扶正补虚两大类，但实验研究较深入，临床应用较初步。如丹参、桃仁、当归、莪术、三七、赤芍等活血化瘀类，黄芪、茯苓、冬虫夏草、巴戟天、肉苁蓉、枸杞子、鳖甲等补气益肾药。

近年来的实验和临床研究表明，单味丹参治疗肝病及防治肝纤维化确有明显效果。有报道采用丹参注射液或丹参煎剂对实验性肝纤维组织增生有治疗和预防作用，尤其对慢性肝炎发展为肝硬化有预防和治疗价值，临床上应用丹参治疗各型肝病、肝纤维化，具有保肝降酶、软缩肿大的肝脾及抗肝纤维化等作用。同时，实验证明丹参具有抗氧化作用，能清除具有细胞毒性的自由基，促进已形成的肝胶原纤维降解和重吸收。

桃仁是一味很有希望的抗肝纤维化药物，其提取药苦杏仁苷能提高肝脏血流量，提高肝组织胶原酶的活性，促进肝内胶原分解代谢及降低肝组织胶原含量等，抗肝纤维化作用比较广泛，对多种类型胶原基质成分的降解均有显效。同时研究证明，桃仁对动物实验和临床治疗血吸虫病性肝纤维化均有效。

冬虫夏草的主要功能是补肺肾、益精气。朱家璇报道冬虫夏草的实验性治疗有预防肝纤维化作用，能抑制Ⅰ、Ⅲ型胶原在肝脏内的沉积，并可使已形成的胶原重新溶解和吸收。刘成等用该药治疗肝炎后肝硬化的研究表明，该药通过提高机体免疫功能，保护肝细胞等作用而间接抑制肝纤维化的发生和发展。

黄芪的主要功能是补气，利水。马红等观察黄芪对动物模型肝纤维化的治疗作用，结果显示，黄芪可使大鼠肝纤维化程度及超微结构的病理改变明显减轻，减少总胶原及Ⅰ、Ⅲ、Ⅴ型胶原在肝内的沉积。茯苓的主要功能为渗湿利水，健脾补中。尹镭等用茯苓治疗实验性肝硬化，结果发现茯苓有促进肝内胶原降解的作用，其机制可能与其活化肝内肝巨噬细胞，增强肝巨噬细胞功能，诱导并促进胶原酶的产生有关。泽兰能活血利水。研究结果表明，泽兰（水提液）有抗肝纤维化和防治肝硬化的作用。

此外，在有效单体研究方面，早在20世纪70年代，有学者在中医药防治肝炎、肝硬化的研究中观察到，甜瓜蒂提取物葫芦素B能有效控制肝细胞变性、坏死，抑制胶原纤维的增生。近年来又报道了汉防己甲素抗肝纤维化的实验与临床研究，表明汉防己甲素能明显抑制离体大鼠肝细胞贮脂细胞DNA及胶原合成，汉防己甲素对肝硬化患者血清HA、PⅢP的影响疗效明显，同时在预防肝纤维化方面汉防己甲素可能有着广阔的前景。

（二）复方中药的治疗研究

中药复方抗肝纤维化的研究，围绕活血化瘀、益气活血、疏肝健脾、补肾养肝、软坚散结、清热利湿等多种疗法。如北京王宝恩教授等的861方及上海刘平教授等的扶正化瘀391方研究较多，效较好。总之临床治疗，多在注重活血化瘀的同时，兼顾祛邪扶正、健脾补肾等方法，目前已发展到辨病与辨证结合，采取多法联用、综合治疗的方法，取得了满意的效果。

**1. 活血化瘀法**

活血化瘀法是治疗肝纤维化的基本方法。早在 70 年代就有活血化瘀药物对肝纤维母细胞胶原合成有抑制作用的报道。王宝恩应用由丹参、鸡血藤等组成的活血化瘀复方对多种因素诱导的大鼠纤维化模型进行了实验研究，证明该方可使大鼠肝组织中网状纤维、结缔组织增生及沉积受到抑制，并可减轻其肝细胞损伤。近年来，他们又依据活血化瘀、养血柔肝原则组成 861 冲剂，进行了抗肝纤维化的临床和实验研究，表明其抗肝纤维化作用比较广泛。宋家武等对桃红四物汤研究表明，其能抑制 I、III 型胶原的形成和沉积。有学者用桃仁水蛭煎剂治疗日本血吸虫性肝纤维化，结果本方证明能有效促进肝纤维的降解和吸收。此外，选用活血化瘀药与鳖甲、夏枯草、海藻、山慈菇等具有软坚散结作用的中药组成活血软坚散结方的抗肝纤维化作用亦得到了证实。

**2. 疏肝健脾法**

日本汉方界对小柴胡汤治疗实验性肝纤维化进行了较为深入的研究，并与大柴胡汤做比较，表明小柴胡汤有抗肝细胞的炎症坏死和抑制纤维化作用，小柴胡汤对肝纤维化的治疗更有利。国内对疏肝健脾法的治疗研究报道较多，如疏肝健脾活血法（用柴胡、白芍、枳壳、甘草、黄芪、白术、鳖甲、赤芍、丹参组成基本方）治疗乙型肝炎肝纤维化有较好的临床疗效，肝纤维化程度得到很大缓解。

**3. 益气活血法**

有报道用黄芪、丹参、赤芍等组成益气活血剂对实验性肝纤维化的防治效果进行观察，结果表明，此剂不仅具有活血剂的抗纤维化作用，并增强了保肝、抗肝纤维化的作用。金树根等用益气养阴、活血化瘀两法组成柔肝抗纤方治疗多种慢性肝病，发现该药能使稳定型早期肝硬化患者症状、肝生化指标等均明显改善，HA 水平降低，肝纤维化程度减轻。

**4. 补肾养阴法**

用补肾方（熟地黄、巴戟天、淫羊藿）和养阴方（北沙参、麦冬、黄精）对实验性肝纤维化进行治疗研究，结果提示补肾组、养阴组均有抗肝纤维化作用，且前者优于后者，其机理在于保护肝细胞、抑制炎症反应及胶原合成，促进胶原分解。

**5. 清热利湿法**

研究发现，肝胆湿热与肝内淤胆、肝细胞变性坏死及炎症细胞浸润有关，由于湿热久蕴，湿从热化，继则先伤肝阴，久则耗伤肾阴，所以治疗上应重视清热利湿的应用。于世瀛等用柴胡、龙胆草、茵陈等组成清热利湿方治疗实验性肝纤维化，结果表明该方有保护肝细胞、抑制胶原合成、加速其降解、预防和治疗肝纤维化的作用。

**6. 活血渗湿法**

笔者认为"凝血蕴里""津液涩渗"，导致痰湿、瘀血沉积，是形成肝纤维化的病机。从病机着手确定相应的治法，根据治法筛选出具有活血渗湿、化痰散结等作用的活血渗湿方（穿山甲、山慈菇、水红花子、茯苓等），经临床研究证实，本方对降低血清肝纤维化指标 HA、PCⅢ的疗效显著，初步动物实验结果显示，活血渗湿方治疗组的抗肝纤维化程度优于对照组，有显著差异。

此外，有些传统的中成药，如大黄䗪虫丸、乌鸡白凤丸、三七片、桂枝茯苓丸、鳖甲煎丸等，确有一定的抗肝纤维化和改善临床症状的作用。

综上所述，现代医学对肝纤维化发病机理的研究已趋明朗，对抗肝纤维化药物的研究比较活跃，但尚无突破性进展。中医药抗肝纤维化的研究，已展示出广阔前景，从对活血化瘀药、方的研究，到根据辨病与辨证结合筛选方、药的临床与实验研究是一大发展。笔者认为，中医药抗肝纤维化的研究，应深入对肝纤维化中医病机、治法的研究，找准中西医理论在抗肝纤维化认识上的结合点，才能拓展研究思路，可望取得肝纤维化治疗的突破性进展。

本文发表在《浙江中医学院学报》2001 年第 2 期。

# 肝纤维化的中医实质研究

现代医学对肝纤维化发病机理的研究已经明朗，肝星状细胞（HSC）激活、增殖，合成并分泌大量的细胞外基质（ECM），降解减少，沉积增多，则肝纤维化形成。而 ECM 的主要成分是胶原，因此肝纤维化的形成主要是由于胶原的合成、沉积与降解失衡所致。这是一个涉及多种不同水平调节的非常复杂的病理过程。西医学对肝纤维化的治疗，亦是针对不同水平的调节因素以及纤维组织生成和降解的机理，从不同环节抑制其形成或促进其降解。因此，搞清肝纤维化的中医实质是提高中医药抗肝纤维化疗效的前提。

## 一、立论依据

同纤维结缔组织增生有关的疾病，多具有中医学的"瘀血""癥积"的特征。中医学虽然没有"肝纤维化"的病名，但是根据其临床表现，可归属于中医学"积证"的范畴，临床多见于"胁痛""积聚""鼓胀""黄疸"等病证中。《灵枢·五邪》记载："邪在肝，则两胁中痛。"《证治汇补·胁痛》对"胁痛"的病因也有一定的论述，"因暴怒伤触，悲哀气结，饮食过度，风冷外侵，跌仆伤形……或痰积流注，或瘀血相搏，皆能为痛"，认识到胁痛的病因多由于气结、血瘀、饮食、跌仆、痰结及内伤所致。清代喻嘉言说"不病之人，凡有癥瘕积块、痞块，即是胀病之根。日积月累，腹大如箕，是名单腹胀"，很显然这里的"不病之人"，即属肝纤维化或早期肝硬化而无明显的自觉症状阶段，发展至"腹大如箕"，已是肝硬化腹水了。《灵枢·百病始生》认为，病邪侵袭人体，加之内伤忧怒，或饮食起居不节等原因，导致人体"温气不行，凝血蕴里而不散，津液涩渗，著而不去，而积皆成矣"。如"湿热疫毒""蛊毒"等外邪侵入肝脏，或酒食所伤，经久不愈，渐致肝、脾、肾等功能失调，气、血、津液搏结，使得经脉壅滞不通，以致阳气不能畅行，引起血凝在里不能消散，津液的输注也发生涩滞，终致痰湿、瘀血沉积，肝络瘀阻成癥所致。脏腑津液在病理状态下"涩渗"，涩于络中则为"瘀"，涩于络外则为"湿"，湿聚成"痰"。由此可知，津液凝聚，导致痰瘀内阻。"痰瘀"既是病理产物，又是致病因素。二者形成恶性循环，久则正气亏虚，积证难消。而血瘀、痰湿、正虚的形成，及其对脏腑功能的影响，涉及气血阴阳等不同环节的功能失调。因此，"凝血蕴里""津液涩渗"，是形成肝纤维化的中医病机实质。临床上，我们针对这一总病机，确定了相应的治法，提出了"活血渗湿法"为治疗肝纤维化的基本治法，筛选出了由穿山甲、山慈菇、水红花子、茯苓等中药组成的活血渗湿法代表方——活血渗湿方。经长期临床观察本方具有显著降低血清肝纤维化指标（HA、P-Ⅲ-P等）和改善肝功能等作用，具有显著的抗实验性肝纤维化作用。

## 二、实验研究

为进一步验证，活血渗湿法抗肝纤维化的疗效，我们进行了如下实验以观察针对肝纤维化"痰湿、瘀血"病机组方的活血渗湿方对实验性肝纤维化胶原纤维增生的影响。

（一）材料和方法

**1. 实验动物**

清洁级 SD 大鼠 59 只，雌雄各半，体重 200g ± 20g，由浙江中医学院实验动物中心提供，普通级饲养条件，自由饮水，预养 10 天后进入实验阶段。随机抽取 39 只用于制作肝纤维化模型，20 只作为正常对照。将四氯化碳与橄榄油按 4 : 6 配成 40% 油剂，按 0.3mL/100g 剂量皮下注射，2 次 / 周，8 周后中度肝纤维化形成，并在治疗期间继续使用四氯化碳维持。按实验动物肝纤维化组织学Ⅵ级标准进行肝纤维化程度评判。

**2. 分组与给药**

将以上肝纤维化模型大鼠（共 39 只）随机分成 6 组［活血渗湿方治疗组、γ–干扰素（γ–IFN）阳性对照组、模型组］，另设正常对照组 20 只，连续用药 3 个月（12 周）。实验剂量按照实验动物研究"等效剂量"的计算方法（50kg 体重的人 /200g 体重的大鼠转换系数 r=0.021）计算活血渗湿方等效剂量，确定剂量如下。活血渗湿方治疗组：活血渗湿方复方煎液按 10g/kg 生药量灌胃。γ–IFN 阳性组：γ–IFN 20 万 U/kg 体重肌注。模型组和正常对照组：均以生理盐水加 1/ 只灌胃。以上各组给药均为 1 次 / 天。药物来源：活血渗湿方水煎浓缩剂由"浙江中医学院中医门诊部"制备，用自动煎药机煎出药液并浓缩成浓缩剂，含生药量 6g/mL；γ–IFN，100 万 U/ 支，上海克隆生物高技术有限公司制造（批号：970521）。

**3. 血清透明质酸的测定**

以放射免疫法测定透明质酸，其试剂盒购自海军上海医学研究所。病理学检查及肝纤维化分级：行常规 HE 染色与苦味酸 – 天狼红染色对照，判定炎症和纤维化程度并记分，根据肝脏胶原纤维增生的程度，将肝纤维化分为 6 级，其中，Ⅳ级为早期肝硬化，Ⅴ～Ⅵ级为典型的肝硬化。氨银 –Masson 网织纤维染色采用"氨银 – 渡边改良法"进行。

**4. 统计方法**

实验结果输入计算机，用 SPSS 8.0 统计软件进行统计学分析。

（二）结果

**1. 活血渗湿方对血清透明质酸的影响**

正常组大鼠 HA 水平与模型组比较有显著性差异（$P<0.05$）；模型组血清 HA 水平与各治疗组之间比较均有显著性差异（$P<0.05$）；但活血渗湿方治疗组与 γ-IFN 治疗组之间比较无统计学意义（$P>0.05$），见表 1。

表 1　血清透明质酸（HA）检测情况

| 分　组 | 例数（只） | HA（ng/mL） |
|---|---|---|
| 正常组 | 20 | 421.51 ± 166.25 [△] |
| 模型组 | 10 | 866.73 ± 289.73 [*#] |
| 治疗组 | 15 | 415.71 ± 137.16 [* △] |
| γ-IFN 组 | 14 | 305.35 ± 111.65 [* △] |

注：* 与正常组比较，P<0.05；△ 与模型组比较，P<0.05；# 与 γ-IFN 治疗组比较，P<0.05。

### 2. 活血渗湿方对病理学及肝纤维化分级的影响

常规 HE 染色病理学检查可见，正常组大鼠肝小叶结构清晰，肝细胞多为单核，肝板呈条索状，围绕中央静脉呈放射状排列；天狼红染色显示小叶间和汇管区基本无胶原纤维分布，仅在中央静脉及肝窦内有轻微的胶原纤维分布，在偏光显微镜下基本不见红黄及绿色的胶原纤维；在氨银 –Masson 网织纤维染色下可见肝组织窦周间隙内有轻微的网织纤维着色，网织纤维成分总体较少。模型组大鼠 HE 染色中可见大量肝细胞脂肪变性存在，呈空泡状，另有水样变性及气球样变，近 90% 标本可见散在的不同程度的坏死肝细胞，在汇管区和小叶间有大量炎症细胞浸润，正常肝小叶结构遭到破坏；天狼红染色下可见汇管区和小叶间有大量粗大增生的胶原纤维，组织切片中有大量假小叶形成，并且以小圆形为主，偏光显微镜下区分可见红黄色成分居多，主要为 Ⅰ 型胶原；在氨银 –Masson 网织纤维染色切片上可见肝组织被分隔成为大小不等的假小叶，遍布大方形或小圆形假小叶，肝组织内满布绿色的网织纤维，在汇管区及纤维间隔内尤其明显，在窦周间隙内有明显的网织纤维着色，网织纤维成分显著增多。在活血渗湿方治疗组标本中，可见肝细胞炎症不显著，但肝组织内可见不同程度的炎症细胞浸润，变性坏死以脂肪变性为主，可见少量脂肪变性空泡；在天狼红染色下可见肝组织胶原纤维增生不明显，一般仅局限于汇管区。γ –IFN 治疗组镜下观察基本与活血渗湿方治疗组相近。各组肝纤维化情况见表 2。

**表 2　各组肝纤维化分级情况**

| 分　组 | 例数（只） | 肝纤维化分级 | | | | | | |
|---|---|---|---|---|---|---|---|---|
| | | 0 | I | II | III | IV | V | VI |
| 正常组 | 20 | 20 | 0 | 0 | 0 | 0 | 0 | 0 |
| 模型组 | 10 | 0 | 0 | 0 | 0 | 1 | 2 | 7 |
| 治疗组 | 15 | 0 | 1 | 0 | 2 | 5 | 4 | 3 |
| γ-IFN 组 | 14 | 0 | 1 | 2 | 1 | 4 | 2 | 4 |

注：进行 $\chi^2$ 检验，各治疗组与模型组比较，$P<0.05$；活血渗湿方治疗组与 γ-IFN 治疗组比较，$P>0.05$。

## （三）讨论

肝纤维化是一个动态过程，其中医病机亦是一个动态演变过程。尽管不同病因致肝病的发病机理不同，肝纤维化不同阶段表现的中医病机有异，但形成肝纤维化的途径，均是肝之津血凝聚，导致"痰湿""瘀血"沉积，肝络瘀阻成癥。本实验结果亦表明，活血渗湿方能使肝纤维化大鼠血清透明质酸降低，各型胶原表达减少，并能降低肝纤维化分级评分，提示活血渗湿方对实验性肝纤维化具有治疗作用，且疗效与 γ-IFN 相似。同时，免疫组织化学法检测血小板衍生生长因子（PDGF）和转化生长因子（TGF-β）、组织金属蛋白酶抑制因子（TIMP-1）等的表达，也证明了活血渗湿方抗肝纤维化的作用，并提示是通过干预胶原生成与降解多个方面而起作用。因此，可以推断，肝纤维化的中医实质，是肝之津血凝聚，"痰湿""瘀血"沉积，正气亏虚，肝络瘀阻。

本文为 2004 年浙江省中医学会肝病学术研讨会上的报告。

# 论肝气虚

　　肝气，即肝之脏气，是肝进行生理功能活动的物质基础和动力。肝气充沛，则肝的各种功能活动正常。若肝气不足，则肝的各种功能皆见减退，出现肝气虚的病变。有关肝气虚证，早在《黄帝内经》就有论述，如《素问·上古天真论》："丈夫……七八，肝气衰，筋不能动。"《灵枢·本神》："肝藏血，血舍魂，肝气虚则恐。"然而后世对肝气虚的论述较少，一般认为，"肝体阴而用阳"，肝的病理特点是"肝阴肝血常不足，肝气肝阳常有余"。在明清医家中，有医家将"肝气郁滞证"简称为"肝气"，久而久之，"肝气"成了病证名，更易与肝的脏气相混淆。肝以血为体，以气为用，病理情况下，既有肝体不足的血虚，亦有肝用不及的气虚，肝气虚证普遍存在，应当引起临床重视。现举例论证如下。

## 一、肝气亏虚，不能任劳

　　《素问·六节藏象论》说"肝者，罢极之本"，说明肝具有耐受和解除疲劳的作用。肝的这种功能，依靠肝脏的精气发挥濡养作用。如《素问·经脉别论》所说："食气入胃，散精于肝，淫气于筋。"譬如，老年人，由于肝的气血衰少，筋脉失养，不能任受劳累，不易恢复；而青年人，肝气足，肝血旺，筋脉活动强健，能任受劳累，容易恢复。同时，肝主疏泄，肝气亏虚，疏泄无力，常见肝失疏泄的各种病证。例如，临床常见一些中年"女强人"，工作之余，即感神疲乏力，提不起精神，平时容易烦躁，胸胁胀闷或少腹胀痛，纳、便无殊。这是因为人到中年，元气始衰，加之社会、心理压力，劳逸失调，肝气渐耗所致。此类患者，若单用补气药，效不明显，若单用疏肝药，亦常难奏效，若在补气的同时，结合疏肝、柔肝的方法，则能取得较好疗效。再如，常见慢性乙肝患者，凡主诉神疲乏力，伴有意志消沉，或情绪不宁，以及肝经所过部位出现气滞不舒症状的，按肝气虚论治，每多取效。可见，肝气虚与疲劳有着内在关系。

## 二、肝气虚弱，血失归藏

肝藏血，肝气有收摄血液、防止出血的功能。如《丹溪心法·头眩》说："吐衄崩漏，肝家不能收摄荣气，使诸血失道妄行。"若肝气虚弱，收摄无力，临床可见吐血、衄血、月经过多等出血症状，以及慢性肝病中常见的肝掌、蜘蛛痣、皮肤瘀点、瘀斑等血瘀症状。笔者曾遇一女性患者，确诊为肝硬化已2年，近年来不时鼻衄，久治不已。来诊时，鼻衄较频繁，有时量较多，望诊所见面部红丝赤缕，颈部有蜘蛛痣，肝掌明显，四肢见有青紫块，有时面部烘热，舌质暗红，似属阴虚内热衄血无误，可前医予以柔肝凉血止血法，效不明显，鼻衄依然。通过仔细询问，患者有神疲乏力，意志消沉，右胁不适感，知其肝气已虚，肝不藏血，气阴两虚，随拟益气调肝为主，重用黄芪30g，配柴胡、白芍、郁金以调理肝气，服药1周，鼻衄基本已止。调理半月，鼻衄即愈。此外，临床上一些少女经行量多如崩，属功能性子宫出血，从补益肝气着手治疗而愈的并不少见。肝气不足可引起肝藏血功能失常，导致各种出血。

## 三、肝气虚衰，心神失养

肝主疏泄，心主神志，疏泄有度，则心神安藏。若肝气不足，疏泄无力，则血气不和，心神失养。肝气升发无力，则谋虑、决断无能，遇事忧郁、不快，或烦躁不安，甚则惊恐。诚如《诸病源候论》所说："肝气不足……善悲恐，如人将捕之。"心藏神，情志活动虽为心神所统摄，但离不开肝气的调节作用。肝气虚弱，疏泄功能减退，则肝气郁结，心情抑郁，稍受刺激就会抑郁难解，同时出现神疲乏力，意志消沉，多疑善感，失眠多梦等症。在治疗上，若单用养心宁神、疏肝解郁的方法，常难取效，而用补气加疏肝养心法，疗效显著。

## 四、肝气虚弱，肾失封藏

肝与肾在生理病理上密切联系，互相影响。如在性生理方面，肝主疏泄，肾主封藏，男子之精闭藏于肾，疏泄于肝，肝肾协调则藏泄有度。诚如朱丹溪在《格致余论》中所说："主闭藏者肾也，司疏泄者肝也。"若肝气虚弱，疏泄不及，可见滑精、早泄等肾失封藏症状。在水液代谢方面，肾主水液气化，肝气疏泄有利于水液输布。若肝肾气虚，疏泄与气化无力，膀胱失约，可致小便频数清长或夜尿频多等肾气不固证。《素问·上古天真论》说，"丈夫……七八，肝气衰……八八，天癸竭精少，肾脏衰"，说明肝脏精气盛衰与肾脏精气虚衰有着内在联系。肝肾气虚，以致肾失封藏固摄能力，可出现肾气不固证与肝气虚证并见。临床所见，凡单纯肾气不固而出现性功能及泌尿方面症状的，用补肾法收效甚佳，若同时存在肝气虚的，则收效甚微，而补肾与益气调肝法同用，诸症日趋向愈。例如，一老年妇女，60岁，夜尿频多，每晚多则 7～8 次，伴有腰酸，听力减退，遂予金匮肾气丸，服药 1 周，夜尿频多无明显改善，细问病史，知其性格内向，稍不如意，耿耿于怀，且感乏力，容易烦躁，遂改用益气疏肝方，同时吞服金匮肾气丸，服药 1 周，夜尿明显减少，每晚 2～3 次，续服 1 个月而愈。又如一男性患者，46 岁，滑精、早泄年余，久治未已，或补肾壮阳，或滋肾固摄，均收效甚少，笔者据其商务困扰，精神疲倦，夜多惊梦，右胁时痛，纳食无殊等表现，诊其为肝气虚弱，久郁及肾，以致肾气不固，治以补益肝气、益肾固摄。处方：生黄芪 30g，柴胡 12g，生白芍 15g，枸杞子 15g，郁金 12g，石菖蒲 9g，龙齿 30g，菟丝子 20g，巴戟天 20g，炙龟甲 30g，五味子 9g，白术 9g。调治 2 个月而愈。

肝气虚可以出现泌尿生殖方面的症状，这在张锡纯《医学衷中参西录》中亦有记载。如张氏用升肝舒郁汤"治妇女阴挺，亦治肝气虚弱，郁结不舒"，认为肝主筋，肝脉络阴器，肝又为肾行气，其病因为肝气虚弱、郁而下陷所致。故其方中以黄芪与柴胡、川芎并用，补肝气以舒肝郁；当归与乳香、没药并用，养肝体以调肝用，达到治疗目的。

## 五、结语

随着心身医学的兴起，新的生物－心理－社会医学模式的建立，心理、社会等因素致病越来越受到重视。笔者认为，肝气虚的病因，以七情内伤，劳累过度，或肝病用药不当等耗伤肝气为多见；以神疲乏力，精神不振，心情抑郁或容易烦躁，多梦易惊，胸胁不适，脉虚为主症；肝气虚多见于脏腑兼病中，与不同脏腑兼病而表现为不同兼症，须仔细审辨。

本文发表在《浙江中医学院学报》1999 年第 3 期。

# 试论五脏以肝为贵

五脏之中，以肝为贵的学术思想，始见于《素问·阴阳类论》："春甲乙青，中主肝，治七十二日，是脉之主时，臣以其脏最贵。"即肝在五行属木，应时为春，一年 360 日，五行之气各旺 72 日，故肝之春时 72 日，为一年之首，取类比象，说明一年万物之生有赖于春，而一身脏气之生有赖于肝，肝藏生发之气，所以五脏以肝为最贵。

那么，五脏贵肝，贵在何方？最根本的是体现在肝主疏泄、调畅全身气机、调节内脏功能的作用。下面从肝对诸脏腑的生理、病理影响，看五脏以肝为贵的实际意义。

## 一、肝与心

肝的疏泄功能是调畅气机、推动血液运行的重要环节。肝主藏血，心主行血，肝血充足，贮调相宜，则心有所主；肝主疏泄，心主神志，疏泄有度，则心神安藏。心藏神与心主血又密切相关。因此，肝的生理病理对心的影响，主要表现在血液运行和精神活动两个方面。

### 1. 肝气郁结致心气郁滞

肝主藏血，能调节心气以运行血液，若七情所伤致肝失条达，或肝的阴血亏虚致肝木失柔而致肝气郁结，久则产生一系列病理变化，引起心的气血阴阳失调，痰、火、热、瘀等病理产物阻扰心窍，以致气血运行障碍，神不安藏，脉律异常。证见心悸善惊，心胸烦闷，夜寐不宁，妇女经前烦躁易怒，早搏增多，心电图检查多频发室性早搏。如临床常见一些快速型心律失常患者，久治不已，细究病机，属肝气郁结导致心气郁滞者，予以四逆散合开心散（《备急千金要方》）、甘麦大枣汤、百合地黄汤等加减，以调肝舒郁，宣通心气，达到养心复脉的作用，疗效甚佳。

**2. 肝气冲逆致心脉瘀阻**

《灵枢·厥病》指出："厥心痛，色苍苍如死状，终日不得太息，肝心痛也。"这里的肝心痛，是肝气冲逆，上乘于心，气滞心脉，气机郁滞，导致心脏脉络血流不畅，心脉痹阻不通，不通则痛。因逆在肝，痛在心，故称肝心痛，治当抑肝疏气、和血止痛。又如《素问·经脉别论》所说的"痹心"证，由于心气素虚，肝气厥逆上扰于心，而致心绞痛，冷汗出。究其心痛病机，亦由肝气冲逆致心脉瘀阻所致。临床所见一些冠心病患者，心气（阳）本虚，常因情绪激动或剧烈的精神刺激而诱发心绞痛，治以血府逐瘀汤加减，以抑肝养心，调气活血化瘀。

**3. 肝气虚衰致心神失养**

肝气，即肝之脏气，是肝进行生理功能活动的物质基础和动力。若肝气不足，疏泄无力，则血气不和，心神失养；肝气升发无力，则谋虑、决断无能，遇事忧郁、不快，或烦躁不安，甚则惊恐。诚如《诸病源候论》所说："肝气不足……善悲恐，如人将捕之。"心藏神，情志活动虽为心神所统摄，但离不开肝气的调节作用。肝气虚，疏泄功能减退，心情忧郁，稍受刺激就会抑郁难解。同时出现神疲乏力，意志消沉，多疑善感，失眠多梦等症。在治疗上，若单用养心宁神方药，常难取效，而用补气加疏肝、养心法，疗效显著。笔者自拟黄芪四逆散（即四逆散加黄芪合甘麦大枣汤加减而成），重用黄芪，治疗肝气虚引起的情志诸病，常使患者大有"豁然开朗"之感。临床证明，肝气虚可导致心气不足，心神失养。

**4. 肝移热于心致心神被扰**

《素问·气厥论》指出"肝移热于心，则死"，讲的是肝热冲心危证。考之以临床，如重症肝炎，由于湿热疫毒炽盛，继则瘟邪逆传心包，出现高热神昏谵语等肝热冲扰心神危症，亦是肝的病理影响及心的明证。

## 二、肝与肺

肝主疏泄，调畅气机，对人体气机上下升降起着重要的调节作用。肝主升，肺主降，肝气的升发有助于肺气的肃降，升降协调，则能调畅全身气机。肝主疏泄，肺主治节，疏泄正常，则治节有度。因此，肝的疏泄功能，对气的升降出入的平衡协调起着调节作用。所以，肝的生理病理对肺的影响，主要表现在气机的升降方面。

**1. 肝气上逆冲肺发为肝喘**

《素问·经脉别论》说："有所坠恐，喘出于肝。"此言因堕坠而惊恐伤肝，肝气冲肺，肺失肃降，肺气上逆发为喘病。因肝气上冲而致喘，所以说喘出于肝。此条极具临床意义。例如，曾有一老妇，探亲途中，多年准备的礼品被窃一空，惊悲交加，痛哭三天三夜，随发哮喘。其证诚如《医学入门》所说："惊忧气郁，郁郁闷闷，引息鼻张气喘，呼吸急促而无痰声。"前医久治无效，遂按"喘出于肝"论治，投以四磨饮加味，行气疏肝、降逆平喘而告愈。笔者还曾遇一青年女工，因月经期受到剧烈的精神刺激而发为喘病，此后每逢月经来潮喘病即发作。发则胸膈烦闷，上气喘急，夜不安寐，已历年余。前医曾用逍遥散法无效，遂拟四磨饮合越鞠丸、实薤白桂枝汤加减，以行气疏肝、宽胸散结、降逆平喘而收功。

**2. 肝火犯肺致咳逆上气**

肝性升发，肺主肃降，升降相配，则气机调畅。肝气升发太过，气火上逆，火灼肺金，出现咳嗽阵作，甚则咯血，胸胁灼痛，急躁易怒等症。本证多由情志郁结，或热邪蕴结肝经，郁而化火，气火循经犯肺，肺失清肃，气机上逆所致。《素问·咳论》说，"肝咳之状，咳则两胁下痛，甚则不可以转，转则两胁下满"，指出肝气冲逆犯肺可引起咳嗽。临床所见咳嗽胸痛，痛引两胁为其特征。常见一些慢性肝炎、肝硬化患者，由于肝阴耗损日久，虚火上炎，以致肺失清润肃降，证见胸胁隐痛，咳嗽气急，甚则痰中带血，口干咽燥，舌红有裂纹，脉弦细数等，亦是肝病及肺的表现。

## 三、肝与脾（胃）

肝的疏泄功能是脾胃气机升降协调的重要条件。肝主疏泄，调畅脾气，并分泌胆汁，促进脾胃运化，即《素问·宝命全形论》所说的"土得木而达"。同时，肝主藏血，脾主生血统血，肝藏血功能正常，有助于脾统摄血液。因此，肝的生理病理对脾（胃）的影响，主要表现在消化吸收功能和血液生化运行两个方面。

**1. 肝郁脾虚而成痛泻**

肝气郁结，横逆犯脾，脾失健运，以致肝脾不调。肝失疏泄，脾气不升则泄泻，气机郁滞则腹痛，常见精神抑郁或烦躁，腹痛腹泻，脉弦等证。如过敏性结肠炎患者多见此证。

此外，肝气乘脾尚可引起多种病变。如《金匮要略·妇人妊娠病脉证并治》说"妇人怀妊，腹中疗痛，当归芍药散主之"，讲的是妊娠期间肝郁脾虚致血亏湿阻的腹痛证治，用当归芍药散调肝和脾、养血利湿。又如《金匮要略·妇人产后病脉证治》说"产后腹痛，烦满不得卧，枳实芍药散主之"，讲的是产后肝气犯脾、气滞血瘀的腹痛，用枳实芍药散抑肝疏气、和脾止痛。再如《伤寒论》108条说"伤寒腹满谵语，寸口脉浮而紧，此肝乘脾也，名曰纵，刺期门"，讲的是肝气盛横逆犯脾胃，引起腹满谵语等症。

肝郁脾虚是慢性肝病常见的病理变化。如慢性乙肝，由于疫毒内伏于肝，渐致肝失疏泄，脾失健运。床常见患者精神抑郁，胁腹胀痛，食后脘痞，大便溏薄，脉弦细等肝郁脾虚症状，经肝纤维化血清学检测，此型慢性乙肝常伴有早期肝纤维化情况。究其病机，因肝郁气滞则血行不畅，脾虚湿聚则痰浊内停，以致痰瘀阻塞肝络而成。由此可知，肝病及脾导致肝脾同病，继则可以及肾，可见肝脾同病将对五脏的病理产生深刻的影响。

### 2. 肝胃不和而致呕逆

肝气郁结，横逆犯胃，胃失和降，常见脘胁胀痛，嗳气，呃逆，呕吐等症。若暴怒伤肝，气血逆乱，肝不藏血，胃气上逆，则见呕血，正如《素问·举痛论》所说："怒则气逆，甚则呕血及飧泄。"

## 四、肝与肾

肝藏血，肾藏精，精血互化，"肝肾同源"，盛则同盛，损则俱损。肝主疏泄，肾主封藏，肝的疏泄能调节性生理。因此，肝的生理病理对肾的影响，主要表现在肝肾阴阳的协调平衡和生殖功能方面的病变。

### 1. 肝病及肾致肝肾俱损

肝肾阴阳息息相通，相互制约，协调平衡，病理上也常相互影响。就肝对肾的影响来说，肝阴不足，可导致肾阴亏虚；肝火内炽也可下劫肾阴，终致肝肾阴虚。久则肝肾精血亏耗，阴损及阳。以慢性乙肝为例，临床所见，凡肝病虚损，多以肝肾阴虚为先，继则阴损及阳，肝肾气阴两虚，终致阴阳离决，肝肾功能衰竭；或初起肝郁脾虚，渐致肝脾俱损，继则累及于肾。这是慢性乙肝演变过程中正气虚衰常见的病理基础。

### 2. 肝失疏泄致肾失封藏

男子之精闭藏于肾，疏泄于肝，肝肾协调则藏泄有度。诚如朱丹溪在《格致余论》中所说："主闭藏者肾也，司疏泄者肝也。"若疏泄异常，则见滑精早泄，或阳强不泄等男子性功能障碍。

### 3. 肝气盛逆致溲便难

《灵枢·杂病》说，"心痛引小腹满，上下无常处，溲便难，刺足厥阴"，讲的是肝气冲逆上下出现心痛及溲便困难等症。肾开窍于二阴，尿液的排泄有赖于肾的气化作用，由于肝气盛逆及肾，气化失调而小便不利。

## 五、结语

综上所述，《黄帝内经》关于五脏以肝为贵的思想确有实际意义。肝主疏泄，对内脏功能正常化有调节作用，值得深入研究。同时，对脏腑病证的治疗，可以拓展思路，譬如肝病可从治脾着手，肺病可从治肝着手，或诸脏同治以提高疗效。

本文发表在《中国医药学报》1999 年第 3 期。

# 中篇

## 临床实录

　　本篇筛选、整理了 20 多年来，笔者运用辨病求本论治的思路方法，治疗慢性乙肝的有代表性的资料完整的病例 35 例。其中治疗慢性乙肝、乙肝三系大三阳转为小三阳、乙肝病毒 DNA 转阴（低于检测限）、肝功能恢复正常的 16 例，慢性乙肝、乙肝三系小三阳、乙肝病毒 DNA 转阴、肝功能恢复正常的病例 16 例，以及肝硬化常见类型，如肝硬化脾肿大、门静脉高压及肝硬化腹水等 3 例。每个病例分病史提要、治疗经过、按语等三部分。对病例进行了客观记录，理性分析，便于阅读。

# 慢性乙肝大三阳病例选

## 病例一　李男生病例

### 【病史提要】

李男生，18岁，浙江杭州市萧山长安人。自幼检得乙肝三系大三阳。2008年出现肝功能轻度异常，未做任何治疗。近2009年6月以来，肝功能中谷丙转氨酶（ALT）明显升高，自诉曾在某处服中药治疗1个月，病情未见好转。2009年7月初诊时，在浙大医学院附一医院检验，乙肝三系大三阳，乙肝病毒DNA（HBV-DNA）1.32E+08U/mL，肝功能ALT 188U/L，要求服中药治疗。予清泄解毒、滋肾柔肝法组方，连服10个月，随着肝功能正常，大三阳转为小三阳，HBV-DNA载量逐渐下降，直至转阴（低于检测限），继续巩固性治疗2个月，随访6个月，未见反跳现象。

### 【治疗经过】

2009年7月18日初诊：慢性乙肝，乙肝三系大三阳，HBV-DNA 1.38E+08U/mL，肝功能ALT 188U/L，谷草转氨酶（AST）53U/L，谷氨酰转肽酶（GGT）114U/L。胃纳尚可，舌淡红，苔薄腻，脉象细弦。方药如下：

| 茵陈 30g | 藿香 10g | 黄芩 15g | 连翘 30g |
| 黄连 9g | 黄柏 12g | 生山栀 12g | 制大黄 9g |
| 广金钱草 30g | 垂盆草 30g | 金银花 30g | 虎杖 20g |
| 半枝莲 30g | 枸杞子 15g | 女贞子 15g | 菟丝子 12g |
| 铁皮石斛 6g | 白蔻仁 9g | 姜半夏 10g | |

2009 年 8 月 2 日二诊：7 月 18 日方连服 2 周，自觉无明显不适，随症略行加减续服 2 周。

2009 年 8 月 15 日三诊：8 月 2 日方连服 14 剂，昨日检肝功能 GGT 89U/L，余项均正常，食欲欠振，舌淡红，苔薄腻，脉弦细。方药如下：

| 茵陈 30g | 藿香 10g | 黄芩 15g | 制大黄 9g |
| 贯众 12g | 土茯苓 30g | 广金钱草 30g | 金银花 30g |
| 虎杖 20g | 半枝莲 30g | 枸杞子 30g | 女贞子 30g |
| 菟丝子 30g | 小蓟 30g | 北沙参 15g | 茜草 30g |
| 连翘 30g | 白花蛇舌草 30g | 香茶菜 15g | 炙鸡内金 18g |
| 铁皮石斛 12g | | | |

2010 年 5 月 21 日十二诊：第三诊以来每月复诊一次，均按 2009 年 8 月 15 日方随症略行加减，连服 3 个月。2009 年 11 月 23 日复查，乙肝三系大三阳已转为小三阳，HBV–DNA 1.72E+06U/mL，已趋下降，肝功能各项指标均正常，原方随症略做加减，继续服药近 2 个月。2010 年 1 月 18 日复查，大三阳转小三阳后稳定，HBV–DNA 2.56E+04U/mL，仍宗原法续服 4 个月。5 月 17 日复查，HBV–DNA 已转阴（低于检测限）。仍宗原法续服，以资巩固。方药如下：

| | | | |
|---|---|---|---|
| 茵陈 15g | 藿香 10g | 黄芩 15g | 贯众 12g |
| 制大黄 9g | 土茯苓 30g | 金银花 30g | 虎杖 20g |
| 半枝莲 30g | 枸杞子 30g | 女贞子 30g | 菟丝子 30g |
| 小蓟 30g | 旱莲草 20g | 鸡骨草 30g | 丹参 15g |
| 赤芍 15g | 香茶菜 15g | 白蔻仁 10g | 炙鸡内金 18g |

如无不适，可连服 2 个月。

**按语：** 本例慢性乙肝活动期，肝功能 ALT 明显升高。现代肝脏病的病理表明，病毒性肝炎时，多有不同程度的肝内胆汁淤积存在，据此可知，肝胆湿热仍是此阶段病机的重要环节。由于湿热疫毒久郁，邪正抗争较剧，治当祛邪为重，药用甘露消毒丹合茵陈蒿汤、黄连解毒汤加减，清泄解毒；加用铁皮石斛、枸杞子、女贞子等滋肾柔肝，扶正祛邪，有利于肝细胞良性修复，各项化验指标随之正常。倘若单纯伐肝泻火，则肝体易于受伤，邪毒势必稽留，导致病情缠绵难愈。因此"伐肝必兼滋水"，肝体得柔，则邪毒易于清除。从免疫学角度来讲，此法既能抑制过亢的病理性免疫反应，又不至于抑制过度，损伤免疫功能，不利于病毒的清除。

# 病例二　夏女士病例

## 【病史提要】

夏女士，31 岁，外省来杭做小生意，住杭州火车东站新丰村。2002 年发现乙肝三系大三阳，肝功能一直正常。2004 年 11 月 29 日体检时发现肝功能 ALT 高达 375U/L。于 2004 年 12 月 2

日来诊，要求中药治疗，予清泄解毒、凉血活血法组方，连服 5
个月，肝功能正常，大三阳转为小三阳。随后调整方药，在原法
基础上加强补益肝肾的方法，连续服药近 5 个月，HBV–DNA 转
阴，大三阳转小三阳后稳定，肝功能正常稳定。后又继续巩固性
治疗 1 个月，证情稳好。

**【治疗经过】**

2004 年 12 月 2 日初诊：慢性乙肝，乙肝三系大三阳，
HBV–DNA 2.1E+07U/mL，肝功能 ALT 375U/L，AST 232U/L。心
情烦躁，舌红苔薄腻，舌下有瘀，脉弦细，拟调肝清泄、凉血活
血解毒法。方药如下：

| | | | |
|---|---|---|---|
| 柴胡 12g | 生白芍 15g | 炒枳实 12g | 茵陈 30g |
| 山栀 12g | 生大黄 10g | 黄柏 12g | 白花蛇舌草 30g |
| 蒲公英 30g | 板蓝根 30g | 丹参 30g | 赤芍 30g |
| 黄芩 15g | 白茅根 30g | 广金钱草 30g | 土茯苓 30g |
| 垂盆草 30g | | | |

另吞服西黄丸每次 3g，每日一次。

2005 年 5 月 12 日十诊：初诊以来每 2 周复诊 1 次，每次都
按初诊方随症略做加减，连服 5 个月。昨检乙肝三系大三阳已转
为小三阳，肝功能正常，舌淡红，苔薄腻，舌下有瘀，脉细弦，
原法加减。方药如下：

| | | | |
|---|---|---|---|
| 柴胡 12g | 生白芍 15g | 炒枳实 15g | 太子参 15g |
| 苍术 15g | 猪苓 15g | 茯苓 15g | 生薏苡仁 30g |
| 淫羊藿 15g | 菟丝子 20g | 旱莲草 20g | 丹参 30g |
| 赤芍 30g | 叶下珠 15g | 水飞蓟 15g | 板蓝根 30g |

紫花地丁 30g　　贯众 15g　　　虎杖 20g　　　　姜半夏 10g

2005 年 7 月 7 日十二诊：第十诊以来每月复诊 1 次，每次均按 2005 年 5 月 12 日方随症略做加减连服近 2 个月。昨检乙肝三系大三阳转小三阳后稳定，肝功能稳好，HBV-DNA 1.0E+06U/mL，下降不明显。调整方药如下：

柴胡 12g　　　　生白芍 15g　　当归 15g　　　炒枳实 15g

菟丝子 20g　　　淫羊藿 15g　　山茱萸 10g　　巴戟天 20g

旱莲草 20g　　　平盖灵芝 10g　丹参 30g　　　赤芍 30g

叶下珠 15g　　　水飞蓟 15g　　贯众 15g　　　虎杖 20g

白花蛇舌草 30g　六月雪 15g

2005 年 10 月 20 日十五诊：第十二诊以来每月复诊 1 次，每次均按 2005 年 7 月 7 日方随症略做加减，共服两个半月。2005 年 9 月 27 日复查，HBV-DNA 已转阴（低于检测限），乙肝三系小三阳，肝功能正常。自觉畏寒，舌苔薄，脉细弦，调整方药以巩固性治疗。

生黄芪 30g　　　党参 15g　　　白术 15g　　　茯苓 15g

猪苓 15g　　　　柴胡 12g　　　生白芍 15g　　当归 15g

枳实 15g　　　　淫羊藿 15g　　菟丝子 20g　　巴戟天 20g

丹参 20g　　　　赤芍 20g　　　叶下珠 15g　　水飞蓟 15g

贯众 15g　　　　虎杖 20g　　　平盖灵芝 10g

继服 14 剂。

**按语：**本例乙肝急性发作，乙肝三系大三阳，病毒复制活跃，ALT、AST 较高，其病机特点为湿热毒瘀内郁，邪正抗争剧烈，急宜清泄解毒、凉血活血，采用具有免疫抑制作用的中药组方，以抑制亢进的免疫反应，有利于降酶及乙肝病毒 DNA 转阴。治疗中随着肝功能正常，大三阳转为小三阳后，及时调整方药，继续祛邪的同时，兼以调补脾肾、柔养肝体，达到增强免疫与抑制免疫相结合，使 HBV-DNA 较快转阴。此类患者需要长期观察，谨防复发。

# 病例三　张先生病例

## 【病史提要】

张先生，25 岁，浙江浦江县城某单位职工。张先生 5 岁时发现乙肝三系大三阳，肝功能正常。19 岁进大学读书时曾检乙肝病毒 DNA10$^8$U/mL，未做正规治疗，直到 2012 年 6 月 30 日工作 2 年后，乙肝病发，在当地县人民医院住院治疗 21 天，病情缓解出院。出院时，肝功能 ALT 42U/L，AST 152U/L，GGT 60U/L，乙肝三系大三阳，HBV-DNA 4.13E+07U/mL，出院后在家服当地土草药 2 个星期，肝功能 ALT 等各项指标明显升高而不降，遂来杭州我处就诊，要求服中药治疗。给服中药 10 剂后，ALT 略有下降，而 AST 却成倍升高，遂调整方药再服 10 剂，肝功能好转，根据化验情况调整方药，随症略做加减，连服 2 个月，肝功能 ALT 等几项主要指标下降快要正常时，不巧出差在外，停服中药 2 周，加之劳累等原因，各项指标又突然大幅度升高，ALT 高达 729 U/L。遂调整治法，改变方药，服药 10 剂，各项异常增高的指标均明显下降，随症略做加减，连续服药 8 个月余，随着肝功能正常、稳定，乙肝三系大三阳转为小三阳，遂改用补托法，服药不到 2 个月，HBV–DNA 转阴（低于检测限），总疗程 1 年。宗原法以巩固性治疗 6 个月，并隔月复查 1 次肝功能、HBV–DNA 及乙肝三系，均正常、稳定，未见复发。

**【治疗经过】**

2012 年 8 月 11 日初诊：乙肝三系大三阳，HBV–DNA 4.13E+07U/mL，肝功能 ALT 262U/L，AST 299U/L，GGT 91U/L，总胆汁酸（TBA）22.2 μ mol/L。舌暗红，苔薄黄，脉细。拟调肝利胆、凉血活血解毒法。方药如下：

| | | | |
|---|---|---|---|
| 柴胡 12g | 生白芍 20g | 郁金 15g | 茵陈 30g |
| 生山栀 12g | 制大黄 10g | 金钱草 30g | 土茯苓 30g |
| 垂盆草 30g | 水牛角 30g | 赤芍 20g | 丹参 20g |
| 黄芩 15g | 北沙参 15g | 枸杞子 20g | 茜草 30g |
| 连翘 30g | 黄连 9g | 黄柏 12g | 姜半夏 10g |

2012 年 8 月 21 日二诊：8 月 11 日方服 9 剂复查，肝功能 ALT 247U/L，AST 升到 755U/L，GGT 180U/L，胃纳可，大便稀溏，舌暗红，苔薄黄，脉细。调整方药如下：

| | | | |
|---|---|---|---|
| 柴胡 12g | 生白芍 20g | 郁金 20g | 太子参 9g |
| 炒白术 10g | 茯苓 15g | 薏苡仁 30g | 茵陈 30g |
| 金钱草 15g | 垂盆草 30g | 水牛角 30g | 赤芍 30g |
| 丹参 30g | 黄芩 15g | 黄连 9g | 北沙参 15g |
| 枸杞子 20g | 茜草 30g | 连翘 30g | 白花蛇舌草 30g |

另吞服西黄丸 3g，每日 1 次。

2012 年 8 月 26 日三诊：8 月 21 日方服 5 剂，于今日复查，肝功能 AST 降到 473 U/L，ALT 升到 693 U/L，GGT 192U/L，

TBA 63μmol/L，原方去太子参、白术、茯苓、薏苡仁，加金银花 30g，虎杖 20g，紫花地丁 20g，另吞服西黄丸每次 3g，每日 2次，服 5 剂。

2012 年 8 月 31 日四诊：复查肝功能 ALT 降到 311 U/L，AST 289 U/L，GGT 169 U/L，TBA 已正常。原方续服。

2012 年 11 月 3 日五诊：8 月 31 日方患者自行连服 40 剂，在当地复查肝功能已趋好转，尚未正常。此后因故停药二周，加之出差旅途劳累，昨检肝功能 ALT 升高到 729 U/L，AST 483U/L，总胆红素（TBIL）32.9μmol/L，TBA 62.6μmol/L，胃纳可，大便溏薄，舌暗红，苔薄黄，脉细。拟清泄解毒、凉血活血法。方药如下：

| | | | |
|---|---|---|---|
| 茵陈 30g | 生山栀 12g | 生大黄 9g | 厚朴 10g |
| 土茯苓 30g | 广金钱草 15g | 黄连 9g | 黄芩 15g |
| 黄柏 12g | 藿香 10g | 白蔻仁 10g | 滑石 30g |
| 三叶青 15g | 叶下珠 15g | 垂盆草 30g | 丹参 15g |
| 赤芍 20g | 姜半夏 10g | | |

另吞服五灵丸每次 9g，每日 3 次。

2012 年 11 月 8 日六诊：复查肝功能 ALT 下降到 255U/L，AST 390U/L，GGT 上升为 229U/L，原方去藿香、滑石、五灵丸，加半枝莲、半边莲各 15g，铁皮石斛 6g，西黄丸 3g 每日吞服 1次，连服 12 剂。

2012 年 11 月 23 日七诊：复查肝功能 ALT 降到 94U/L，AST 273U/L，TBIL 已正常，GGT 251U/L，TBA 51μmol/L，调整方药以 8 月 21 日方为基本方略做加减，连服 1 个月。

2012年12月24日八诊：昨检ALT 88U/L，AST 154U/L，GGT 205U/L，下降幅度缓慢，调整方药如下：

| | | | |
|---|---|---|---|
| 柴胡 12g | 生白芍 20g | 郁金 20g | 茵陈 30g |
| 土茯苓 30g | 水牛角 30g | 赤芍 30g | 丹参 30g |
| 黄芩 15g | 北沙参 15g | 枸杞子 20g | 茜草 30g |
| 连翘 30g | 黄连 9g | 金银花 20g | 虎杖 20g |
| 蒲公英 30g | 半枝莲 30g | 木瓜 10g | 泽兰 15g |

2013年1月15日九诊：2012年12月24日方连服20剂，复查肝功能TBA已正常，其他各项指标已明显下降。原方去黄连，加铁皮石斛6g，叶下珠30g，桃仁10g。

2013年4月2日十诊：上方连服45剂，4月1日复查肝功能正常，乙肝三系大三阳已转为小三阳，HBV-DNA降到2.65E+04U/mL，原方略做加减续服2周，以观肝功能稳定情况。

2013年4月23日十一诊：昨检肝功能稳好，近日常觉胃胀，大便不成形，舌暗红，苔薄白，脉细。拟托里透邪法。方药如下：

| | | | |
|---|---|---|---|
| 黄芪 15g | 党参 15g | 炒白术 15g | 干姜 5g |
| 甘草 5g | 炒枳壳 12g | 白芍 15g | 柴胡 10g |
| 枸杞子 20g | 女贞子 15g | 菟丝子 20g | 金银花 20g |
| 虎杖 20g | 水飞蓟 20g | 红花 12g | 桃仁 12g |
| 茵陈 15g | 土茯苓 30g | | |

2013年7月23日十四诊：第十一诊以来每月复诊1次，每次均按2013年4月23日方随症略做加减，连服近3个月，胃纳可，脘痞已解，大便仍不成形，复查肝功能正常，大三阳转小

三阳后稳定，而 HBV-DNA 1.15E+04U/mL，变化不大，舌暗红，苔薄白，脉细尺部弱。拟补托法。方药如下：

| | | | |
|---|---|---|---|
| 黄芪 30g | 党参 20g | 炒白术 15g | 茯苓 20g |
| 枸杞子 20g | 女贞子 20g | 生地黄 15g | 熟地黄 15g |
| 淡附片 6g | 肉桂 6g | 柴胡 10g | 白芍 20g |
| 金银花 20g | 虎杖 20g | 重楼 6g | 姜半夏 10g |
| 红花 12g | 桃仁 12g | 土鳖虫 10g | 平盖灵芝 15g |

2013 年 8 月 24 日十五诊：7 月 23 日方连服 27 剂，8 月 22 日复查，HBV-DNA 已转阴（低于检测限），大三阳转小三阳稳定，肝功能稳好。仍宗原法续服，每月复查 1 次肝功能及乙肝三系和 HBV-DNA。

2013 年 12 月 21 日十九诊：第十五诊以来每月复诊 1 次，每次均按前法随症略做加减，巩固性治疗已 4 个月，昨复查肝功能正常，大三阳转小三阳及 HBV-DNA 阴转稳定。仍宗原法，以资巩固。

2014 年 2 月 22 日二十诊：2013 年 12 月 21 日方连服 2 个月，昨日复查，乙肝三系大三阳转小三阳及 HBV-DNA 转阴稳定已 6 个月，肝功能正常稳定。

2018 年 9 月，张先生介绍其朋友来看病，知其病愈后 5 年来肝功能和 HBV-DNA 载量等检查正常稳定。

**按语：** 本例慢性乙肝急性发作，治疗过程多反复，出现 AST 超常高于 ALT，说明肝脏功能严重受损。然而 ALT 高达 729U/L，邪正抗争剧烈，急则治标，仍以抗邪为主，治宜清泄解毒、凉血活血，以抑制过亢的免疫反应。现代药理研究表明，木瓜有保肝降酶的作用，后期治疗加用木瓜、泽兰，舒肝活血，促进了肝功能的恢复。随着肝功能正常，乙肝三系大三阳转为小三阳，而乙肝病毒 DNA 未能转阴，表明正气不足以抗邪，临床亦表现有大便溏薄不成形、脉细尺弱等脾肾亏损征象，遂用自拟内托抗毒法，温补脾肾，激发正气，托毒外出，服药 1 个月，乙肝病毒 DNA 即转阴。转阴后，巩固性治疗 6 个月亦属重要。

# 病例四　章女士病例

## 【病史提要】

章女士，39 岁，杭州市西湖区某单位职工。2005 年发现乙肝三系大三阳，以往肝功能正常，未做任何治疗。2007 年 2 月体检肝功能异常，自知乙肝病发而就诊，要求中药治疗。初诊给予清泄解毒、凉血活血法，服药 1 个月，肝功能正常，HBV-DNA 载量亦开始下降，遂用托里透邪法，服药 2 个月，大三阳转为小二阳（HBsAg、抗 -HBc 阳性），HBV-DNA 转阴（低于检测限）。按原法继续服药 2 个月复查，又反弹为大三阳，HBV-DNA 复阳，肝功能正常，遂改用补托法。服药 4 个月，大三阳转为小三阳，HBV-DNA 转阴。此后连续 3 次复查，乙肝三系小三阳，HBV-DNA 阴转稳定，肝功能正常。停药 1 年后复查，乙肝三系小三阳，HBV-DNA 阴性（低于检测限），肝功能正常、稳定。

## 【治疗经过】

2007 年 2 月 3 日初诊：检肝功能 ALT 102U/L，AST 65U/L，

TBIL 27μmol/L，乙肝三系大三阳，HBV-DNA 8.21E+05U/mL。胃纳佳，大便干燥，自觉无明显不适。舌深红，苔薄黄，脉弦细。拟清泄解毒、凉血活血法。方药如下：

| | | | |
|---|---|---|---|
| 茵陈 30g | 生山栀 12g | 生大黄 10g | 黄柏 12g |
| 金钱草 30g | 土茯苓 30g | 白花蛇舌草 30g | 蒲公英 30g |
| 丹参 30g | 赤芍 30g | 水牛角 30g | 黄芩 15g |
| 白茅根 30g | 柴胡 12g | 生白芍 30g | 郁金 20g |
| 虎杖 20g | 半枝莲 30g | 垂盆草 30g | |

另吞服西黄丸 3g，每日 1 次。

2007 年 2 月 17 日二诊：初诊方连服 2 周，检查肝功能已正常，随症略做加减继服 2 周。昨检肝功能亦正常、稳好，舌、脉象如前，调整治法，扶正抗毒以托里透邪。方药如下：

| | | | |
|---|---|---|---|
| 柴胡 12g | 白芍 30g | 当归 12g | 炒枳实 12g |
| 黄芪 30g | 党参 15g | 灵芝 30g | 枸杞子 20g |
| 女贞子 20g | 菟丝子 20g | 补骨脂 20g | 炙龟甲 20g |
| 丹参 30g | 赤芍 30g | 重楼 30g | 叶下珠 30g |
| 茵陈 15g | 虎杖 20g | 半枝莲 30g | 土茯苓 30g |

2007 年 8 月 7 日十三诊：第三诊以来每 2 周复诊 1 次，均按 3 月 5 日方随症略做加减，连服 2 个月，大三阳转为小二阳，HBV-DNA 转阴（低于检测限），肝功能正常。后继续服药 3 个月，乙肝三系反弹为大三阳，HBV-DNA 1.08E+04U/mL，调整处方，以温补脾肾为主，加强活血化瘀，重在补托以清除病毒。方药如下：

| | | | |
|---|---|---|---|
| 黄芪 30g | 党参 30g | 炒白术 15g | 枸杞子 30g |

女贞子 30g    菟丝子 30g    生地黄 15g    淡附片 3g

柴胡 12g      白芍 15g      虎杖 20g      半枝莲 30g

茵陈 15g      制大黄 10g    金钱草 15g    桃仁 15g

土鳖虫 10g    叶下珠 15g    水飞蓟 15g    三叶青 15g

另冲服破壁灵芝孢子粉 2g，每日 1 次。

2009 年 3 月 5 日二十七诊：第十三诊以来每 2 周复诊 1 次，每次均按 2007 年 8 月 7 日方随症略做加减，连服四个月时于 2008 年 3 月 5 日复查，乙肝三系大三阳转为小三阳，HBV-DNA 转阴（低于检测限），按原法继续服药三个月于 2008 年 3 月 5 日停药。至今停药已 1 年，大三阳转小三阳及 HBV-DNA 转阴后稳定，肝功能正常。未见复发。

**按语：**本例慢性乙肝，初诊时 ALT 升高，邪正抗争较激烈，治宜祛邪为重，随着肝功能正常，病毒复制稍受抑制而大三阳未转，说明正气不足以抗邪外出，治当扶助正气，托里透邪外出，以期大三阳转为小三阳，HBV-DNA 转阴。但因正不胜邪是本病病机的关键，所以 HBV-DNA 转阴后又出现反弹，治当内托为主，温补脾肾，同时加用破壁灵芝孢子粉以增强自身免疫功能，发挥抑制或清除乙肝病毒的作用。中医药抗乙肝病毒的奥妙，从中可见一斑。

此外，重楼一味，苦寒入肝经血分，清热解毒，凉肝泻火，辨证用之得当，有很好的抗病毒作用，而大剂量久服，则伐肝太过，耗伤阳气，易致病情反复。笔者本例重楼曾短期用至 30g，平常一般用 10g 即可。

# 病例五 刘女士病例

## 【病史提要】

刘女士，27岁，广州市人。2003年发现乙肝三系大三阳，2009年4月起曾在当地用干扰素佩乐能治疗1年，当时大三阳未转，乙肝病毒DNA从$10^8$降到$10^4$U/mL，肝功能正常，自行停药2年而未进行其他治疗。近因婚后备孕复查，肝功能正常，HBV-DNA 3.23E+05U/mL，经其父母介绍，于2012年2月来杭州我处就诊，要求中医药治疗。先予调肝益肾、清泄解毒法，继用托里透邪法。服药2个月时，肝功能ALT升高为103 U/L，而e抗原滴度下降已近转阴，调整方药继服三个半月复查，肝功能正常，HBV-DNA载量已趋下降，仍宗原法，又服药1个月，于2012年10月初怀孕而停药，共治疗7个月。妊娠3月时复查，乙肝三系大三阳已转为小三阳，妊娠7个月时HBV-DNA转阴，乙肝三系反跳为大三阳，但e抗原滴度很低。产后2个月复查，HBV-DNA阴转后稳定，乙肝三系仍为大三阳，e抗原滴度仍较低。2013年8月复诊时，肝功能轻度异常，仍按前法略做加减，续服到12月复查，乙肝三系大三阳已转为小三阳，HBV-DNA阴转后稳定，肝功能正常，遂停药，此后每6个月复查1次，疗效稳定，未见复发。直到2017年2月6日，停药已3年，二胎产后6个月复查，大三阳转小三阳，HB-DNA转阴，肝功能正常、稳好。

## 【治疗经过】

2012 年 2 月 18 日初诊：检乙肝三系大三阳，HBV-DNA 3.23E+05U/mL，肝功能正常。胃纳可，夜寐不佳，舌暗红，苔薄白，脉弦细。先拟调肝益肾、清泄解毒法。方药如下：

| | | | |
|---|---|---|---|
| 柴胡 12g | 白芍 20g | 炒枳实 12g | 当归 12g |
| 枸杞子 15g | 女贞子 15g | 菟丝子 12g | 铁皮石斛 12g |
| 茵陈 15g | 土茯苓 30g | 制大黄 9g | 三叶青 15g |
| 叶下珠 30g | 金银花 30g | 虎杖 20g | 炒枣仁 30g |
| 姜半夏 9g | | | |

2012 年 4 月 2 日二诊：2 月 18 日方连服 1 个月，胃纳减退，大便溏薄，调整方药以托里透邪。

| | | | |
|---|---|---|---|
| 黄芪 15g | 党参 15g | 炒白术 15g | 枸杞子 15g |
| 女贞子 15g | 菟丝子 12g | 铁皮石斛 12g | 柴胡 12g |
| 白芍 20g | 当归 12g | 炒枳实 12g | 茵陈 15g |
| 土茯苓 30g | 金银花 30g | 虎杖 20g | 三叶青 15g |
| 叶下珠 30g | 炒枣仁 30g | 炙鸡内金 9g | |

2012 年 5 月 9 日三诊：4 月 2 日方连服 1 个月，5 月 7 日复查肝功能 ALT 103U/L，AST 40U/L，乙肝三系大三阳，e 抗原已近转阴，HBV-DNA 1.19E+05U/mL。胃纳可，大便正常，面部好发痤疮，舌暗红，苔薄白，脉细弦。拟前方加减，方药如下：

| | | | |
|---|---|---|---|
| 柴胡 12g | 白芍 20g | 郁金 15g | 茵陈 30g |
| 制大黄 9g | 金钱草 15g | 土茯苓 30g | 三叶青 15g |
| 叶下珠 30g | 金银花 30g | 虎杖 20g | 僵蚕 10g |
| 枸杞子 15g | 女贞子 15g | 菟丝子 12g | 铁皮石斛 12g |

党参 15g　　　炒白术 15g　炙鸡内金 9g　　炒枣仁 30g

垂盆草 30g

2012 年 9 月 1 日四诊：5 月 9 日以来，通过电话联系，原方略做加减连服 45 剂，于 8 月 25 日复查，肝功能正常，HBV-DNA 1.44E+04U/mL，乙肝三系大三阳。仍宗原法，方药如下：

黄芪 15g　　　党参 15g　　　炒白术 15g　　防风 9g

枸杞子 15g　　女贞子 15g　　菟丝子 12g　　平盖灵芝 10g

铁皮石斛 12g　白芍 20g　　　柴胡 12g　　　炒枳实 12g

茵陈 15g　　　土茯苓 30g　　三叶青 15g　　叶下珠 30g

金银花 30g　　虎杖 20g　　　紫花地丁 20g　僵蚕 10g

垂盆草 15g

2012 年 10 月 5 日，电话告知，9 月 1 日方药服了 1 个月，已怀孕，停服中药。

2013 年 8 月 13 日五诊：2013 年 4 月妊娠 7 月时复查，HBV-DNA 转阴（低于检测限），至今持续稳定，乙肝三系大三阳未转，e 抗原滴度较低。8 月 6 日检肝功 ALT 52U/L，AST 30U/L。产后月余，腰酸，烦躁，多梦，舌暗红，苔薄白，脉细弦。方药如下：

柴胡 12g　　　白芍 20g　　　炒枳实 12g　　枸杞子 15g

女贞子 15g　　菟丝子 12g　　黄芪 15g　　　防风 9g

党参 15g　　　炒白术 15g　　铁皮石斛 12g　平盖灵芝 10g

叶下珠 30g　　三叶青 15g　　金银花 30g　　虎杖 20g

紫花地丁 20g　茵陈 15g　　　土茯苓 30g　　垂盆草 30g

仙鹤草 30g

2017 年 2 月 18 日六诊：2013 年 8 月方药服到当年 12 月停

服后复查，乙肝三系已转为小三阳，HBV-DNA 阴转后稳定，肝功能正常。此后近 3 年来每半年复查 1 次均正常。2017 年 2 月 6 日，二胎产后 6 个月复查，乙肝三系小三阳，HBV-DNA 阴转稳定，肝功能正常。因表面抗原滴度较高，患者希望能转阴，遂拟处方，嘱以后注意复查，并告表面抗原能否转阴，当顺其自然。方药如下：

| | | | |
|---|---|---|---|
| 黄芪 15g | 柴胡 10g | 白芍 15g | 当归 12g |
| 茯苓 15g | 白术 15g | 炒枳实 12g | 枸杞子 15g |
| 女贞子 15g | 菟丝子 15g | 平盖灵芝 15g | 叶下珠 30g |
| 大青叶 15g | 丹参 15g | 赤芍 15g | 甘草 10g |

**按语：** 刘女士曾经干扰素治疗 1 年，疗效不满意，婚后改用中医药治疗亦属稳妥。此类患者，需激发正气，激活其本身固有的免疫功能，方能托邪外出，经过正邪抗争（ALT、AST 升高），正胜邪却而收效。

此外，妇女妊娠期间 HBV-DNA 自行转阴的情况，笔者碰到过 3 例，但产后如不及时复查、治疗，又会反跳复阳，须引起重视。

# 病例六　李先生病例

## 【病史提要】

李先生，25 岁，杭州市人。2009 年发现乙肝三系大三阳，肝功能正常，未做任何治疗。2013 年体检发现肝功能异常，初诊时肝功能 ALT 327U/L，乙肝三系大三阳，HBV-DNA 1.43E+06U/mL，要求服中药治疗。先予清泄解毒、凉血活血法组方，服药2周，ALT开始下降，随症选药略做加减，共服药近4个月，肝功能各项指标全部正常，同时e抗原及HBV-DNA载量明显下降，遂用托里透邪法调整方药，继服3月，大三阳转为小三阳，HBV-DNA已近转阴，按原法继续服药一个半月复查，HBV-DNA转阴（低于检测限），大三阳转小三阳稳定，肝功能稳好，仍宗原法巩固性治疗6个月，并每隔3个月复查1次，连续3次，阴转后稳定，未见复发。稳定1年后，因劳累，HBV-DNA略有反跳，按原法服药1个星期即又转阴。此后一直稳定，未见复发。

## 【治疗经过】

2013年11月9日初诊：慢性乙肝，乙肝三系大三阳，HBV-DNA 1.43E+06U/mL，ALT 327U/L，AST 134U/L，GGT 89U/L。舌暗红，苔薄黄，舌下有瘀，脉左关弦。先拟调肝清泄、凉血活血解毒法。方药如下：

| | | | |
|---|---|---|---|
| 柴胡12g | 白芍20g | 郁金15g | 茵陈30g |
| 生山栀12g | 制大黄9g | 广金钱草30g | 土茯苓30g |
| 金银花20g | 连翘20g | 水牛角30g | 丹参30g |
| 赤芍30g | 黄芩15g | 白茅根30g | 虎杖20g |
| 叶下珠30g | 三叶青15g | 白花蛇舌草30g | 垂盆草30g |

2013年11月23日二诊：11月9日方连服2个星期，昨检肝功能ALT降到253 U/L，AST 132U/L，GGT 83U/L，宗原法续服。

2014年1月17日五诊：第二诊以来每2周复诊1次，每次均按原方略做加减，连服一个半月复查，肝功能ALT 111U/L，AST 152U/L，GGT 175U/L。调整方药如下：

| | | | |
|---|---|---|---|
| 柴胡 12g | 白芍 20g | 郁金 15g | 北沙参 15g |
| 枸杞子 15g | 茜草 30g | 连翘 30g | 女贞子 15g |
| 墨旱莲 15g | 茵陈 30g | 生大黄 10g | 土茯苓 30g |
| 金银花 30g | 虎杖 20g | 三叶青 20g | 叶下珠 30g |
| 水飞蓟 30g | 丹参 20g | 赤芍 20g | 黄芩 15g |
| 垂盆草 30g | | | |

另吞服西黄丸 3g，每日 1 次。

2014 年 2 月 8 日六诊：1 月 17 日方连服 3 个星期，昨检肝功能 ALT 已正常，AST 46U/L，GGT 109U/L。舌暗红，苔薄黄，脉细弦。调整方药如下：

| | | | |
|---|---|---|---|
| 北沙参 15g | 枸杞子 15g | 茜草 30g | 连翘 30g |
| 柴胡 10g | 白芍 20g | 女贞子 15g | 墨旱莲 15g |
| 茵陈 15g | 生大黄 10g | 贯众 15g | 土茯苓 30g |
| 重楼 6g | 金银花 30g | 虎杖 20g | 三叶青 30g |
| 叶下珠 30g | 水飞蓟 30g | 丹参 20g | 赤芍 20g |

另吞服西黄丸 3g，每日 1 次。

2014 年 3 月 8 日八诊：第六诊以来每 2 周复诊 1 次，每次均按原方随症略做加减连服 1 个月。昨检肝功能各项指标均正常，乙肝三系 e 抗原滴度明显下降，HBV–DNA 降到 1.18E+04U/mL。舌暗红，苔薄黄，脉细弦。调整方药如下：

| | | | |
|---|---|---|---|
| 生地黄 15g | 山茱萸 10g | 淫羊藿 20g | 枸杞子 15g |
| 女贞子 15g | 墨旱莲 15g | 柴胡 10g | 白芍 20g |
| 贯众 15g | 生大黄 10g | 重楼 6g | 土茯苓 30g |
| 金银花 30g | 虎杖 20g | 三叶青 30g | 叶下珠 30g |

| 水飞蓟 30g | 丹参 15g | 赤芍 20g | 姜半夏 9g |

2014 年 6 月 7 日十一诊：第八诊以来每月复诊 1 次，每次均按 3 月 8 日方略做加减，连服 3 个月。昨复查乙肝三系大三阳已转为小三阳，HBV–DNA 1.86E+03U/mL，肝功能正常、稳好，随症略做加减，加平盖灵芝 15g，续服。

2014 年 7 月 19 日十三诊：第十一诊以来每 3 周复诊 1 次，每次均按 6 月 7 日方随症略做加减，连服 41 剂时，于 7 月 18 日复查，HBV–DNA 已转阴（低于检测限），大三阳转小三阳稳定，肝功能正常。唯面部好发痤疮，舌暗红，苔薄黄，脉细弦，仍宗前法以巩固性治疗。调整方药如下：

| 生地黄 15g | 山茱萸 10g | 淫羊藿 20g | 枸杞子 20g |
| 女贞子 15g | 平盖灵芝 15g | 柴胡 9g | 白芍 20g |
| 重楼 6g | 土茯苓 30g | 苦参 10g | 僵蚕 10g |
| 金银花 15g | 虎杖 20g | 紫花地丁 20g | 三叶青 20g |
| 叶下珠 30g | 水飞蓟 30g | 丹参 15g | 赤芍 20g |

2015 年 8 月 22 日十四诊：2014 年 7 月 19 日方连服 6 个月，停服中药已 6 个月，慢性乙肝治愈已稳定 1 年。近因工作繁劳，身感疲惫，于 6 月 20 日复查，大三阳转小三阳稳定，肝功能正常，而 HBV–DNA 1.77E+03U/mL，出现反跳。舌暗红，苔薄白，脉细弦。调整方药如下：

| 生地黄 15g | 山茱萸 10g | 淫羊藿 20g | 枸杞子 15g |
| 女贞子 20g | 墨旱莲 20g | 柴胡 10g | 白芍 20g |
| 当归 10g | 茯苓 20g | 白术 15g | 甘草 9g |
| 金银花 20g | 虎杖 20g | 叶下珠 30g | 水飞蓟 30g |

大青叶 20g　　　丹参 20g　　　赤芍 20g　　　白蒺藜 15g

另冲服破壁灵芝孢子粉 2g，每日 1 次。

2015 年 8 月 29 日十五诊：22 日方服 7 剂，昨检 HBV-DNA 已转阴（低于检测限），且 HBsAg 滴度亦有明显下降。按原法续服 1 个月，以资巩固。

2018 年 9 月，患者亲属来我处门诊告知，3 年来李先生的情况一直稳好，未见复发。

**按语：** 本例乙肝急性发作，湿热毒瘀郁结肝经，邪正抗争剧烈，治疗前期以清泄解毒、凉血活血为重，以抑制过亢的免疫反应，在复方基础上选加西黄丸，对降酶有很好的疗效。随着肝功能恢复正常，e 抗原滴度开始下降，直至大三阳转为小三阳后，治疗要重视滋肾柔肝、活血化瘀，促进肝细胞良性修复，用托里透邪法，激发正气，抗邪外出。病愈稳定 1 年后，HBV-DNA 出现反跳，用破壁灵芝孢子粉有效。此类病例一般 GGT 较晚恢复正常，用北沙参、枸杞子、茜草、连翘等养肝活血解毒有效，是笔者辨病用药（本例重用茜草、连翘各 30g）。

# 病例七　汤女生病例

## 【病史提要】

汤女生，22 岁，杭州市某高校硕士研究生。2009 年 1 月诊为慢性乙肝，乙肝三系大三阳，HBV-DNA 2.5E+07U/mL，肝功能不正常，当地（老家湖北）西医给服阿德福韦酯胶囊抗病毒治疗半年，肝功能一直不正常，ALT 在 90 到 220U/L 之间，患者自行停服阿德福韦酯胶囊，改服降酶药，ALT 稳定在 100U/L 以下。2010 年考研，因成绩优秀被杭州某高校录取而来杭州，体检时发现乙肝三系大三阳而来诊。2010 年 11 月 8 日初诊时肝功能不正常，调治一个半月，肝功能正常、稳定，调整方药连服 2 个月。此后 1 年间，患者因故自行按原方断断续续服药共 6 个月，于 2012 年 3 月复诊时，HBV-DNA 3.04E+05U/mL，肝功能正常，调整方药重在调肝益肾，连服 2 个月。2012 年 5 月 18 日复查，乙肝三系大三阳已转为小三阳，HBV-DNA 降到 5.34E+03U/mL，肝功能正常。原方随症略做加减以托里透邪，连服两个半月。2012 年 8 月 6 日复查，乙肝三系小三阳，HBV-DNA 已转阴（低于检测限），肝功能正常。稳定 1 年后，因工作劳累，HBV-DNA 出现轻度反跳，患者自行按原方服药 6 个月，但始终不能恢复。2014 年 3 月复诊时予补托法，并嘱患者减轻工作量，服药 1 个月 HBV-DNH 转阴，各项指标恢复如前。继续巩固性治疗 4 个月，未见复发。2017 年 5 月 28 日，婚后备孕复查，HBV-DNA 1.28E+03U/mL，肝功能正常，未做任何治疗。2018 年 7 月 9 日妊娠 9 月时，检 HBV-DNA 8.82E+04U/mL，肝功能正常。2018 年 10 月 2 日产后 2 个月复查，HBV-DNA 6.31E+02U/mL，调整方药连服近 1 个月复查，HBV-DNA 即降到 8.5E+01U/mL，此后观察 6 个月指标稳定。

## 【治疗经过】

2010 年 11 月 18 日初诊：乙肝三系大三阳，HBV-DNA 6.24E+06U/mL，肝功能 ALT 74U/L，余项指标正常。胃纳可，大便溏薄，舌淡红，苔薄白，脉细弦。拟调肝理脾益肾、清泄活血解毒法。方药如下：

| | | | |
|---|---|---|---|
| 柴胡 12g | 白芍 20g | 炒枳实 15g | 茵陈 30g |
| 生山栀 12g | 制大黄 5g | 厚朴 9g | 焦神曲 12g |
| 姜半夏 10g | 土茯苓 30g | 广金钱草 15g | 丹参 30g |
| 赤芍 20g | 枸杞子 15g | 女贞子 15g | 大青叶 15g |
| 白花蛇舌草 30g | 垂盆草 30g | | |

2010 年 12 月 2 日二诊：初诊方服 2 个星期复查，肝功能已正常，仍按原方随症略做加减连服 1 个月。

2011 年 1 月 8 日三诊：1 月 8 日复查，肝功能正常、稳定，乙肝三系大三阳，HBV-DNA 3.69E+06U/mL。舌淡红，苔薄白，脉细弦。调整方药如下：

| | | | |
|---|---|---|---|
| 柴胡 12g | 白芍 15g | 炒枳实 15g | 枸杞子 15g |
| 墨旱莲 15g | 川石斛 20g | 茵陈 15g | 土茯苓 30g |
| 虎杖 20g | 贯众 15g | 制大黄 9g | 广金钱草 15g |
| 丹参 30g | 赤芍 20g | 三叶青 20g | 叶下珠 20g |
| 姜半夏 10g | | | |

2012 年 3 月 17 日六诊：第三诊以来每月复诊 1 次，每次均按 2011 年 1 月 8 日方随症略做加减，连服 2 个月。此后一年来，因故断断续续服药 6 个月。昨检 HBV-DNA 3.04E+05U/mL，肝功能正常。面色不华，舌淡红，苔薄白，脉细弦，调整方药如下：

| | | | |
|---|---|---|---|
| 柴胡 12g | 白芍 15g | 当归 15g | 白术 15g |
| 炒枳实 15g | 枸杞子 20g | 女贞子 20g | 墨旱莲 20g |
| 山茱萸 10g | 淫羊藿 15g | 土茯苓 30g | 贯众 15g |

| | | | |
|---|---|---|---|
| 丹参 30g | 赤芍 30g | 三叶青 20g | 叶下珠 30g |
| 紫花地丁 30g | 苦参 15g | 僵蚕 10g | 川石斛 30g |

2012 年 5 月 22 日八诊：第六诊以来每月复诊 1 次，每次均按原方随症略做加减，连服 2 个月。5 月 18 日复查，乙肝三系大三阳已转为小三阳，HBV-DNA 降到 5.34E+03U/mL，肝功能正常。舌、脉象如前，原方去苦参、僵蚕，加黄芪、灵芝各 15g 续服。

2012 年 8 月 6 日十一诊：第八诊以来每月复诊 1 次，原方连服二个半月。昨日复查，HBV-DNA 已转阴（低于检测限），乙肝三系大三阳转小三阳稳定，肝功能正常。仍宗原法续服，以资巩固。

2014 年 3 月 11 日十三诊：2012 年 8 月 6 日方随症略做加减，连服 3 个月后停药至今。2013 年 5 月乙肝三系大三阳转小三阳，8 月份 HBV-DNA 转阴稳定一年。2013 年 7 月学校毕业后，工作繁重，于 2014 年 1 月 25 日复查，HBV-DNA 反跳为 1.31E+03U/mL，大三阳转小三阳稳定，肝功能正常。予补托法。方药如下：

| | | | |
|---|---|---|---|
| 黄芪 30g | 党参 15g | 白术 15g | 枸杞子 20g |
| 女贞子 30g | 菟丝子 30g | 柴胡 10g | 白芍 20g |
| 当归 15g | 川芎 12g | 生地黄 15g | 红花 10g |
| 桃仁 10g | 金银花 20g | 虎杖 20 | 半枝莲 15g |
| 水飞蓟 20g | 三叶青 20g | 肉桂 9g | |

2014 年 5 月 13 日十五诊：第十三诊以来每月复诊 1 次，上方连服 1 个月。4 月 14 日复查 HBV-DNA 6.84E+03U/mL，有升无降，原方去肉桂，加平盖灵芝 15g，并嘱患者减轻工作量，服

药1个月。5月10日复查，HBV-DNA已转阴（低于检测限），肝功能正常。仍宗原法以巩固治疗。

2018年10月23日十六诊：自2014年5月HBV-DNA转阴，已稳定三年。今年7月9日妊娠9个月时，检HBV-DNA 8.82E+04U/mL，肝功能正常，未做任何治疗。10月2日产后2个月时复查，HBV-DNA 6.31E+02U/mL，肝功能ALT 45U/L轻度增高，余项指标均正常。自觉无明显不适。方药如下：

| | | | |
|---|---|---|---|
| 柴胡9g | 白芍15g | 当归10g | 白术15g |
| 炒枳实12g | 猪苓15g | 土茯苓20g | 甘草9g |
| 枸杞子20g | 女贞子15g | 菟丝子15g | 茵陈15g |
| 虎杖20g | 半枝莲20g | 叶下珠30g | 丹参15g |
| 赤芍15g | 黄芪15g | 平盖灵芝10g | 大青叶10g |
| 垂盆草20g | | | |

2018年11月27日十七诊：10月23日方连服28剂，11月24日复查，HBV-DNA 8.5E+01U/mL，肝功能ALT已正常，GGT 55U/L。舌淡红，苔薄白，脉细弦。前方去垂盆草，加茜草12g续服。继续观察。

**按语：** 本例慢性乙肝，乙肝三系大三阳，HBV-DNA高达107U/mL，肝功能长期不正常，曾经西药阿德福韦酯胶囊抗病毒治疗不理想而自行停药，病毒复制活跃，湿热毒瘀内伏，故前期治疗以清泄解毒、凉血活血为主，不忘柔养肝体。肝功能正常后，HBV-DNA载量下降到105U/mL时，重在调肝益肾，激发正气，继续抗邪不松劲，凉血活血解毒仍是常用方法。乙肝三系大三阳转小三阳，HBV-DNA载量下降而未能阴转，说明正气不足以抗邪外出，故在原方基础上加黄芪、灵芝，服药二个半月，HBV–DNA 即已转阴（低于检测限）。稳定 1 年后因劳累，自身免疫力降低，HBV–DNA 略有反跳，予补托法免疫调节治疗 1 个月即又转阴，此后稳定 3 年。2017 年 6 月患者婚后备孕复查，乙肝三系小三阳，肝功能正常，HBV–DNA 反跳为 103U/mL。妊娠 9 个月时 HBV–DNA 8.82E+04U/mL，病毒复制较怀孕前活跃。但在产后 2 个月复查，HBV–DNA 6.31E+02U/mL，指标自行降低，说明妇女妊娠及产期对乙肝病毒复制会产生一定的影响。这种现象笔者临床已观察到多例。本例患者产后 HBV–DNA 反跳，服药 28 剂即下降到 8.5E+01U/mL，而难以继续下降，这可能与其工作及生活条件有一定关系。

患者产一子健壮，乙肝三系核心抗体阳性，HBV–DNA 阴性（低于检测限），肝功能正常。

# 病例八　叶女士病例

## 【病史提要】

叶女士，20 岁，杭州市滨江区人。2005 年发现乙肝三系大三阳，2 年来肝功能一直正常，未做任何治疗。近因肝功能不正常来我处门诊，要求中药治疗。2007 年 3 月初诊时，检乙肝三系大三阳，HBV–DNA $10^6$U/mL，给服中药 1 个月，肝功能正常。继服中药 5 个月，大三阳 e 抗原滴度明显下降，HBV–DNA 降到 $10^4$U/mL 便停滞不降，予加服破壁灵芝孢子粉每日 4g，连服 3 个月复查，HBV–DNA 转阴（低于检测限），乙肝三系大三阳未转，肝功能正常。此后停服破壁灵芝孢子粉,自行按原方连服1年左右停药,也未做其他任何治疗。时隔3年,于2012年5月复查,肝功能正常,大三阳已转为小三阳,HBV-DNA阴转后反跳为 $10^4$ U/mL,遂予托里透邪法。服药6个月,HBV-DNA已转阴,乙肝三系大三阳转小三阳稳定,此后按原方间断服药。2013年10月4日复查,大三阳转小三阳稳定,HBV-DNA阴转后稳定,肝功能稳好,继续巩固性治疗2个月。2014年3月妊娠3个月时复查,乙肝三系小三阳,HBV-DNA阴转后稳定,肝功能正常。产后1个月复查,HBV-DNA反跳为 $10^4$ U/mL,宗原法连服1个月便又转阴。2018年怀二胎,妊娠7个月时检HBV-DNA $10^3$ U/mL,调整方药服2周即转阴。产后2月复查,HBV-DNA又反跳为 $10^3$ U/mL,用补托法服药近4个月恢复正常(低于检测限)。

**【治疗经过】**

2007年3月8日初诊:慢性乙肝,乙肝三系大三阳,HBV-DNA 8.3E+06U/mL,肝功能 ALT 125U/L,AST 78U/L,TBIL 25μmol/L。舌淡红,苔薄腻,脉细弦。先拟清泄解毒法为主。方药如下:

| | | | |
|---|---|---|---|
| 茵陈 30g | 藿香 10g | 黄芩 15g | 白蔻仁 10g |
| 制大黄 10g | 广金钱草 15g | 柴胡 12g | 白芍 15g |
| 炒枳实 12g | 金银花 15g | 虎杖 15g | 半枝莲 30g |
| 土茯苓 30g | 垂盆草 30g | 黄连 9g | 法半夏 10g |
| 丹参 30g | 赤芍 30g | 叶下珠 15g | |

2007年5月31日六诊:初诊以来,每2周复诊1次,3月8日方随症略做加减,连服1个月。4月7日复查肝功能已正常,

仍按原法续服一个半月。昨检肝功能正常，乙肝三系 e 抗原滴度明显下降，HBV–DNA 9.1E+04U/mL。舌、脉象如前。调整方药如下：

| | | | |
|---|---|---|---|
| 柴胡 12g | 白芍 15g | 当归 15g | 炒枳实 15g |
| 枸杞子 30g | 女贞子 30g | 菟丝子 30g | 小蓟 30g |
| 金银花 30g | 虎杖 30g | 半枝莲 30g | 丹参 30g |
| 赤芍 30g | 墨旱莲 15g | 叶下珠 15g | 茵陈 15g |
| 藿香 10g | 黄芩 15g | 白蔻仁 10g | |

2007 年 9 月 4 日九诊：第六诊以来每月复诊 1 次，每次均按 2017 年 5 月 31 日方随症略做加减，共服 3 个月。昨检肝功能正常，HBV–DNA 6.4E+04U/mL。舌淡红，苔薄黄，脉细弦。效不明显，在原方基础上加服破壁灵芝孢子粉，每日 4g，分 2 次冲服。

2007 年 12 月 7 日十二诊：第九诊以来每月复诊 1 次，每次仍宗前法拟方，连服 3 个月。昨检 HBV–DNA 已转阴（低于检测限），肝功能正常，乙肝三系大三阳未转。前方去灵芝孢子粉，按原法续服。

2012 年 5 月 12 日二十三诊：2007 年 12 月至 2008 年 12 月，每月复诊 1 次，每次均按原法随症略做加减，连服 1 年左右，肝功能一直正常，患者因故自行停药 4 年，亦未做其他任何治疗。昨复查，乙肝三系大三阳已转小三阳，HBV–DNA 反跳为 2.83E+04U/mL。面色不华，月经量少。拟予托里透邪法。方药如下：

| | | | |
|---|---|---|---|
| 黄芪 30g | 党参 15g | 白术 15g | 枸杞子 20g |

| | | | |
|---|---|---|---|
| 女贞子 20g | 菟丝子 30g | 补骨脂 15g | 生地黄 15g |
| 当归 15g | 川芎 12g | 白芍 20g | 柴胡 10g |
| 虎杖 20g | 半枝莲 30g | 三叶青 20g | 水飞蓟 20g |
| 重楼 6g | 姜半夏 9g | 丹参 15g | 赤芍 20g |
| 平盖灵芝 15g | | | |

2013年10月15日三十诊：2012年5月12日至11月12日，每月复诊1次，均按2012年5月12日方随症略做加减。连服6个月，HBV-DNA转阴（低于检测限），此后因故自行停药6个月后，又按原方连服3个月。2013年10月14日复查，HBV-DNA转阴稳定，肝功能稳好。原方略做加减，嘱其连服3个月，以资巩固。

2014年3月21日三十一诊：妊娠3个月余，2013年10月方连服2个月已停服。昨日复查，大三阳转小三阳及HBV-DNA阴转后均稳定。拟方辨证调理，服药1周。

2018年4月9日三十二诊：第二胎妊娠7个月。昨检肝功能正常，乙肝三系小三阳，HBV-DNA 2.83E+03U/mL。舌淡红，苔薄白，脉细弦。方药如下：

| | | | |
|---|---|---|---|
| 黄芪 15g | 党参 15g | 炒白术 15g | 茯苓 15g |
| 枸杞子 15g | 女贞子 15g | 菟丝子 15g | 桑寄生 15g |
| 柴胡 9g | 白芍 15g | 当归 10g | 甘草 9g |
| 炒枳实 9g | 叶下珠 20g | 水飞蓟 20g | 平盖灵芝 15g |

服2周。

2018年9月8日三十三诊：现产后2个月。妊娠7个月时服4月9日方14剂复查，HBV-DNA即已转阴（低于检测

限），肝功能正常而停药。昨复查乙肝三系小三阳，HBV-DNA
1.04E+03U/mL。舌淡红，苔薄白，脉细弦，方药如下：

| | | | |
|---|---|---|---|
| 黄芪 15g | 党参 15g | 白术 15g | 枸杞子 15g |
| 女贞子 15g | 菟丝子 15g | 山茱萸 9g | 巴戟天 20g |
| 柴胡 9g | 白芍 15g | 炒枳实 9g | 茯苓 15g |
| 猪苓 18g | 丹参 15g | 赤芍 15g | 当归 12g |
| 叶下珠 15g | 水飞蓟 15g | | |

2018 年 10 月 31 日三十四诊：三十三诊方连服一个半月复
查，HBV-DNA 4.08E+02U/mL，原方叶下珠、水飞蓟加至 30g，
加大青叶 15g，甘草 9g，平盖灵芝 15g 续服。

2019 年 1 月 16 日三十五诊：三十四诊方连服 2 月余复查，
HBV-DNA 转阴（低于检测限），肝功能正常。嘱长期服逍遥丸
以善后，注意复查 HBV-DNA 及肝功能。

**按语：**本例慢性乙肝患者，从 20 岁开始治疗、观察，从乙
肝三系大三阳转小三阳，HBV-DNA 转阴、反跳，再治疗，再
转阴，历时 10 年。结婚后怀孕二胎，产一女一男均健康，说明
中医药抗乙肝病毒治疗是有效的。妊娠 3 个月后，根据需要可以
适当服中药抗病毒治疗，只要用药得当，并无不良影响。临床所
见，患慢性乙肝的妊娠期妇女，服用抗病毒中药对防止胎儿"垂
直感染"可能有好处。

这类患者大多经过中药长时间治疗，虽然 HBV-DNA 转阴
后往往容易反跳，但大多是低水平复制，且肝功能多正常，肝纤
维化血清学指标正常，B 超检查基本正常。因此，只要定期复查，
重视观察，还是比较安全的。

# 病例九　朱女士病例

## 【病史提要】

朱女士，30岁，浙江浦江县人。发现乙肝三系大三阳已多年，未做任何中西药治疗。2008年12月妊娠2个月时检查肝功能 ALT 高达 1220 U/L，来我处门诊，要求服中药治疗。当时给予调肝清泄解毒法，服药1个月，肝功能正常，继续服药，以调理肝脾肾为主，保肝安胎，直至分娩前1个月停药，肝功能一直正常，顺产一子健康。自2009年8月至2011年8月2年间，患者肝功能基本正常，未作任何治疗。2011年9月病发，肝功能 ALT 高达 439U/L 而来诊，先予调肝益肾解毒法，肝功能正常后反复升高，持续年余，经治疗肝功能正常、稳定。2013年6月乙肝三系大三阳转为小三阳，遂用托里透邪法服药2个月 HBV-DNA 转阴（低于检测限），患者自行停药1年。2014年9月8日，复查乙肝三系为大三阳，但 e 抗原滴度很低，HBV-DNA 3.72E+06U/mL，肝功能 ALT 206U/L，AST 177U/L。调整方药连服5个月复查，乙肝三系小三阳，HBV-DNH 已转阴（低于检测限），肝功能稳好。嘱其继续服药3个月，以资巩固，并定期复查，注意复发。

## 【治疗经过】

2008年12月16日初诊：慢性乙肝，妊娠2个月，检查肝功能 ALT 1220U/L，AST 660U/L，TBIL 24μmol/L，TBA 26.8μmol/L。胃纳可，大便正常，舌红苔薄黄，脉细弦尺弱。拟调肝清泄解毒法。方药如下：

| | | | |
|---|---|---|---|
| 柴胡 10g | 生白芍 20g | 郁金 10g | 茵陈 30g |
| 生山栀 12g | 生大黄 9g | 黄柏 12g | 广金钱草 30g |
| 土茯苓 30g | 黄连 9g | 黄芩 10g | 白花蛇舌草 30g |
| 连翘 30g | 蒲公英 30g | 桑寄生 15g | 女贞子 10g |
| 白术 9g | 砂仁 10g | 姜半夏 9g | |

另吞服五灵丸每次 9g，每日 3 次。

2009 年 1 月 20 日三诊：初诊方服 10 剂时，二诊复查肝功能 ALT 124U/L，AST 180U/L，TBA 10.5μmol/L，余均正常。仍按原方略做加减继服 21 剂，昨检肝功能各项指标均已正常。宗原法继续治疗、观察。方药如下：

| | | | |
|---|---|---|---|
| 柴胡 9g | 生白芍 15g | 茵陈 15g | 土茯苓 15g |
| 太子参 9g | 白术 9g | 砂仁 10g | 姜半夏 9g |
| 枸杞子 12g | 女贞子 10g | 桑寄生 15g | 菟丝子 10g |
| 黄芩 10g | 叶下珠 15g | 蒲公英 15g | 连翘 15g |

上方先服 14 剂，如无不适，可连服 1 个月。另服五灵丸，每日服 1 次，每次吞服 9g 以巩固疗效。

2011 年 9 月 3 日四诊：2009 年 1 月 20 日方略做加减一直服到妊娠 7 个月，肝功能一直正常而停药。顺产一子健康。产后至今 2 年间，肝功能基本正常，患者未继续治疗。昨检肝功能 ALT 439U/L，AST 340U/L，TBIL 39.5μmol/L，乙肝三系大三阳，HBV–DNA 1.22E+05U/mL。自觉烦躁，腰酸乏力，舌暗红，苔薄黄，脉细弦。拟调肝益肾、清泄解毒法。方药如下：

| | | | |
|---|---|---|---|
| 柴胡 12g | 生白芍 20g | 郁金 20g | 水牛角 30g |

| | | | |
|---|---|---|---|
| 赤芍 20g | 丹参 30g | 茵陈 30g | 生山栀 12g |
| 制大黄 9g | 广金钱草 15g | 土茯苓 30g | 三叶青 20g |
| 金银花 15g | 虎杖 15g | 枸杞子 20g | 女贞子 15g |
| 桑寄生 15g | 叶下珠 30g | 垂盆草 30g | |

另吞服五灵丸每次 9g，每日 3 次。

2011 年 9 月 17 日五诊：9 月 3 日方连服 14 剂，肝功能 ALT 98U/L，AST 355U/L，GGT 103U/L，TBIL 28.6μmol/L。食欲不振，脘痞，大便溏薄，舌红苔薄，脉细弦。调整方药如下：

| | | | |
|---|---|---|---|
| 太子参 10g | 苍术 12g | 炒白术 12g | 炒枳壳 15g |
| 薏苡仁 30g | 北沙参 15g | 枸杞子 20g | 茜草 30g |
| 连翘 20g | 茵陈 30g | 土茯苓 30g | 制大黄 9g |
| 广金钱草 15g | 丹参 30g | 赤芍 20g | 姜半夏 10g |
| 三叶青 20g | 叶下珠 30g | 金银花 15g | 虎杖 15g |

另吞服西黄丸 3g，每日 1 次。

2012 年 3 月 10 日六诊：2011 年 9 月 17 日方连服 1 个月，肝功能已正常，患者按原方续服 1 个月后，自行停药 3 月余。昨日复查肝功能 ALT 222U/L，AST 458U/L，GGT 97U/L，TBIL 36.2μmol/L。近日外感后鼻塞咽痛，余无明显不适，舌红，苔薄黄，脉细弦。调整方药如下：

| | | | |
|---|---|---|---|
| 金银花 15g | 连翘 15g | 桑叶 9g | 菊花 9g |
| 白芍 20g | 柴胡 12g | 郁金 20g | 茵陈 30g |
| 制大黄 9g | 广金钱草 30g | 土茯苓 30g | 丹参 30g |
| 赤芍 20g | 黄芩 15g | 三叶青 15g | 枸杞子 20g |
| 白花蛇舌草 30g | 垂盆草 30g | 白茅根 30g | 姜半夏 10g |

2013年4月3日七诊：六诊方连服2个月，肝功能已正常，此后凡肝功能有反复，患者自行在当地服本方即能恢复正常。目前工作、生活已安定，前来复诊。来诊时肝功能轻度异常，ALT 42U/L，AST 53U/L，TBIL 22.5U/L，TBA 18.4μmol/L，乙肝三系大三阳，HBV-DNA 未复查。仍宗原法，方药如下：

| | | | |
|---|---|---|---|
| 柴胡 12g | 生白芍 20g | 郁金 20g | 茵陈 30g |
| 制大黄 9g | 土茯苓 30g | 金银花 15g | 连翘 15g |
| 丹参 30g | 赤芍 20g | 黄芩 15g | 黄连 9g |
| 姜半夏 10g | 三叶青 20g | 叶下珠 30g | 枸杞子 20g |
| 广金钱草 30g | 垂盆草 15g | | |

2013年5月17日九诊：第七诊以来每2周复诊1次，每次均按2013年4月3日方随症略做加减连服月余，肝功能已正常。拟托里透邪法。方药如下：

| | | | |
|---|---|---|---|
| 太子参 15g | 白术 15g | 茯苓 15g | 枸杞子 20g |
| 女贞子 15g | 菟丝子 15g | 铁皮石斛 12g | 柴胡 12g |
| 白芍 20g | 三叶青 20g | 叶下珠 30g | 紫花地丁 30g |
| 蒲公英 30g | 茵陈 15g | 土茯苓 30g | 姜半夏 10g |

2013年7月20日十一诊：第九诊以来每月复诊1次。5月17日方连服1个月时，6月15日复查乙肝三系大三阳转小三阳，HBV-DNA 1.44 E+04U/mL，肝功能正常，原方加红花、桃仁、当归各12g，续服1个月。7月16日复查，HBV-DNA 1.22E+03U/mL，大三阳转小三阳后稳定，肝功能正常。仍宗原法，方药如下：

| | | | |
|---|---|---|---|
| 柴胡 10g | 白芍 20g | 当归 12g | 白术 15g |

| | | | |
|---|---|---|---|
| 茯苓 15g | 太子参 15g | 枸杞子 20g | 女贞子 20g |
| 菟丝子 20g | 红花 12g | 桃仁 12g | 金银花 15g |
| 连翘 15g | 三叶青 20g | 蒲公英 30g | 紫花地丁 20g |
| 茵陈 15g | 土茯苓 30g | 铁皮石斛 10g | 姜半夏 10g |

2013 年 8 月 13 日十二诊：7 月 20 日方服半个月，8 月 8 日复查，HBV-DNA 已转阴，肝功能正常。原方随症略做加减续服，以巩固疗效。

2014 年 9 月 9 日十三诊：十二诊方已停服 1 年，昨检肝功能 ALT 206U/L，AST 177U/L，乙肝三系大三阳，HBV-DNA 3.72E+06U/mL。舌红，苔薄黄，脉细弦。病有反复，调整方药如下：

| | | | |
|---|---|---|---|
| 柴胡 9g | 白芍 20g | 郁金 20g | 茵陈 20g |
| 制大黄 9g | 土茯苓 30g | 垂盆草 30g | 金银花 15g |
| 虎杖 20g | 半枝莲 20g | 枸杞子 12g | 女贞子 10g |
| 菟丝子 12g | 桑寄生 15g | 水牛角 30g | 丹参 30g |
| 赤芍 20g | 叶下珠 15g | 水飞蓟 15g | 白蒺藜 15g |

另吞服西黄丸 3g，每日 1 次。

2014 年 12 月 20 日十四诊：十三诊方连服 2 个月，患者于 11 月 10 日在当地医院复查肝功能已正常，继按原方续服 1 个月后来杭复诊，自觉无明显不适，舌红苔薄白，脉细弦。调整方药如下：

| | | | |
|---|---|---|---|
| 柴胡 9g | 白芍 20g | 当归 15g | 茯苓 20g |
| 炒白术 10g | 甘草 9g | 枸杞子 15g | 女贞子 15g |
| 菟丝子 15g | 茵陈 15g | 制大黄 9g | 叶下珠 30g |

| 水飞蓟 30g | 虎杖 20g | 半枝莲 20g | 紫花地丁 20g |
| 红花 10g | 桃仁 10g | 白蒺藜 15g | 平盖灵芝 15g |

2015 年 3 月 3 日十五诊：十四诊方连服 1 个月复查，乙肝三系大三阳转小三阳。继服 1 个月，HBV-DNA 已转阴（低于检测限），肝功能稳好。仍宗原法，嘱其续服 3 个月，定期复查，注意复发。

**按语：** 本例慢性乙肝，妊娠 2 个月时急性发作，肝功能 ALT 高达 1220 U/L，及时服中药 10 剂，ALT 即降到 124 U/L，其他各项指标均明显下降，疗效显著。服药 1 个月后肝功能各项指标均正常，遂调整方药，以调肝理脾益肾为主，保肝安胎，使能安全渡过妊娠期。方中黄芩、白术、桑寄生、砂仁等有安胎作用，全方用药轻灵，安全可靠。2013 年，患者来诊时，见到她的儿子（已 5 岁）健壮活泼，其乙肝三系表面抗体已阳性，肝功能一直正常，可见妊娠 2 个月后，只要病情需要，用药得当，中药治疗是安全的。其后治疗过程中，病情反反复复，主要有两个原因：一是患者因故没能坚持正规服药，每当肝功能正常或 HBV-DNA 转阴即停服中药，难以巩固；二是该病的特点就是停药后易于反跳（当时未做其他指标检测），这是至今中、西医都尚未解决的难题，有待不断探索、研究。

# 病例十　陈男生病例

## 【病史提要】

陈男生，18 岁，浙江金华人，杭州某高校学生。发现乙肝三系大三阳已多年，2013 年 7 月高考结束后，检查肝功能轻度异常，HBV-DNA 9.59E+07U/mL，为能顺利入学，先予调肝清泄解毒法为主，肝功能恢复正常。入学后，为方便长期中药治疗的需要，将方药由医院代加工，做成丸剂。方法是辨病为主，结合辨证选药，每疗程 14 剂中药加工成药丸服 3 个月。结果，连服 4 个疗程（1 年）时，e 抗原滴度大幅下降已近转阴，HBV-DNA 下降到 1.42E+05U/mL，遂调整方药，加强扶正抗毒。第 5 个疗程结束时，于 2015 年 4 月 5 日复查，乙肝三系大三阳转小三阳，HBV-DNA 2.96E+04U/mL，宗原法继续以丸剂治疗。第 6 个疗程结束时，于 2015 年 7 月 24 日复查，乙肝三系大三阳转小三阳稳定，HBV-DNA 7.02E+02U/mL，仍宗原法治疗。第 7 个疗程结束时，于 2015 年 10 月 26 日复查，HBV-DNA 已转阴（低于检测限），大三阳转小三阳稳定，肝功能正常，原方略做加减以巩固性治疗。随访 1 年，于 2016 年 3 月 26 日、2016 年 9 月 26 日、2017 年 3 月 25 日三次复查，乙肝三系大三阳转小三阳稳定，HBV-DNA 转阴后稳定，肝功能正常、稳定。此后停药，直到 2019 年 10 月 22 日复诊，患者高校毕业已工作 2 年余，于 10 月 20 日复查，乙肝三系小三阳，HBV-DNA 转阴后稳定。

## 【治疗经过】

2013 年 12 月 15 日初诊：慢性乙肝，乙肝三系大三阳，HBV-DNA 9.17E+07U/mL，肝功能 ALT 69U/L，AST 51U/L。自觉无明显不适，唯面部好发痤疮，舌淡红，苔薄黄，脉细弦。方药如下：

| | | | |
|---|---|---|---|
| 柴胡 12g | 白芍 20g | 炒枳实 12g | 茵陈 15g |

| | | | |
|---|---|---|---|
| 广金钱草 15g | 制大黄 9g | 厚朴 9g | 土茯苓 30g |
| 垂盆草 30g | 金银花 30g | 虎杖 20g | 蒲公英 20g |
| 紫花地丁 15g | 三叶青 20g | 叶下珠 15g | 铁皮石斛 10g |
| 枸杞子 15g | 生地黄 15g | 桃仁 12g | 苦参 10g |
| 僵蚕 10g | 姜半夏 9g | | |

上方 14 剂制成小丸，每次吞服 8g，每日 2 次。

2014 年 9 月 2 日四诊：初诊方随症略做加减，连服近 3 个疗程。8 月 27 日复查，肝功能 ALT 50U/L，AST 48U/L，GGT 118U/L，TBA 45.7μmol/L，HBV-DNA 2.98E+06U/mL。调整方药如下：

| | | | |
|---|---|---|---|
| 柴胡 12g | 白芍 20g | 茵陈 30g | 制大黄 9g |
| 厚朴 9g | 青叶胆 15g | 土茯苓 30g | 三叶青 20g |
| 叶下珠 30g | 金银花 20g | 虎杖 20g | 蒲公英 30g |
| 紫花地丁 20g | 北沙参 15g | 枸杞子 15g | 茜草 30g |
| 连翘 30g | 丹参 30g | 赤芍 20g | 铁皮石斛 10g |
| 苦参 10g | 僵蚕 10g | | |

14 剂制成小丸，服法如前。

2015 年 4 月 18 日六诊：2014 年 9 月 2 日方略做加减，连服 2 个疗程。4 月 5 日复查，肝功能正常，乙肝三系大三阳转小三阳，HBV-DNA 降到 2.96E+04U/mL。调整方药如下：

| | | | |
|---|---|---|---|
| 柴胡 12g | 生白芍 12g | 白术 15g | 甘草 9g |
| 生地黄 15g | 枸杞子 15g | 平盖灵芝 15g | 叶下珠 30g |
| 水飞蓟 30g | 三叶青 20g | 金银花 20g | 虎杖 20g |
| 蒲公英 30g | 紫花地丁 20g | 苦参 10g | 僵蚕 10g |

| 桃仁 12g | 赤芍 30g | 丹参 30g | 铁皮石斛 10g |
|---|---|---|---|
| 茵陈 15g | 土茯苓 15g | | |

上方制成小丸，服法如前。

2015 年 7 月 28 日七诊：4 月 18 日方 14 剂制成小丸连服 3 个月后，于 7 月 24 日复查，大三阳转小三阳稳定，肝功能正常，HBV-DNA 7.02E+02U/mL，原方加大青叶、败酱草各 15g。14 剂制成小丸服 3 个月。

2015 年 11 月 3 日八诊：7 月 28 日方第 7 疗程结束。10 月 26 日复查，HBV-DNA 已转阴（低于检测限），大三阳转小三阳稳定，肝功能正常，按原法续服 1 年，以资巩固。方药如下：

| 生地黄 15g | 枸杞子 20g | 平盖灵芝 20g | 铁皮石斛 6g |
|---|---|---|---|
| 柴胡 12g | 白芍 20g | 白术 15g | 甘草 9g |
| 金银花 20g | 虎杖 20g | 蒲公英 30g | 紫花地丁 20g |
| 水飞蓟 30g | 叶下珠 30g | 三叶青 20g | 丹参 30g |
| 赤芍 30g | 桃仁 12g | 苦参 10g | 僵蚕 10g |
| 大青叶 20g | 白蒺藜 15g | | |

上方制成小丸，服法如前。

2017 年 3 月 26 日十二诊：2015 年 11 月 3 日方随症略做加减，连服 1 年后停药。昨复查乙肝三系大三阳转小三阳稳定，HBV-DNA 转阴后稳定，肝功能正常、稳定。

2019 年 10 月 22 日十三诊：停药已 3 年。10 月 20 日复查，乙肝三系小三阳，HBV-DNA 转阴后一直稳定（低于检测限）。

**按语**：本例慢性乙肝患者为在校学生，为了服药方便，并利于个人隐私保密，其家长要求将中药加工成丸剂治疗。抱着试试看的想法，收到了满意的疗效。方法是将方中部分药物细粉，部分药物煎汁，以药汁为黏合剂制成小丸，即传统工艺的水泛为丸。水丸崩解、溶散快，吸收、作用快，易于吞服。这也说明慢性病用丸剂缓治的方法可以取得疗效。临床观察到，制丸的工艺，直接影响到疗效；同时方药煎剂浓缩制丸的疗效没有按传统方法水泛为丸的疗效好。这是否与生药含量多少有关？值得进一步深入观察。

# 病例十一　陈先生病例

## 【病史提要】

陈先生，37岁，浙江省浦江县城人。2008年因右胁不适，在当地医院检查发现乙肝三系大三阳，近一年来肝功能不正常，B超检查报告脾脏肿大，曾在当地服过中草药，肝功能稍有好转。未经西药抗病毒治疗，来诊要求中药治疗。根据化验检查报告，辨病立法，随证组方，连服中药二个半月，随着肝功能正常，乙肝三系大三阳转小三阳，HBV-DNA转阴（低于检测限）。继服中药2个月复查，乙肝三系小三阳，HBV-DNA转阴后稳定。此后宗原法并加强抗肝纤维化治疗，连续服药年余，脾脏回缩正常，复查乙肝三系小三阳，HBV-DNA转阴后稳定，肝功能GGT轻度增高，余均稳定，未见复发。

## 【治疗经过】

2009年5月8日初诊：慢性乙肝，脾肿大（厚4.5cm），4月29日在杭州市第六医院（肝病医院）检查，乙肝三系大三阳，HBV-DNA 1.36E+08U/mL，肝功能 ALT 101U/L，AST 102U/L，GGT 127U/L。自觉无明显不适，舌红，苔薄腻，脉细弦尺弱。先拟健脾益肾，柔肝活血，清泄解毒法。方药如下：

| | | | |
|---|---|---|---|
| 茵陈 30g | 藿香 10g | 黄芩 15g | 连翘 30g |
| 太子参 9g | 苍术 15g | 茯苓 15g | 白蔻仁 10g |
| 薏苡仁 30g | 制大黄 9g | 黄柏 12g | 金钱草 30g |
| 女贞子 10g | 桑寄生 15g | 枸杞子 20g | 菟丝子 12g |
| 北沙参 15g | 茜草 30g | 白花蛇舌草 30g | 垂盆草 30g |

另吞服西黄丸 3g，每日 1 次。

2009 年 6 月 16 日三诊：5 月 8 日方连服 10 剂，5 月 18 日二诊时复查，肝功能 ALT 已正常，AST 76U/L，GGT 124U/L，原方随症略做加减连服 1 个月。昨复查乙肝三系大三阳转小三阳，肝功能 ALT、AST 均已正常，GGT 107U/L，肝纤维化血清学指标透明质酸（HA）186.765 ng/mL。舌红苔薄黄，脉细弦尺弱。调整方药如下：

| | | | |
|---|---|---|---|
| 北沙参 15g | 枸杞子 30g | 茜草 30g | 连翘 30g |
| 女贞子 30g | 菟丝子 30g | 小蓟 30g | 淫羊藿 20g |
| 炮山甲 5g | 土鳖虫 9g | 山慈菇 9g | 水红花子 15g |
| 茯苓 30g | 黄芪 15g | 生地黄 12g | 黄芩 15g |
| 赤芍 30g | 丹参 30g | 叶下珠 15g | |

2009 年 10 月 2 日五诊：第三诊方连服 1 个月，7 月 20 日四诊时检查 HBV-DNA 已转阴（低于检测限），原方继服 2 个月。9 月 25 日复查，HBV-DNA 转阴后稳定，肝纤维化血清学指标四项（HA、PCIII、IV-C、LN）正常，唯 B 超检查脾肿大尚未回缩

正常，兼有胆囊息肉。调整方药如下：

| | | | |
|---|---|---|---|
| 北沙参 15g | 枸杞子 20g | 茜草 30g | 连翘 20g |
| 柴胡 10g | 郁金 20g | 茵陈 15g | 金钱草 15g |
| 黄芪 15g | 炙鳖甲 30g | 牡蛎 30g | 土鳖虫 10g |
| 桃仁 15g | 山慈菇 9g | 水红花子 15g | 莪术 20g |
| 女贞子 20g | 菟丝子 20g | 丹参 30g | 赤芍 30g |

另外，炮山甲、蟞蛄、三七各 3g，打成细粉和匀，每日分 3 次吞服。

2010 年 10 月 12 日十一诊：第五诊以来每 2 个月复诊 1 次，每次均按 2009 年 10 月 2 日方随症略做加减，连服近 1 年。昨复查乙肝三系小三阳，HBV-DNA 阴转后稳定，脾脏回缩正常，肝功能 GGT 66U/L，余均正常。调整方药以善后：

| | | | |
|---|---|---|---|
| 柴胡 9g | 白芍 15g | 茯苓 15g | 白术 10g |
| 当归 12g | 北沙参 15g | 枸杞子 20g | 茜草 20g |
| 茵陈 15g | 金钱草 15g | 叶下珠 20g | 水飞蓟 20g |
| 甘草 9g | | | |

服 30 剂。

**按语：**本例慢性乙肝急性发作，根据化验指标，确定其病机为湿热疫毒内侵，肝胆郁滞，瘀毒内结，所以初诊以甘露消毒丹合茵陈蒿汤等加减，再配合西黄丸以清泄活血解毒，同时注重益肾养肝，肝体得柔，则邪毒易于清除。当肝功能正常，乙肝三系大三阳转小三阳后，注重抗肝纤维化治疗，促进了 HBV-DNA 转阴，未见复发。方中北沙参、枸杞子、茜草、连翘组合，柔肝活血解毒，是笔者降 GGT 的辨病用药；黄芪、茯苓、炮山甲、土鳖虫、山慈菇、水红花子等为笔者自拟的抗肝纤维化的活血渗湿法的基础方，用于降低肝纤维化血清学指标有效。

# 病例十二 郑女士病例

## 【病史提要】

郑女士，29 岁，江西抚州人，在浙江绍兴经商。2008 年发现乙肝三系大三阳，肝功能正常。2014 年出现肝功能异常，当时西医给服阿德福韦抗病毒治疗 15 个月，乙肝三系大三阳转小三阳，HBV–DNA 转阴（低于检测限）。患者自行停药 2 个月复查，乙肝三系反跳为大三阳，HBV–DNA 6.9E+06U/mL。2017 年 2 月，患者因肝功能不正常而来我处门诊，要求服中药治疗。遂予内托抗毒法，连服 5 个月。2017 年 7 月复查，大三阳转小三阳，HBV–DNA 转阴（低于检测限），肝功能正常，同时查乙肝病毒前 $S_1$ 抗原阳性，按原法略做加减继续治疗 3 个月复查，大三阳转小三阳及 HBV–DNA 阴转后稳定，肝功能正常。仍按原法继续服药 4 个月复查，仍然稳定如前。随访 1 年未见复发。

## 【治疗经过】

2017 年 2 月 18 日初诊：慢性乙肝，2 月 14 日查乙肝三系大三阳，HBV–DNA 4.5E+06U/mL，肝功能 ALT 51U/L，AST 54U/L。胃纳可，胃脘时有胀痛，舌红，苔薄黄，脉细弦。方药如下：

| | | | |
|---|---|---|---|
| 黄芪 15g | 柴胡 9g | 白芍 15g | 炒枳实 12g |
| 甘草 9g | 炒白术 15g | 茯苓 15g | 枸杞子 20g |
| 女贞子 15g | 菟丝子 15g | 茵陈 15g | 土茯苓 30g |

| 虎杖 20g | 半枝莲 20g | 丹参 15g | 赤芍 15g |
| 叶下珠 30g | 垂盆草 20g | 姜半夏 10g | 娑罗子 10g |
| 铁皮石斛 6g | | | |

2017 年 4 月 15 日二诊：2 月 18 日方连服 2 个月。4 月 11 日查肝功能 ALT 89U/L，AST 189U/L，HBV–DNA 3.91E+06U/mL。纳、便如常，胃脘不适感，舌红，苔薄黄，脉细弦。调整方药如下：

| 柴胡 9g | 白芍 15g | 炒枳实 12g | 茵陈 30g |
| 生山栀 10g | 制大黄 9g | 姜半夏 10g | 金银花 30g |
| 虎杖 20g | 半枝莲 20g | 丹参 20g | 赤芍 20g |
| 白花蛇舌草 30g | 三叶青 20g | 叶下珠 30g | 水飞蓟 15g |
| 女贞子 10g | 墨旱莲 10g | 菟丝子 12g | 垂盆草 30g |
| 甘草 9g | | | |

2017 年 7 月 18 日五诊：第二诊以来每月复诊 1 次，每次均按 4 月 15 日方随症略做加减共服药 3 个月。7 月 13 日检乙肝三系大三阳转小三阳，HBV–DNA 已转阴（低于检测限），肝功能正常。同时，检乙肝病毒前 $S_1$ 抗原阳性。调整方药如下：

| 柴胡 9g | 白芍 15g | 当归 10g | 炒白术 15g |
| 茯苓 15g | 枸杞子 20g | 女贞子 15g | 菟丝子 20g |
| 丹参 20g | 赤芍 20g | 金银花 30g | 虎杖 20g |
| 半枝莲 20g | 三叶青 20g | 水飞蓟 20g | 叶下珠 30g |
| 茵陈 20g | 土茯苓 30g | 党参 15g | 甘草 9g |

2017 年 11 月 4 日六诊：7 月 18 日方连服 3 月余。10 月 31 日复查，乙肝三系大三阳转小三阳及 HBV–DNA 转阴后稳定，肝

功能正常。乙肝病毒前 $S_1$ 抗原阳性（但滴度较前降低）。拟宗原法续服 2 个月复查。

2018 年 4 月 21 日七诊：六诊方药，患者自行连服了 4 个月。4 月 12 日复查，乙肝三系大三阳转小三阳及 HBV-DNA 转阴后稳定，肝功能正常。乙肝病毒前 $S_1$ 抗原阳性（下降的滴度又恢复到原来水平）。宗原法继续服药 1 个月，并嘱注意复查、观察。

**按语：** 本例慢性乙肝，病发当初，经用西药阿德福韦抗病毒治疗 15 个月，疗效是好的，患者因某种原因，不愿继续西药抗病毒治疗，停药 2 个月即反跳如前，转用中药治疗，共服药 5 个月，即能达到乙肝三系大三阳转小三阳，HBV-DNA 转阴，肝功能正常，疗效甚佳，可能与前面曾经服用阿德福韦抗病毒治疗的基础有关。在大三阳转小三阳，HBV-DNA 转阴后，以逍遥散合自拟三子汤加减，体用同调，活血解毒，巩固性治疗 8 个月，亦属重要。

# 病例十三　胡先生病例

## 【病史提要】

胡先生，45 岁，杭州市人。发现乙肝三系大三阳已 20 多年，近年来肝功能 ALT、AST 常轻度增高，未引起重视，也未作正规治疗。2009 年 12 月初诊时检查，肝功能 ALT 高达 607U/L，HBV-DNA 2.11E+08U/mL，要求服中药治疗。先予清泄解毒、凉血活血法组方，随症略做加减，连服 3 个月。随

着肝功能正常，e 抗原滴度及 HBV–DNA 载量渐趋下降，遂调
整方药，内托抗毒，续服 9 个月，乙肝三系大三阳转小三阳，
HBV–DNA 同时转阴。

**【治疗经过】**

2009 年 12 月 22 日初诊：慢性乙肝，检乙肝三系大三阳，
HBV–DNA 2.11E+08U/mL，肝功能 ALT 607 U/L，AST 434 U/L，
GGT 85 U/L，TBIL 31.5μmol/L。舌暗红，苔薄黄，脉细弦尺弱。
拟调肝清泄、凉血活血解毒法。方药如下：

| | | | |
|---|---|---|---|
| 柴胡 12g | 生白芍 30g | 郁金 30g | 茵陈 30g |
| 生山栀 12g | 生大黄 9g | 黄柏 12g | 土茯苓 30g |
| 广金钱草 30g | 水牛角 30g | 生地黄 12g | 赤芍 30g |
| 丹参 30g | 黄芩 15g | 白茅根 30g | 白花蛇舌草 30g |
| 垂盆草 30g | | | |

另吞服西黄丸 3g，每日 1 次；五灵丸 9g，每日 2 次。

2010 年 3 月 22 日七诊：初诊以来每 2 周复诊 1 次，每次
均按初诊方随症略做加减，共服 3 个月。昨检肝功能已正常，
HBV–DNA 降到 3.11E+05U/mL。调整方药如下：

| | | | |
|---|---|---|---|
| 柴胡 12g | 白芍 20g | 炒枳实 12g | 茵陈 15g |
| 土茯苓 30g | 贯众 15g | 连翘 30g | 金银花 30g |
| 赤芍 30g | 丹参 30g | 枸杞子 30g | 女贞子 20g |
| 墨旱莲 20g | 菟丝子 30g | 小蓟 30g | 生地黄 15g |
| 黄芩 12g | 苦参 12g | 铁皮石斛 12g | 姜半夏 10g |

2010 年 10 月 12 日十三诊：第七诊以来每月复诊 1 次，每
次均按 3 月 22 日方随症略做加减，共服药 6 个月余。10 月 11

日复查，乙肝三系 e 抗原滴度 2.84S/CO，已呈弱阳性，HBV-DNA 1.09E+03U/mL，肝功能正常。调整方药如下：

| | | | |
|---|---|---|---|
| 黄芪 15g | 柴胡 10g | 白芍 20g | 炒枳实 12g |
| 枸杞子 30g | 女贞子 20g | 菟丝子 30g | 墨旱莲 20g |
| 太子参 15g | 炒白术 15g | 茯苓 20g | 生地黄 15g |
| 黄芩 12g | 苦参 15g | 金银花 30g | 虎杖 20g |
| 鸡骨草 30g | 丹参 20g | 赤芍 20g | 桃仁 12g |
| 平盖灵芝 15g | | | |

**按语：**本例慢性乙肝急性发作，初诊时根据化验指标，可以推断其病机特点为肝胆郁热，邪正抗争激烈。舌暗红示肝经血热、血瘀征象明显。急则治标，先予清泄解毒、凉血活血以抑制过亢的免疫反应，消除肝细胞炎症、坏死，恢复肝功能。方用茵陈蒿汤、犀角地黄汤、黄连解毒汤等加减，收效较好。肝功能正常后，需内托抗毒，患者始终舌质暗红、苔薄、脉细弦尺弱，需重视滋养肝肾、凉血活血，同时方中加用三物黄芩汤（生地黄、黄芩、苦参），意在清热凉血、燥湿解毒，常能收效。后期在原法基础上，重视补益肝气、活血化瘀。10月12日方连服2个月，大三阳转小三阳，HBV-DNA转阴（低于检测限）。后因患者出国而停止治疗。此类病例需注意观察，继续治疗，巩固疗效。

# 病例十四　吴男生病例

## 【病史提要】

吴男生，20岁，杭州市人，杭州某高校学生。至2009年8

月发现乙肝三系异常已年余，肝功能正常，未做任何治疗。2009年8月在杭州市第六人民医院检查，乙肝三系大三阳，HBV-DNA 3.93E+08U/mL，肝功能正常，要求中药治疗。开始用托里透邪法，服中药1年多，肝功能始终正常，乙肝三系大三阳，唯e抗原滴度明显下降，从初诊时的1246.718S/CO，下降到44.16S/CO，HBV-DNA降到1.43E+06U/mL。续服中药到2011年2月19日，因自觉劳累，肝功能不正常，ALT 239U/L，AST 87U/L，调整方药。服药到2011年5月3日复查，肝功能正常。继服1个月，于2011年6月8日复查，乙肝三系大三阳转小三阳，HBV-DNA降到1.69E+04U/mL，肝功能正常。原方继续服到7月30日复查，肝功能正常，乙肝三系小三阳，HBV-DNA 8.15E+03U/mL。患者因工作等原因，一直未复诊，自行按原方连服6个月，肝功能正常，小三阳，HBV-DNA仍未转阴。2012年2月2日复诊，拟用补托法，服药2个月复查，HBV-DNA转阴（低于检测限）。转阴后3个月复查，略有反弹，调整方药续服月余转阴，仍宗原法继续治疗。观察6个月，乙肝三系大三阳转小三阳及HBV-DNA转阴后稳定，肝功能正常、稳定。

**【治疗经过】**

2009年8月21日初诊：乙肝三系大三阳，HBV-DNA 3.93E+08U/mL，肝功能正常。食欲不振，大便溏薄，舌暗红，苔薄白，脉细弦。拟托里透邪。方药如下：

| | | | |
|---|---|---|---|
| 黄芪 15g | 党参 15g | 炒白术 15g | 炒苍术 15g |
| 茯苓 15g | 猪苓 15g | 干姜 5g | 枸杞子 20g |
| 女贞子 20g | 菟丝子 20g | 淫羊藿 20g | 墨旱莲 20g |

| 柴胡 12g | 白芍 20g | 炒枳实 15g | 丹参 20g |
| 赤芍 20g | 叶下珠 15g | 三叶青 15g | 焦神曲 30g |

2011年1月18日十八诊：初诊以来每月复诊1次，每次均按初诊方随症略做加减，连服1年5个月。昨复查乙肝三系大三阳，但e抗原滴度明显下降，HBV-DNA 1.43E+06U/mL，肝功能正常。胃纳可，大便不成形，面部好发痤疮，舌暗红，苔薄黄，脉细弦尺弱。调整方药如下：

| 柴胡 12g | 白芍 20g | 郁金 20g | 丹参 30g |
| 赤芍 30g | 枸杞子 20g | 女贞子 20g | 菟丝子 20g |
| 墨旱莲 20g | 淫羊藿 20g | 铁皮石斛 6g | 苦参 10g |
| 僵蚕 10g | 金银花 30g | 虎杖 20g | 三叶青 15g |
| 叶下珠 15g | 姜半夏 12g | | |

2011年2月19日十九诊：十八诊方连服1个月，自诉因劳累肝功能异常，昨检肝功能ALT 239U/L，AST 87U/L，余项正常。面部痤疮明显，舌暗红，苔薄黄，脉细弦尺弱。调整方药如下：

| 柴胡 12g | 白芍 20g | 郁金 20g | 丹参 30g |
| 赤芍 20g | 水牛角 30g | 黄芩 15g | 茵陈 30g |
| 土茯苓 30g | 垂盆草 30g | 枸杞子 20g | 女贞子 15g |
| 苦参 10g | 僵蚕 10g | 金银花 30g | 虎杖 20g |
| 墨旱莲 15g | 姜半夏 10g | | |

另吞服西黄丸3g，每日1次。

2011年5月3日二十二诊：十九诊方连服1个月，于3月19日复查，肝功能已正常，HBV-DNA 1.03E+07U/mL，继按原方随症略做加减，续服月余，于4月29日复查肝功能正常。面部痤疮好发，大便不成形，舌脉象如前，仍宗 1 月 18 日方意，拟调肝益肾理脾、凉血活血解毒法续服。

2011 年 6 月 8 日二十三诊：二十二诊方连服 1 个月，昨检肝功能正常，乙肝三系大三阳转小三阳，HBV–DNA 降到 1.69E+04U/mL，前方加水飞蓟 20g 续服。

2012 年 2 月 2 日二十四诊：二十三诊方自行连服 6 个月，肝功能一直正常，乙肝三系小三阳，HBV–DNA 降到 8.15E+03U/mL，后一直未能转阴。自觉无明显不适，胃纳可，大便恒溏，舌脉象如前，拟补托法，重在温补脾肾以托邪外出。方药如下：

| | | | |
|---|---|---|---|
| 黄芪 30g | 党参 20g | 苍术 15g | 白术 15g |
| 枸杞子 15g | 菟丝子 20g | 山茱萸 10g | 淡附片 6g |
| 肉桂 6g | 干姜 6g | 柴胡 10g | 白芍 20g |
| 灵芝片 15g | 金银花 20g | 虎杖 20g | 半枝莲 20g |
| 丹参 15g | 赤芍 20g | 三叶青 20g | 水飞蓟 20g |

2012 年 4 月 10 日二十五诊：二十四诊方连服 2 个月复查，HBV–DNA 已转阴（低于检测限），乙肝三系小三阳，肝功正常，仍宗原法续服，以资巩固。

2013 年 3 月 12 日二十七诊：二十五诊方连服 1 个月后，患者因故自行停药 3 个月。2012 年 7 月 10 日复诊检查，HBV–DNA 反跳为 2.37E+03U/mL，余均正常、稳定。原方灵芝改为平盖灵芝 15g，连服 40 剂。2012 年 8 月 20 日复诊检查，HBV–DNA 转阴。患者胃纳佳，大便已成形，原方去淡附片、肉桂，继续治疗、观察 6 个月，并每月复查 1 次。昨检乙肝三系大三阳转小三阳及 HBV–DNA 转阴后稳定，肝功能正常、稳定。

按语：本例乙肝病毒携带者，初诊时脾虚征象明显，按整体辨病，则见肝之病，知肝传脾及肾，治拟健脾益肾、调肝活血解毒法以恢复五脏生克功能，试图激发正气，托毒外出。经过一年半的调治，肝功能 ALT 升高到 239U/L，治疗出现转机，正邪抗争，正胜邪却，乙肝三系大三阳转小三阳。当 HBV-DNA 转阴后出现反跳时，调整方药，重在温补脾肾，在原方基础上加淡附片、肉桂、干姜及平盖灵芝，以内托抗毒，病情随之出现了良性转变，服药 2 个月 HBV-DNA 即转阴（低于检测限）、稳定。这里，平盖灵芝亦起到了很好的作用。HBV-DNA 转阴，脾肾两虚的症状改善后，附片、肉桂不宜久用。

# 病例十五　杨先生病例

## 【病史提要】

杨先生，25 岁，杭州市人。患者因其爱人为乙肝三系大三阳的病毒携带者，共同生活 2 年余，体检发现乙肝三系大三阳，HBV-DNA 阳性已半年多。2013 年 4 月初诊时检乙肝三系大三阳，但表面抗原及 e 抗原滴度较低，HBV-DNA 1.44E+05U/mL，肝功能正常。临床表现腰酸神疲、胃脘隐痛等脾肾不足征象明显，予补托法。服药 2 个月，乙肝三系表面抗原及 e 抗原均已转阴，出现"三抗体"阳性，表面抗体滴度 135.21U/L，HBV-DNA 已转阴（低于检测限）。继续服药 1 个月，患者为了证实疗效的可靠性，自行去杭城另一家大医院复查，HBV-DNA 阴转稳定，表面抗体滴度已高达 >1000U/L。仍宗原法续服 1 个月，以资巩固。

随访 5 年，未见复发。

**【治疗经过】**

2013 年 4 月 5 日初诊：检乙肝三系大三阳，表面抗原定量 1.17U/mL，e 抗原定量 9.901S/CO，HBV–DNA 1.44E+05U/mL，肝功能正常。腰酸神疲，胃脘隐痛时有，性功能减退，舌淡红，苔薄黄，脉细弦尺弱。拟内托抗毒法。方药如下：

| | | | |
|---|---|---|---|
| 黄芪 30g | 党参 20g | 炒白术 15g | 生地黄 15g |
| 熟地黄 15g | 山茱萸 10g | 淫羊藿 20g | 枸杞子 20g |
| 鹿角片 10g | 炙龟甲 20g | 女贞子 15g | 菟丝子 15g |
| 虎杖 20g | 半枝莲 30g | 三叶青 15g | 叶下珠 30g |
| 柴胡 10g | 白芍 20g | 炒枳实 12g | 重楼 10g |
| 姜半夏 10g | 平盖灵芝 10g | | |

2013 年 5 月 3 日四诊：初诊以来每周复诊 1 次。初诊方服 7 剂时，胃脘隐痛已解，仍感腰酸神疲，宗原法继服 3 周。今日复诊，胃纳可，二便正常。调整方药如下：

| | | | |
|---|---|---|---|
| 黄芪 30g | 党参 15g | 炒白术 15g | 生地黄 20g |
| 熟地黄 20g | 山茱萸 10g | 淫羊藿 20g | 枸杞子 20g |
| 鹿角片 10g | 炙龟甲 20g | 柴胡 10g | 白芍 15g |
| 炒枳实 12g | 三叶青 20g | 叶下珠 30g | 虎杖 20g |
| 半枝莲 30g | 土鳖虫 9g | 平盖灵芝 10g | |

2013 年 7 月 2 日六诊：四诊方连服 21 剂，于 5 月 31 日五诊时复查，乙肝表面抗原及 e 抗原已转阴，表面抗体（135.21U/L）、e 抗体、核心抗体三抗体阳性，HBV–DNA 转阴（低于检测限），随症略做加减，续服 1 个月。昨日复查，HBV–

DNA 阴转后稳定，表面抗体滴度 >1000U/L，仍宗原法续服 1个月，以巩固疗效。

**按语：**本例乙肝病毒携带者，病程不长，表面抗原及 e 抗原滴度较低，其预后有可能自愈，也有可能病情会发展。考虑到 HBV–DNA 1.44E+05U/mL，且自觉症状明显，用自拟内托抗毒方加减以温补脾肾、调肝解毒而一举收效。此外，临床所见，对于有证可辨的乙肝病毒携带者，辨病与辨证结合治疗效果较好，对于那些无证可辨的乙肝病毒携带者（大三阳），治疗难度很大，是否需要治疗，当根据其他理化检查结果而定。

# 病例十六　孙先生病例

## 【病史提要】

孙先生，39 岁，浙江慈溪人。1998 年发现乙肝三系大三阳，以往肝功能正常。2007 年 3 月初诊时检乙肝三系大三阳，肝功能 ALT、AST 轻度增高，用调肝益肾、清泄解毒法，服中药 1 个月，肝功能恢复正常，HBV–DNA 从 $10^6$ 降到 $10^4$U/mL。遂调整方药，用内托抗毒法组方，服药 6 个月，HBV–DNA 转阴（低于检测限），而乙肝三系仍是大三阳（e 抗原滴度已较低）。宗原法连续服药 1 年，HBV–DNA 转阴稳定，乙肝三系大三阳仍未转为小三阳。遂调整方药，加强抗肝纤维化治疗，服药 2 个月即转为小三阳。随访 3 个月未见复发。

## 【治疗经过】

初诊及前阶段治疗略。

2008 年 10 月 3 日十六诊：昨日复查，乙肝三系大三阳，HBV-DNA 阴转已稳定 1 年，肝纤维化血清学指标 HA 167ng/mL。腰膝酸楚，性欲减退，大便溏薄，舌苔薄，质暗红，脉细弦尺部弱。调整方药如下：

| | | | |
|---|---|---|---|
| 黄芪 30g | 党参 20g | 炒白术 15g | 枸杞子 30g |
| 女贞子 30g | 菟丝子 30g | 炮山甲 10g | 土鳖虫 15g |
| 山慈菇 15g | 猪苓 30g | 茯苓 30g | 鹿角片 10g |
| 炙龟甲 30g | 制附片 5g | 柴胡 12g | 炒枳实 15g |
| 金银花 30g | 虎杖 30g | 半枝莲 30g | |

另：冲服破壁灵芝孢子粉 2g，煎服冬虫夏草 1g。

2009 年 3 月 21 日十七诊：去年 10 月 3 日方连服 2 个月，2008 年 12 月 10 日复查，乙肝三系大三阳转为小三阳，肝纤维化血清学指标（HA 72ng/mL，PIIIP 20.4ng/mL，C-IV 17.4ng/mL）已正常。患者自行停药已 3 个月。2009 年 3 月 14 日复查，乙肝大三阳转小三阳、HBV-DNA 转阴均稳定。仍感腰酸，大便不成形，舌苔薄，质暗红，脉细弦尺部弱。仍宗原法，随症略做加减，续服 2 个月，以资巩固。

**按语：** 慢性乙肝大三阳，经过治疗 HBV-DNA 先转阴而大三阳未转的，临床所见，其 e 抗原滴度多已较低，但需要较长时间治疗方能转为小三阳。此类情况以服用西药抗病毒（如替洛福韦）为常见。此多因正气不足，需加强免疫功能。本例慢性乙肝用纯中药治疗。其临床表现有肝气虚、脾气虚，皆由肾精不足所致；结合肝纤维化血清学指标检测及 B 超检查报告（慢性肝病图像），提示存在肝络瘀阻。故其病机特点为脾肾不足，肝气亏虚，肝络瘀滞，正不胜邪。治当内托抗毒。方中参、杞、龟、鹿为龟鹿二仙膏方，补肾益精，合黄芪、柴胡以补肝气，稍佐制附片温肾助阳，以鼓动肝脾的疏运功能。方中黄芪、炮山甲、茯苓、土鳖虫、山慈菇等为笔者自拟的活血渗湿抗肝纤维化基础方，后期治疗加入本方，促进了大三阳转小三阳。此外，方中破壁灵芝孢子粉合冬虫夏草，对提高免疫功能、抑制（或清除）病毒起了重要作用。

# 慢性乙肝小三阳病例选

## 病例一　何先生病例

### 【病史提要】

何先生，47 岁，杭州市人，杭州市某公司职工。2002 年 12 月确诊为慢性乙肝，乙肝三系小三阳，某医院给服拉米夫定抗病毒治疗已经九年。初服拉米夫定时，每日 1 次，每次服 1 片，治疗 3 个月，HBV–DNA 即已转阴（低于检测限）。随后减量为每次半片，每日服 1 次，治疗 9 年来，HBV–DNA 转阴后一直稳定。2011 年 12 月复查，HBV–DNA 反弹为 3.43E+03U/mL，自行观察 5 个月，HBV–DNA 有逐渐升高的趋势，便于 2012 年 5 月来我处门诊，要求中药治疗。服中药 3 个月后停服拉米夫定半个月复查，HBV–DNA 升高到 2.07E+04U/mL，调整处方，用自拟托里透邪法，随症化裁。服药近 1 年，HBV–DNA 几近转阴，但久久未能低于检测限，遂用自拟补托法，服药月余，HBV–DNA 转阴，宗原法巩固性治疗 3 个月，HBV–DNA 又反弹为 6.39E+03U/mL，仍宗原法调整方药，连服 2 个月，HBV–DNA 又开始下降。续服近 3 个月复查，HBV–DNA 已转阴。然而稳定了 5 个月，HBV–DNA 又反弹为 6.72E+03U/mL，调整方药连服 2 个月，HBV–

DNA 转阴，宗原法继续治疗二个半月复查，HBV-DNA 转阴后稳定，肝功能正常、稳定。此后继续宗原法治疗，并每 2 个月复查 1 次，各项指标均正常、稳定。直到 2016 年 11 月复查，乙肝三系表面抗原亦已转阴。继续观察 10 个月，2017 年 9 月 8 日复查，HBV-DNA 及表面抗原转阴后稳定，肝功能及肝纤维化血清学指标均正常。因患者兼有反流性食管炎病史，遂予两顾，间断服药。2019 年 3 月 23 日复查，乙肝三系 e 抗体及核心抗体阳性，表面抗原转阴后稳定，HBV-DNA 转阴后一直稳定（低于检测限），肝功能正常。

## 【治疗经过】

2012 年 5 月 26 日初诊：慢性乙肝，检乙肝三系小三阳，HBV-DNA 6.43E+03U/mL，肝功能正常。兼之脂肪肝及慢性胃炎。腰酸乏力，食欲不振，舌红，苔薄腻，脉细弦尺弱。先拟调脾肾为主。方药如下：

| | | | |
|---|---|---|---|
| 黄芪 30g | 党参 15g | 白术 15g | 猪苓 15g |
| 茯苓 15g | 枸杞子 20g | 女贞子 15g | 菟丝子 20g |
| 柴胡 12g | 白芍 15g | 炒枳实 12g | 三叶青 15g |
| 水飞蓟 15g | 鹿角片 10g | 炙龟甲 15g | 砂仁 10g |
| 炒鸡内金 10g | 焦山楂 30g | 莱菔子 30g | |

2012 年 8 月 26 日七诊：初诊以来每 2 周复诊 1 次，每次均按初诊方略做加减，连服 3 个月，食欲渐振，肝功能正常。停服拉米夫定，予托里透邪法。方药如下：

| | | | |
|---|---|---|---|
| 黄芪 30g | 党参 15g | 炒白术 15g | 苍术 15g |
| 土茯苓 30g | 重楼 10g | 姜半夏 10g | 金银花 30g |

虎杖 20g　　　紫花地丁 20g　　水飞蓟 30g　　柴胡 12g

白芍 20g　　　炒枳实 15g　　　炙鸡内金 20g　平盖灵芝 15g

2012 年 9 月 29 日九诊：停服拉米夫定已半个月，昨日复查 HBV–DNA 升到 2.07E+04U/mL，肝功能 ALT 42U/L，轻度增高。腰酸乏力，舌苔薄，脉细弦尺弱。前方加鹿角片 10g，炙龟甲 15g 续服。

2012 年 11 月 17 日十二诊：第九诊以来每 2 周复诊 1 次，每次均按 2012 年 9 月 29 日方加减，连服一个半月。11 月 10 日复查，HBV–DNA 6.43E+02U/mL，已大幅度下降，肝功能正常。按原法续服。

2013 年 12 月 7 日二十四诊：第十二诊以来每月复诊 1 次，每次均按原方随症略做加减，服药近 1 年，HBV–DNA 未能转阴，证情如前，拟补托法。方药如下：

黄芪 30g　　　党参 15g　　　炒白术 15g　　枸杞子 30g

女贞子 30g　　菟丝子 30g　　鹿角片 20g　　炙龟甲 20g

淡附片 6g　　　肉桂 9g　　　金银花 30g　　虎杖 20g

三叶青 20g　　水飞蓟 30g　　茵陈 15g　　　土茯苓 30g

柴胡 12g　　　白芍 20g　　　红花 12g　　　桃仁 12g

平盖灵芝 15g

另用温开水冲服破壁灵芝孢子粉 2g，每日 1 次。

2014 年 1 月 25 日二十七诊：第二十四诊以来每 2 周复诊 1 次，每次均按 2013 年 12 月 7 日方随症略做加减，连服 42 剂。2014 年 1 月 18 日复查 HBV–DNA 已转阴（低于检测限），肝功能正常、稳好。前方略做加减，续服以巩固治疗。

2014 年 6 月 15 日三十二诊：第二十七诊以来每月复诊 1 次，每次均按原方随症略做加减续服。HBV–DNA 转阴已稳定近 5 个月后反弹，昨复查 HBV–DNA 3.81E+03U/mL，肝功能正常。舌红，苔中后部厚，脉细弦。调整方药如下：

| | | | |
|---|---|---|---|
| 黄芪 30g | 党参 15g | 白术 15g | 枸杞子 30g |
| 女贞子 20g | 菟丝子 30g | 小蓟 30g | 生地黄 15g |
| 黄芩 12g | 苦参 10g | 茵陈 15g | 土茯苓 30g |
| 柴胡 10g | 白芍 20g | 炒枳实 15g | 鹿角片 15g |
| 炙龟甲 15g | 肉桂 6g | 水飞蓟 30g | 平盖灵芝 15g |

2015 年 2 月 15 日四十二诊：第三十二诊以来每月复诊 1 次，每次均按 2014 年 6 月 15 日方随症略做加减，连服二个半月。2014 年 9 月 6 日复查 HBV–DNA 转阴。现又见反跳，昨检 HBV–DNA 6.72E+03U/mL，肝功能 TBIL 19.5μmol/L，ALP 130U/L。调整方药如下：

| | | | |
|---|---|---|---|
| 黄芪 30g | 白术 15g | 枸杞子 30g | 女贞子 15g |
| 菟丝子 30g | 淫羊藿 20g | 柴胡 10g | 白芍 15g |
| 当归 10g | 茯苓 15g | 甘草 9g | 茵陈 20g |
| 金钱草 15g | 制大黄 9g | 土茯苓 15g | 黄芩 12g |
| 苦参 10g | 败酱草 15g | 红花 12g | 桃仁 12g |
| 薏苡仁 30g | 平盖灵芝 30g | | |

2015 年 7 月 10 日四十七诊：第四十二诊以来每月复诊 1 次，每次均按 2015 年 2 月 15 日方随症略做加减，连服 2 月余。2015 年 4 月 25 日复查，HBV–DNA 已转阴（低于检测限）。2015 年 7 月 5 日复查 HBV–DNA 转阴后稳定，肝功能正常。宗原法

（前方去金钱草、制大黄，加破壁灵芝孢子粉 2g 冲服，冬虫夏草每日 1g 煎服）以巩固性治疗。

2016 年 12 月 10 日五十五诊：第四十七诊以来每 2 个月复诊 1 次，仍宗 2015 年 7 月 10 日方连续服药，并每隔 2 个月复查 1 次，HBV-DNA 转阴后稳定，肝功能正常。2016 年 11 月 19 日检查，乙肝表面抗原（HBsAg）亦已转阴。因兼反流性食管炎，脘痞、泛酸时有，舌红苔薄腻，脉细弦。治宜两顾。方药如下：

| | | | |
|---|---|---|---|
| 黄芪 20g | 党参 15g | 炒白术 15g | 枸杞子 30g |
| 菟丝子 20g | 肉桂 9g | 柴胡 10g | 白芍 15g |
| 茯苓 15g | 苍术 15g | 厚朴 15g | 姜半夏 15g |
| 苦参 12g | 黄芩 12g | 生地黄 12g | 桃仁 15g |
| 蒲公英 20g | 乌贼骨 20g | 茵陈 15g | 薏苡仁 30g |
| 炒鸡内金 10g | 冬虫夏草 1g（另煎） | | |

2017 年 9 月 9 日六十诊：第五十五诊以来每 2 个月复诊 1 次，每次均按原方随症略做加减连服至今。9 月 8 日复查，证情稳好，HBV-DNA 及 HBsAg 转阴后稳定，肝功能正常。

2019 年 3 月 26 日六十八诊：第六十诊以来每 2 个月复诊 1 次，每次仍宗原法随症略做加减，隔月服药至今。2019 年 3 月 23 日复查乙肝三系、HBV-DNA 及肝功能均稳定如前，未见复发。自 2015 年 4 月起 HBV-DNA 转阴稳定以来，已经稳定 4 年，表面抗原转阴、稳定已两年半，表面抗体尚未转阳。继续观察。

**按语：** 此例慢性乙肝，服拉米夫定抗病毒治疗稳定 9 年后，出现拉米夫定耐药，HBV-DNA 反弹复阳，改用中药抗病毒治疗。先服中药 3 个月，再停服拉米夫定，以防 HBV-DNA 剧烈反跳。

治疗过程中有三个重要环节：一是辨病论治，以补肾填精激活自身与生俱来的先天免疫力，内托抗毒；在温补脾肾方药中，适时适量加用淡附片、肉桂，能促进 HBV-DNA 转阴，但转阴后不宜久用，否则会出现 HBV-DNA 反弹复阳，这在此案中有明显反应，笔者临床观察时有这种情况发生。二是患者兼有慢性胃炎，有脾胃湿热征象时，选用《备急千金要方》的三物黄芩汤（生地黄、黄芩、苦参）清热凉血，燥湿解毒；有肝脾不调征象时，合逍遥散加减。辨病立法，随证选药（方），亦是辨病（西医的病）与辨证相结合的方法，这些都有利于 HBV-DNA 转阴。三是后期治疗加服冬虫夏草和破壁灵芝孢子粉，对于西药抗病毒出现耐药，或停服抗病毒西药后 HBV-DNA 反跳复阳的，尤为有效，同时对表面抗原转阴亦有很好的作用，但需要有一定的经济条件支持。

# 病例二　冯先生病例

## 【病史提要】

冯先生，38 岁，杭州市某单位职工。14 岁时发现为乙肝病毒携带者，此后曾一度肝功能不正常，经服西药降酶治疗，肝功能恢复正常，未经西药抗病毒治疗。近年来，肝功能轻度异常，2016年 8 月初诊时，HBV-DNA 2.06E+04U/mL，给予中药治疗。拟方托里透邪法，服药一个半月，HBV-DNA 下降为 1.15E+03U/mL。继续服药 6 个月，2017 年 4 月 10 日复查，肝功能 ALT 升高到 124U/L，HBV-DNA 升到 1.27E+06U/mL。调整方药治疗 2 个月，肝功能正常，HBV-DNA 已转阴（低于检测限），肝纤维化血清学指标 PⅢP 尚轻度增高，仍按原法，随症略做加减以巩固性治疗 3 个月。2017 年 9 月 5 日复查，HBV-DNA 转阴后稳定，肝功能及肝纤维化血清 学指标均正常，宗原法巩固性治疗 6 个月。观察 1 年未见复发。

## 【治疗经过】

2016 年 8 月 27 日初诊：慢性乙肝，检乙肝三系小三阳，HBV-DNA 2.06E+04U/mL，肝功能 ALT 46U/L，AST 48U/L。舌红 苔薄黄，脉细弦。拟健脾益肾、调肝活血解毒以托里透邪。方药 如下：

| | | | |
|---|---|---|---|
| 黄芪 15g | 党参 15g | 白术 15g | 茯苓 15g |
| 枸杞子 20g | 女贞子 15g | 菟丝子 15g | 小蓟 15g |
| 柴胡 9g | 白芍 20g | 郁金 15g | 金银花 20g |
| 虎杖 20g | 半枝莲 15g | 水飞蓟 20g | 丹参 15g |
| 赤芍 20g | 茵陈 15g | 土茯苓 20g | 垂盆草 20g |

2016 年 11 月 15 日六诊：初诊以来每 2 周复诊 1 次，每次 均按初诊方略做加减，共服一个半月。10 月 12 日复查，HBV-DNA 1.15E+03U/mL，已趋下降，肝功能正常，原方续服 1 个月。今日复诊诉时有心悸、胸闷，舌红苔薄黄，脉细弦。调整方药 如下：

| | | | |
|---|---|---|---|
| 黄芪 20g | 党参 15g | 白术 15g | 茯苓 30g |
| 枸杞子 30g | 女贞子 15g | 菟丝子 15g | 白芍 15g |
| 柴胡 9g | 金银花 20g | 虎杖 15g | 半枝莲 15g |
| 丹参 20g | 赤芍 20g | 水飞蓟 20g | 苦参 10g |
| 麦冬 15g | 五味子 10g | 淫羊藿 15g | 平盖灵芝 15g |

2017 年 4 月 11 日十一诊：第六诊以来每月复诊 1 次，每次均按原方略做加减，连服 5 个月。4 月 10 日复查，肝功能 ALT 124U/L，AST 102U/L，明显升高；HBV-DNA 1.27E+06U/mL，高于初诊 2.06E+04U/mL。舌红苔薄黄，脉细弦。调整方药如下：

| | | | |
|---|---|---|---|
| 黄芪 15g | 党参 12g | 白术 12g | 枸杞子 20g |
| 女贞子 20g | 菟丝子 20g | 小蓟 20g | 柴胡 10g |
| 白芍 15g | 炒枳实 10g | 丹参 20g | 赤芍 20g |
| 茵陈 30g | 生山栀 10g | 制大黄 9g | 土茯苓 30g |
| 金银花 30g | 虎杖 20g | 半枝莲 20g | 三叶青 20g |
| 水飞蓟 30g | 叶下珠 30g | 垂盆草 30g | 平盖灵芝 10g |

另吞服西黄丸 3g，每日 1 次。

2017 年 6 月 6 日十五诊：第十一诊以来每 2 周复诊 1 次，每次均按原方随症略做加减，连服近 1 个月，于 5 月 7 日检肝功能正常，HBV-DNA 5.41E+03U/mL，已明显下降，而肝纤维化血清学指标 PCⅢ和 LN 轻度增高，原方继续服药 1 个月。6 月 5 日复查，HBV-DNA 已转阴（低于检测限），肝功能正常，肝纤维化血清学指标 PCⅢ尚轻度增高，需加强抗肝纤维化。调整方药如下：

| | | | |
|---|---|---|---|
| 黄芪 15g | 党参 12g | 白术 12g | 枸杞子 20g |
| 女贞子 20g | 菟丝子 20g | 柴胡 9g | 白芍 15g |
| 炒枳实 10g | 金银花 30g | 虎杖 20g | 半枝莲 20g |
| 三叶青 20g | 水飞蓟 30g | 叶下珠 30g | 丹参 20g |
| 赤芍 20g | 桃仁 15g | 土鳖虫 9g | 茯苓 30g |
| 水红花子 15g | 平盖灵芝 10g | | |

2017年9月5日二十三诊：第十五诊以来每月复诊1次，每次均按原方随症略做加减，连服3个月。9月4日复查，HBV-DNA转阴后稳定，肝功能及肝纤维化血清学指标均正常。仍宗原法，随症加减，续服6个月以巩固疗效。

**按语：** 本例慢性乙肝，初诊时肝功能轻度异常，处在正邪相持阶段，需激发正气，抗邪外出，故拟补益脾肾、调肝活血解毒以托里透邪。治疗过程中出现肝功能 ALT、AST 明显升高，HBV-DNA 载量亦明显升高，已出现免疫应答，正邪抗争较剧，这时，一方面仍需激发正气，另一方面又要抑制过亢的病理性免疫反应，处方在原法基础上加强清泄解毒、凉血活血，选加茵陈蒿汤加三叶青，增加金银花、虎杖、半枝莲用量。连续服药2个月，HBV-DNA 已转阴（低于检测限），肝功能正常。后期加强活血渗湿（黄芪、茯苓、水红花子、桃仁、土鳖虫等），以抗肝纤维化，亦是巩固疗效的重要环节。

# 病例三　林男孩病例

## 【病史提要】

林男孩，13岁，浙江永康人。其母诉患者自2005年8岁开始患乙肝，当时检查乙肝三系大三阳，HBV-DNA $10^4$U/mL，肝功能 ALT 107U/L，在杭州某大医院用干扰素治疗10个月，大三阳转小三阳，HBV-DNA 未能转阴。停用干扰素1个月后，肝功能 ALT 升高到970U/L，HBV-DNA 升到 $10^9$U/mL，遂到上海某大医院就诊，改用拉米夫定治疗，不久肝功能正常，乙肝三系小三阳，HBV-DNA 转阴（低于检测限）。服药到二年半时，HBV-DNA 反弹到 $10^5$U/mL，又辗转北京就医，某大医院专家认为还是再用干扰素治疗，治疗 1 个月后复查，HBV-DNA 转阴，肝功能不正常。继续治疗 2 年，肝功能基本正常，HBV-DNA 转阴后停止治疗。停用干扰素 5 个月复查，HBV-DNA 反跳为 1.68E+03U/mL。于 2010 年 4 月来我处门诊，给予中药治疗。服中药 2 个月，检 HBV-DNA 2.58E+04U/mL，说明停用干扰素反跳尚在继续，未能控制。继续中药治疗二个半月，共服药四个半月，于 2010 年 8 月 31 日复查，HBV-DNA 已转阴（低于检测限），各项指标稳定如前。继服中药 6 个月未见复发。此后一直稳定，身体健康。2016 年 8 月 13 日，患者已高中毕业，高考结束，被省外某高校录取，上学前复查，肝功能轻度异常，HBV-DNA 1.24E+03U/mL，按原方加减服药 2 个星期复查，HBV-DNA 即已转阴（低于检测限）。

### 【治疗经过】

2010 年 4 月 15 日初诊：慢性乙肝已 5 年，历经干扰素及拉米夫定治疗。此次干扰素治疗结束后 5 个月，检乙肝三系小三阳，HBV-DNA 转阴后反跳为 1.65E+03U/mL。舌淡红，苔薄黄，脉细弦。方药如下：

| | | | |
|---|---|---|---|
| 黄芪 15g | 党参 15g | 白术 15g | 枸杞子 20g |
| 女贞子 20g | 菟丝子 20g | 山茱萸 9g | 墨旱莲 20g |
| 金银花 15g | 虎杖 15g | 贯众 12g | 土茯苓 30g |
| 鸡骨草 30g | 水飞蓟 15g | 三叶青 10g | 丹参 30g |
| 赤芍 20g | 姜半夏 9g | 破壁灵芝孢子粉 2g（冲） | |

2010 年 4 月 25 日二诊：4 月 15 日方服 10 剂，胃纳尚可，大便溏薄，容易感冒，面色不华，舌淡红，苔薄黄，脉细弦。方药如下：

| 黄芪 30g | 炒白术 15g | 防风 9g | 党参 15g |
| 炒扁豆 30g | 焦神曲 20g | 生地黄 12g | 山茱萸 9g |
| 枸杞子 20g | 女贞子 20g | 菟丝子 20g | 贯众 12g |
| 土茯苓 30g | 水飞蓟 15g | 三叶青 12g | 鸡骨草 30g |
| 丹参 30g | 赤芍 20g | 姜半夏 10g | |

破壁灵芝孢子粉 2g（冲服）

2010 年 6 月 17 日六诊：第二诊以来每 2 周复诊 1 次，每次均按 4 月 25 日方随症略做加减连服 2 个月，纳、便正常，昨查肝功能正常，乙肝三系小三阳，HBV–DNA 2.58E+04U/mL，停用干扰素反跳尚未控制。调整方药如下：

| 黄芪 30g | 党参 15g | 炒白术 15g | 扁豆 30g |
| 防风 9g | 柴胡 12g | 白芍 15g | 郁金 12g |
| 枸杞子 20g | 女贞子 20g | 菟丝子 20g | 生地黄 12g |
| 山茱萸 9g | 金银花 15g | 虎杖 20g | 半枝莲 30g |
| 丹参 30g | 赤芍 20g | 贯众 12g | 土茯苓 30g |
| 水飞蓟 15g | 破壁灵芝孢子粉 2g（冲服） | | |

冬虫夏草 1g，煎服，每日 1 次。

2010 年 9 月 4 日十一诊：第六诊以来每 2 周复诊 1 次，每次均按 6 月 17 日方连服二个半月。8 月 31 日复查，乙肝三系小三阳，肝功能正常，HBV–DNA 已转阴（低于检测限）。舌红苔薄黄，脉细弦。宗原法续服，以资巩固。

2010 年 12 月 14 日十四诊：第十一诊以来每月复诊 1 次，每次均按 9 月 4 日方随症略做加减连服 3 月余。12 月 6 日复查，HBV-DNA 转阴后稳定，肝功能正常、稳好。

2011 年 3 月 10 日，患者母亲电话告知，2010 年 12 月 14 日方连服 3 个月，复查一切稳好如前，未见复发。嘱其每日冲服破壁灵芝孢子粉 2g，冬虫夏草每日 1g 煎服，以巩固疗效。

2011 年 6 月 12 日，患者母亲电话告知，按医嘱每日服破壁灵芝孢子粉 2g 和冬虫夏草 1g 已 3 个月，6 月 11 日复查乙肝三系小三阳，HBV-DNA 及肝功能均稳定如前。

2016 年 8 月 13 日十五诊：自 2011 年患者 HBV-DNA 转阴 6 年来一直稳定，近因高考结束，上学前复查，8 月 10 日检 HBV-DNA 1.24E+03U/mL，肝功能 ALT 45.7U/L，TBIL 31.8μmol/L。舌红苔薄黄，脉细弦。方药如下：

| | | | |
|---|---|---|---|
| 柴胡 10g | 白芍 15g | 郁金 12g | 枸杞子 20g |
| 女贞子 15g | 菟丝子 15g | 茵陈 15g | 生山栀 10g |
| 制大黄 6g | 土茯苓 30g | 金银花 20g | 虎杖 20g |
| 白花蛇舌草 30g | 贯众 12g | 水飞蓟 15g | 丹参 30g |
| 赤芍 20g | 生地黄 12g | 山茱萸 9g | 铁皮石斛 4g |
| 垂盆草 15g | | | |

2016 年 8 月 27 日十六诊：8 月 13 日方连服 2 周，昨复查 HBV-DNA 已转阴（低于检测限），肝功能已正常。调整方药以资巩固：

| | | | |
|---|---|---|---|
| 黄芪 15g | 党参 15g | 白术 15g | 茯苓 15g |
| 生地黄 15g | 山茱萸 9g | 枸杞子 20g | 女贞子 15g |

| 菟丝子 15g | 柴胡 9g | 白芍 15g | 炒枳实 12g |
| 金银花 20g | 虎杖 20g | 贯众 12g | 土茯苓 30g |
| 丹参 20g | 赤芍 20g | 水飞蓟 15g | 大青叶 10g |

服 30 剂。

**按语：** 本例患者 8 岁时患乙肝，先后用干扰素和拉米夫定治疗 5 年。干扰素治疗期间的效果是很好的，乙肝三系大三阳转小三阳，HBV-DNA 转阴，可是第二次治疗 2 年后停药 5 个月就出现反跳；服用拉米夫定治疗，开始疗效也是很好的，可是服到二年半即出现拉米夫定耐药。患者家长已惧怕西药抗病毒治疗，要求中药治疗。对于西药抗病毒耐药的，中药治疗亦非一帆风顺，需要及时把握病机转归情况，准确调整方药，这是临床难点所在。当时林男孩 13 岁，读小学六年级，初诊时面黄肌瘦，身材矮小，治疗始终注重补益脾肾，以激发其先天免疫力，其中高质量的破壁灵芝孢子粉和冬虫夏草起了重要作用。6 年后，林男孩高中毕业复诊时，已是一个身高 172cm 的壮实小伙子。一场高考，劳心伤神，难免免疫功能下降，HBV-DNA 载量反跳（1.24E+03U/mL），肝功能轻度异常，治疗仍宗原法，予以调肝益肾、清泄活血解毒法，服药 2 周 HBV-DNA 载量即恢复正常。此类患者仍需注意观察，谨防复发。

# 病例四　吴先生病例

## 【病史提要】

吴先生，32 岁，浙江丽水人。2010 年患者 26 岁时，因慢性乙肝，肝功能异常曾来我处门诊，要求中药治疗。当时检乙肝三系小三阳，肝功能 ALT 211U/L，HBV–DNA 1.63E+08U/mL，拟调肝清泄、凉血活血解毒法组方，服药 2 周，肝功能已基本正常，随后结合补肝肾的方法，连续治疗 7 个月，HBV–DNA 转阴，肝功能正常、稳定。时隔 6 年，病情复发，于 2017 年 3 月再次复诊，当地医院化验检查，肝功能 ALT 203U/L，HBV–DNA 4.25E+06U/mL，宗原法服药 10 剂，肝功能即已基本正常。然而，此后按原法随症略做加减，连续服药 6 个月，肝功能 ALT、AST、GGT 仍反复轻度增高，HBV–DNA 无明显下降，遂改用西药抗病毒治疗，服恩替卡韦 3 个月，HBV–DNA 仍居高不降，遂再加服中药联合治疗，并改变治法，调整方药，服药月余，证情即趋改善。连续服药 5 个月，HBV–DNA 转阴（低于检测限），肝功能正常，仍宗原法续服。巩固 2 个月后，停服中药，继服恩替卡韦。观察 1 年未见复发。

## 【治疗经过】

2010 年 7 月 22 日初诊：7 月 15 日检肝功能 ALT 211U/L，AST 138U/L，GGT 186U/L，TBIL 34.3μmol/L，TBA 258.3μmol/L，乙肝三系小三阳，HBV–DNA 1.63E+08U/mL。舌红，苔薄黄，脉弦细。拟调肝清泄、凉血活血解毒法。方药如下：

| | | | |
|---|---|---|---|
| 柴胡 12g | 白芍 20g | 郁金 30g | 茵陈 30g |
| 生山栀 12g | 制大黄 10g | 广金钱草 30g | 土茯苓 30g |
| 北沙参 15g | 枸杞子 15g | 茜草 30g | 连翘 30g |
| 青皮 30g | 黄连 9g | 黄芩 15g | 黄柏 12g |
| 水牛角 30g | 丹参 30g | 赤芍 30g | 女贞子 10g |

墨旱莲 10g　　　黄毛耳草 15g

另吞服西黄丸 3g，每日 1 次。

2010 年 8 月 2 日二诊：7 月 22 日方服 10 剂后复查，肝功[　]GGT 99U/L，TBA 17.1μmol/L，余项指标均正常。前方去黄[　]青皮续服。

2010 年 8 月 27 日三诊：8 月 2 日方连服 3 周，于 8 月 24 [日]复查，肝功能 GGT 60U/L，余均正常，HBV–DNA 1.00E+05U/m[L]舌红苔薄黄，脉弦细。前方加平盖灵芝 10g，增枸杞子、女贞[子]墨旱莲用量各至 20g，减郁金用量为 20g，去西黄丸，续服以观[察]疗效。

2010 年 11 月 22 日五诊：8 月 27 日方连服 20 剂，9 月[　]日检 HBV–DNA 2.21E+03U/mL，明显下降。9 月 17 日复诊时[　]宗原法续服 2 个月。11 月 20 日复查，肝功能 TBA 14.5μmol/L[，]余项指标正常，HBV–DNA 1.4E+04U/mL，较前升高。舌暗红[，]苔薄黄。调整方药如下：

| | | | |
|---|---|---|---|
| 黄芪 15g | 平盖灵芝 10g | 枸杞子 30g | 女贞子 30g |
| 菟丝子 20g | 墨旱莲 20g | 柴胡 12g | 炒枳实 12g |
| 茵陈 15g | 生大黄 6g | 广金钱草 30g | 黄连 9g |
| 丹参 30g | 赤芍 30g | 水牛角 30g | 金银花 30g |
| 虎杖 20g | 大青叶 15g | 鸡骨草 30g | 姜半夏 12g |

2010 年 12 月 22 日七诊：2010 年 11 月 22 日方连服 12 剂。12 月 5 日复查，HBV–DNA 3.32E+03U/mL。12 月 7 日第六诊时[　]仍按原方随症略做加减连服 14 剂，HBV–DNA 已转阴（低于检测限）。仍宗原法，续服 2 个月以资巩固。

2017年3月25日八诊：自2011年停药6年来，病情基本稳定。3月17日体检，肝功能ALT 203U/L，AST 74U/L，HBV-DNA 4.25E+06U/mL，乙肝三系小三阳。自觉无明显不适，舌暗红，苔薄黄，脉细弦。拟调肝清泄、凉血活血解毒法。方药如下：

| | | | |
|---|---|---|---|
| 柴胡10g | 白芍15g | 炒枳实12g | 茵陈30g |
| 生山栀12g | 制大黄9g | 金钱草15g | 土茯苓30g |
| 金银花20g | 虎杖20g | 半枝莲20g | 丹参20g |
| 赤芍20g | 水牛角30g | 白茅根30g | 枸杞子20g |
| 水飞蓟20g | 三叶青20g | 叶下珠20g | 垂盆草30g |

另吞服西黄丸3g，每日1次。

2018年1月13日十七诊：第八诊以来每月复诊1次，连续治疗。2017年3月25日方连服10剂，肝功能已正常，按原法略做加减，连服6个月。2017年10月12日复查，肝功能ALT 54U/L，AST 44U/L，GGT 68U/L，HBV-DNA没有明显下降，改用西药抗病毒治疗。服恩替卡韦3个月，HBV-DNA仍居高不降，肝功能升降无常，ALT多在80U/L左右，AST多在50U/L左右，GGT在80U/L左右，遂再加服中药联合恩替卡韦治疗，并改变治法，调整方药，着重加强滋肾柔肝、逐瘀活血。方药如下：

| | | | |
|---|---|---|---|
| 柴胡9g | 白芍15g | 炒枳壳12g | 生地黄15g |
| 桃仁12g | 红花10g | 当归10g | 川芎12g |
| 怀牛膝10g | 黄芪15g | 平盖灵芝15g | 女贞子20g |
| 炙龟甲15g | 炙鳖甲15g | 枸杞子20g | 菟丝子15g |
| 金银花20g | 土茯苓30g | 叶下珠30g | 水飞蓟30g |

2018年6月30日二十二诊：第十七诊以来每月复诊1次，

每次均按原方随症略做加减，连服3个月。4月27日复查，HBV-DNA2.48E+02U/mL，大幅度下降，肝功能正常。继续服药到5月25日复查，肝功能ALT 72U/L，AST 43U/L，余项指标正常，HBV-DNA 5.77E+01U/mL，继续下降，舌暗红苔薄黄，脉弦，宗原法继续服药20剂。6月21日复查，HBV-DNA已转阴（低于检测限），肝功能正常。仍宗原法续服，以资巩固。

2018年7月28日二十三诊：6月30日方连服3周，7月21日复查，HBV-DNA转阴后稳定，肝功能正常，证情稳好。嘱宗原法续服1个月后，停服中药，继续服恩替卡韦治疗以观察。

**按语：**本例慢性乙肝，病程长久，肝体失柔、肝络瘀阻是病机的关键。初诊时单纯中药治疗，能使HBV-DNA转阴，肝功能正常，疗效颇佳。6年后复发，中药按原法治疗，疗效不好，改用恩替卡韦抗病毒治疗，初始不理想，遂加用中药联合治疗，中药仍宗原法，治疗1个月时，病情仍无改善，后期组方采用血府逐瘀汤去桔梗、甘草加龟甲、鳖甲（前方已用女贞子、枸杞子、墨旱莲等）补养肝体，逐瘀活血，起到调节免疫、抗病毒、抗肝纤维化的作用，病情方有转机，乙肝病毒DNA随之转阴，肝功能恢复正常。此后停服中药，继以恩替卡韦抗病毒治疗，病情稳定。可见，必要时西药抗病毒联合中药治疗是有意义的。

# 病例五　邹先生病例

## 【病史提要】

邹先生，34岁，杭州市某学校教师。慢性乙肝病史五年

07 年来，肝功能一直正常，未做任何治疗。2009 年 11 月 8 日杭州市第六医院（肝病医院）复查，肝功能不正常，乙肝三系三阳，HBV-DNA 4.00E+06U/mL，遂来我处门诊，要求中药治，患者自觉无明显不适，唯舌暗红少苔异于常人，给予清泄解、凉血活血法组方。连服 3 周后复查，肝功能已正常，HBV-A 降到 4.19E+04U/mL，继按原法，重在滋养肝肾。续服 3 周查，HBV-DNA 继续下降为 1.93E+03U/mL，舌暗红少苔依然，宗原法续服。2 个月后复查，HBV-DNA 反弹为 4.12E+04U/mL，周整方药，注重阴阳平调以增强免疫功能。连续服药 2 个月复，HBV-DNA 转阴（低于检测限），肝功能正常。继按原法连服个月，每月复查 1 次，肝功能稳好，HBV-DNA 转阴后稳定。

## 【治疗经过】

2009 年 11 月 21 日初诊：慢性乙肝，11 月 8 日检乙肝三小三阳，HBV-DNA 4.00E+06U/mL，肝功能 ALT 98U/L，AST U/L，GGT 97U/L。舌暗红少苔，脉弦细尺部弱。方药如下：

| | | | |
|---|---|---|---|
| 北沙参 15g | 黄芩 15g | 白花蛇舌草 30g | 茵陈 30g |
| 生山栀 12g | 制大黄 10g | 广金钱草 15g | 土茯苓 30g |
| 枸杞子 20g | 墨旱莲 10g | 水牛角 30g | 生地黄 15g |
| 丹参 30g | 赤芍 20g | 茜草 30g | 连翘 30g |
| 三叶青 15g | 水飞蓟 15g | 白茅根 30g | 垂盆草 30g |

2009 年 12 月 12 日四诊：初诊以来，每周复诊 1 次，按诊方连服 3 周。昨复查肝功能已正常，HBV-DNA 降到 1E+04U/mL，舌暗红少苔依然。调整方药如下：

| | | | |
|---|---|---|---|
| 北沙参 15g | 生地黄 30g | 枸杞子 30g | 麦冬 15g |

水牛角 30g　　　赤芍 30g　　　丹参 30g　　　女贞子 30g

墨旱莲 20g　　　三叶青 15g　　　水飞蓟 15g　　　贯众 15g

土茯苓 50g　　　黄芩 15g　　　黄连 9g　　　　金银花 30g

平盖灵芝 10g

另鲜铁皮石斛 10g 泡茶饮。

2010 年 3 月 15 日十诊：第四诊以来每 2 周复诊 1 次，每次均按原方随症略做加减续服。2009 年 12 月 12 日方连服 3 周，于 1 月 15 日复查，HBV–DNA 继续下降为 1.93E+03U/mL，肝功能正常，舌暗红少苔依然，宗原法随症略做加减，连服 2 个月。昨复查肝功能正常，而 HBV–DNA 回升到 4.12E+04U/mL，自觉无明显不适，舌暗红少苔依然。调整方药如下：

北沙参 15g　　　枸杞子 30g　　　生地黄 20g　　　麦冬 15g

女贞子 30g　　　墨旱莲 20g　　　三叶青 15g　　　水飞蓟 15g

鸡骨草 30g　　　升麻 20g　　　葛根 30g　　　丹参 30g

赤芍 30g　　　贯众 15g　　　土茯苓 50g　　　金银花 30g

另破壁灵芝孢子粉 2g 冲服，虫草子实体 1g 泡饮。

2010 年 5 月 15 日十四诊：第十诊以来每 2 周复诊 1 次，均按 3 月 15 日方随症略做加减连服 2 个月。5 月 11 日复查，HBV–DNA 已转阴（低于检测限），乙肝三系小三阳，肝功能正常、稳好。仍宗原法续服 3 个月，以资巩固。

**按语：**本例慢性乙肝，初诊时免疫功能失调，肝功能异常，随着肝功能恢复正常，HBV–DNA 载量逐渐下降后又出现反复，此时免疫功能低下为主要矛盾。其中医病机为肝肾阴虚，瘀热内结，肝之体用失调，正气不足以抗邪。治疗过程中始终注意柔养体、凉血解毒，前期治疗效果较好，后期正邪相持，考虑到阴阳互根，阴损及阳，肝体失养，肝用不及，在原方基础上加虫草实体和破壁灵芝孢子粉，以平调阴阳，再加升麻、葛根以升阳解毒，双方协同作用而一举收效。虫草子实体又名虫草花。综合有关文献资料，本品有益肝肾、补精髓的作用，对增强和调节人体免疫功能，提高抗病能力有一定作用。破壁灵芝孢子粉益气补血，有增强免疫功能的作用。

# 病例六　高先生病例

## 【病史提要】

高先生，50 岁，浙江慈溪人。慢性乙肝，乙肝三系小三阳，曾服恩替卡韦抗病毒治疗 3 年，HBV-DNA 转阴（低于检测限），肝功能正常。然而停药 6 个月后，于 2013 年 11 月复查，HBV-DNA 反跳为 8.65E+03U/mL，肝功能正常，遂来我处中医门诊，要求服中药治疗。治予托里透邪法 5 个月，HBV-DNA 从初诊时的 $10^3$U/mL 逐渐升高到 $10^6$U/mL，肝功能 ALT 最高达 271U/L，调整方药，治予调肝清泄解毒法，随着肝功能恢复正常的同时，调整方药，再予内托抗毒法治疗一个半月复查，HBV-DNA 即已转阴（低于检测限）。宗原法继续服药 2 个月复查，HBV-DNA 转阴后稳定，肝功能正常，嘱原方续服 3 个月以资巩固。随访 1 干未见复发。

## 【治疗经过】

2013 年 11 月 15 日初诊：慢性乙肝，小三阳，11 月 13 日检

HBV-DNA 8.65E+03U/mL，肝功能 TBIL 30.9μmol/L，余项 标均正常。停服恩替卡韦 6 个月反跳。舌红，苔薄黄，脉细弦 方药如下：

| | | | |
|---|---|---|---|
| 黄芪 30g | 党参 15g | 白术 15g | 枸杞子 2 |
| 女贞子 20g | 菟丝子 20g | 水飞蓟 20g | 三叶青 2 |
| 金银花 20g | 虎杖 20g | 柴胡 12g | 白芍 20g |
| 鹿角片 10g | 炙龟甲 20g | 茵陈 15g | 土茯苓 3 g |
| 广金钱草 15g | | | |

2014 年 1 月 24 日五诊：初诊以来每 2 周复诊 1 次，每次均按初诊方随症略做加减，连服 2 月余。1 月 20 日复查，HBV-DNA 1.11E+05U/mL，肝功能 ALT 62U/L，余项指标正常，舌红，苔根部腻，脉细弦。方药如下：

| | | | |
|---|---|---|---|
| 黄芪 30g | 党参 15g | 白术 15g | 枸杞子 2 g |
| 女贞子 20g | 菟丝子 20g | 金银花 30g | 虎杖 20g |
| 半枝莲 20g | 水飞蓟 30g | 三叶青 20g | 叶下珠 3 g |
| 柴胡 12g | 白芍 20g | 茵陈 20g | 土茯苓 3 g |
| 红花 10g | 桃仁 12g | 垂盆草 30g | 肉桂 6g |

2014 年 5 月 2 日十一诊：第五诊以来每 2 周复诊 1 次，每次均按 2014 年 1 月 24 日方随症略做加减，连服 3 个月。4 月 24 日复查，肝功能 ALT 164U/L，AST 89U/L，TBIL 25.6μmol/L，HBV-DNA 6.38E+06U/mL，舌红，苔薄腻，脉细弦。方药如下：

| | | | |
|---|---|---|---|
| 柴胡 12g | 白芍 20g | 郁金 20g | 茵陈 30g |
| 土茯苓 30g | 金钱草 15g | 制大黄 10g | 垂盆草 30 |
| 金银花 30g | 虎杖 20g | 紫花地丁 20g | 蒲公英 20 |

| | | | |
|---|---|---|---|
| 三叶青 20g | 水飞蓟 20g | 叶下珠 20g | 枸杞子 15g |
| 女贞子 15g | 生地黄 15g | 黄芩 15g | 桃仁 12g |
| 铁皮石斛 6g | | | |

2014 年 5 月 16 日十二诊：5 月 2 日方连服 2 个星期。昨检肝功能 ALT 271U/L，AST 189U/L，TBA 13.2μmol/L，舌红，苔薄黄，脉细弦。方药如下：

| | | | |
|---|---|---|---|
| 柴胡 12g | 白芍 20g | 郁金 20g | 茵陈 30g |
| 生山栀 12g | 制大黄 10g | 金钱草 30g | 土茯苓 30g |
| 黄连 9g | 黄芩 15g | 蒲公英 30g | 三叶青 20g |
| 水飞蓟 20g | 叶下珠 20g | 丹参 30g | 赤芍 20g |
| 白茅根 30g | 枸杞子 15g | 金银花 20g | 虎杖 20g |
| 垂盆草 30g | | | |

另吞服西黄丸 3g，每日 1 次。

2014 年 7 月 4 日十五诊：第十二诊以来每 2 周复诊 1 次，每次均按 5 月 16 日方随症略做加减，连服一个半月。昨日复查，肝功能各项指标均已正常，舌红，苔薄黄，脉细弦。调整方药如下：

| | | | |
|---|---|---|---|
| 柴胡 12g | 白芍 20g | 郁金 20g | 茵陈 15g |
| 土茯苓 30g | 贯众 12g | 制大黄 10g | 三叶青 20g |
| 水飞蓟 20g | 叶下珠 20g | 生地黄 12g | 黄芩 15g |
| 苦参 15g | 枸杞子 20g | 女贞子 15g | 菟丝子 15g |
| 金银花 20g | 虎杖 20g | 平盖灵芝 15g | |

2014 年 9 月 26 日二十诊：第十五诊以来每 2 周复诊 1 次，每次均按原方随症略做加减。7 月 4 日方连服 2 周时，于 7 月 23

日复查肝功能正常，HBV-DNA 降到 1.26E+03U/mL，宗原法续服一个半月。9 月 8 日复查，HBV-DNA 已转阴（低于检测限），肝功能稳好。舌红，苔根部腻，脉细弦。调整方药如下：

| | | | |
|---|---|---|---|
| 黄芪 30g | 枸杞子 20g | 女贞子 20g | 菟丝子 20g |
| 平盖灵芝 20g | 柴胡 12g | 白芍 20g | 炒枳实 12g |
| 生地黄 15g | 苦参 15g | 黄芩 15g | 金银花 20g |
| 虎杖 20g | 三叶青 20g | 水飞蓟 20g | 茵陈 15g |
| 土茯苓 30g | 贯众 15g | 制大黄 10g | 叶下珠 30g |
| 鸡骨草 30g | | | |

2014 年 11 月 10 日二十三诊：第二十诊以来每 2 周复诊 1 次，每次均按 9 月 26 日方随症略做加减。连服一个半月复查，HBV-DNA 转阴后稳定，肝功能稳好。宗原法续服 3 个月，以资巩固。

**按语：** 本例慢性乙肝，停服恩替卡韦 6 个月即出现病情反跳，初诊时肝功能基本正常，治疗注重温补脾肾，方中龟鹿二仙膏方补肾益精，激发正气以改善免疫状态。继续温补脾肾，内托抗毒，历经 5 个月，肝功能 ALT、AST 明显升高，已托邪外出，正邪抗争激烈，此时注重祛邪，清泄解毒，以抑制过亢的（病理性的）免疫反应，同时不忘扶正（柔养肝体），以达到调节免疫的作用。2014 年 9 月 26 日复诊，HBV-DNA 已转阴，拟方以益肾气、调肝气、清余邪为原则，以巩固疗效。此类病例需注意观察，谨防复发。

# 病例七 吴先生病例

## 【病史提要】

吴先生，41岁，浙江义乌市人。1993年发现乙肝三系小三阳，以往肝功能正常，未做任何治疗。2013年2月体检，发现HBV-DNA载量较前升高，肝功能正常，遂来我处中医门诊，要求服中药治疗。先予托里透邪法组方，服药2个月，复查肝功能ALT升高到134U/L，HBV-DNA 9.82E+05U/mL。调整方药服1周后复查，肝功能ALT继续升高到257U/L，HBV-DNA已趋下降。宗原法随症各做加减，连服近2个月，于2013年7月5日复查肝功能正常，HBV-DNA已转阴（低于检测限）。宗原法继续服药1个月，2013年8月8日复查，肝功能正常，HBV-DNA转阴后稳定，随症各做加减继服1个月，以资巩固。随访1年未见复发。

## 【治疗经过】

2013年2月23日初诊：慢性乙肝，乙肝三系小三阳，近检HBV-DNA 1.06E+04U/mL，肝功能正常。神疲易感冒，舌暗红，苔薄黄，永细数。方药如下：

| | | | |
|---|---|---|---|
| 黄芪30g | 防风9g | 白术15g | 党参15g |
| 麦冬15g | 枸杞子15g | 女贞子15g | 菟丝子20g |
| 淫羊藿15g | 柴胡10g | 白芍20g | 炒枳实12g |
| 金银花20g | 虎杖20g | 半枝莲15g | 重楼10g |
| 水飞蓟20g | 三叶青15g | 姜半夏10g | |

2013年3月9日二诊：2月23日方连服2周，证情如前，

原方去党参，加太子参、丹参、苦参各15g续服。

2013年4月25日五诊：第二诊以来每2周复诊1次，每次均按3月9日方随症略做加减，连服一个半月。昨日复查，肝功能ALT 134U/L，AST 68U/L，HBV-DNA 9.82E+05U/mL。舌暗红，舌下有瘀，脉弦细数。调整治法，拟清泄解毒、凉血活血。方药如下：

| | | | |
|---|---|---|---|
| 柴胡 10g | 白芍 20g | 郁金 20g | 茵陈 30g |
| 生山栀 12g | 制大黄 10g | 厚朴 9g | 广金钱草 30g |
| 土茯苓 30g | 垂盆草 30g | 水牛角 30g | 赤芍 20g |
| 丹参 20g | 黄芩 15g | 白茅根 30g | 金银花 20g |
| 虎杖 20g | 半枝莲 30g | 水飞蓟 20g | 铁皮石斛 12g |

2013年5月10日六诊：4月25日方连服2周。5月9日复查肝功能ALT 257U/L，AST 102U/L，HBV-DNA 3.49E+04U/mL。原方加西黄丸3g，每日吞服1次，续服。

2013年6月20日九诊：第六诊以来每2周复诊1次，每次均按5月10日方随症略做加减，连服5周。6月18日复查肝功能ALT已正常，AST 51U/L，HBV-DNA 1.5E+03U/mL。舌暗红，苔薄黄，舌下有瘀，脉弦细教。调整方药如下：

| | | | |
|---|---|---|---|
| 柴胡 10g | 白芍 20g | 太子参 15g | 炒白术 15g |
| 茯苓 15g | 薏苡仁 30g | 茵陈 15g | 土茯苓 30g |
| 虎杖 20g | 半枝莲 20g | 水牛角 30g | 生地黄 15g |
| 赤芍 30g | 丹参 15g | 桃仁 15g | 三叶青 20g |
| 水飞蓟 20g | 平盖灵芝 10g | 垂盆草 15g | 炒鸡内金 12g |

2013年7月6日十诊：6月20日方连服2周。7月5日复查，

HBV-DNA 已转阴（低于检测限），肝功能正常。调整方药如下：

| | | | |
|---|---|---|---|
| 黄芪 30g | 柴胡 10g | 白芍 20g | 太子参 15g |
| 炒白术 15g | 茯苓 15g | 女贞子 15g | 枸杞子 15g |
| 炙龟甲 15g | 丹参 15g | 赤芍 20g | 三叶青 20g |
| 水飞蓟 20g | 生地黄 15g | 桃仁 15g | 茵陈 15g |
| 虎杖 20g | 半枝莲 20g | 平盖灵芝 10g | 炒鸡内金 12g |

2013 年 8 月 9 日十一诊：7 月 6 日方连服 1 个月。8 月 8 日复查，肝功能正常，HBV-DNA 转阴后稳定。仍宗原法续服 1 个月，以资巩固。

**按语：** 本例慢性乙肝初诊时肝功能正常，治疗用补益脾肾、调肝解毒组方，以内托抗毒。患者舌暗红，脉弦细数，故解毒药还选用了重楼。重楼入肝经血分，清热解毒、凉肝泻火，配用麦冬养阴，以虚实同调，配合姜半夏以防重楼苦寒伤胃。肝功能 ALT、AST 明显升高，是托邪外出的表现，正邪抗争激烈，治用清泄解毒、凉血活血组方，以抑制亢进的免疫反应。随着肝功能恢复正常，HBV-DNA 转阴，仍以扶正为主，不忘抗毒，以清余邪，谨防复发。

# 病例八　金女士病例

## 【病史提要】

金女士，43 岁，浙江临海市人，在杭经商。2005 年发现乙肝三系小三阳，以往肝功能正常，未做任何治疗。2014 年 12 月初诊时检查，肝功能正常，HBV-DNA 1.74E+04U/mL，临床有明显肝气郁结证表现，治疗以笔者自拟内托抗毒方合逍遥散、血府逐瘀汤加减，连续服药 9 个月，HBV–DNA 转阴（低于检测限），肝功能正常。宗原法继续服药 2 个月，观察 6 个月未见复发。

**【治疗经过】**

2014 年 12 月 5 日初诊：近半年来，神疲烦躁，经前乳房胀痛，月经量少。昨检乙肝三系小三阳，HBV–DNA 1.7E+04U/mL，肝功能正常。纳便无殊，舌紫，苔薄黄，脉左关弦细。方药如下：

| | | | |
|---|---|---|---|
| 黄芪 30g | 党参 15g | 白术 15g | 枸杞子 20g |
| 女贞子 20g | 菟丝子 20g | 肉桂 9g | 柴胡 12g |
| 白芍 20g | 炒枳实 12g | 生地黄 15g | 当归 15g |
| 川芎 12g | 红花 12g | 桃仁 12g | 虎杖 20g |
| 半枝莲 20g | 水飞蓟 30g | 大青叶 15g | 甘草 9g |
| 平盖灵芝 15g | | | |

2015 年 5 月 23 日九诊：初诊以来每 2 周复诊 1 次，每次均按初诊方随症略做加减，连服五个半月。昨复查乙肝三系小三阳，HBV–DNA 4.1E+03U/mL，已趋下降，肝功能正常。烦躁尚有，月经延后，量少较前好转，舌暗红，苔薄黄，脉细弦。仍宗原法，方药如下：

| | | | |
|---|---|---|---|
| 黄芪 30g | 柴胡 9g | 白芍 15g | 当归 12g |
| 茯苓 20g | 白术 15g | 生地黄 15g | 川芎 15g |
| 红花 12g | 桃仁 12g | 炒枳实 12g | 水飞蓟 30g |
| 叶下珠 30g | 虎杖 20g | 半枝莲 20g | 败酱草 20g |
| 大青叶 20g | 制香附 12g | 泽兰 10g | 益母草 30g |
| 平盖灵芝 15g | | | |

2015年9月6日十六诊：第九诊以来每2周复诊1次，每次均按2015年5月23日方随症略做加减，连服三个半月。9月5日复查，HBV-DNA已转阴（低于检测限），肝功能正常。宗原法续服2个月，以资巩固。同时每月复查1次乙肝三系、HBV-DNA及肝功能，继续观察。

**按语：** 本例为乙肝三系小三阳、HBV-DNA阳性、肝功能正常的慢性乙肝病毒携带者，临床有证可辨，治疗则采用辨证与辨病结合的思路。患者经商烦劳，肝郁已久，肝气亦虚，自诉每日下班回家，即感精神疲惫，烦躁不舒；月经延期、量少，舌有紫气，舌下有瘀，肝郁血瘀明显。故辨证以逍遥散加黄芪，调肝气养肝体，体用同调，亦是扶正的方法。方中黄芪、柴胡、白芍、枸杞子、女贞子、菟丝子等合用，有补肝气的作用。辨病则用内托抗毒法。方中黄芪、平盖灵芝、枸杞子、女贞子、菟丝子、肉桂等合血府逐瘀汤加减，温补脾肾，活血化瘀以托里透邪。治疗中期，肝气虚得到改善，HBV-DNA载量开始下降，而肝气郁滞仍较明显，遂调整方药，以逍遥散合血府逐瘀汤为主，同时加水飞蓟、叶下珠、大青叶、败酱草等具有抗病毒作用的清热解毒药，加快了HBV-DNA的转阴。临床观察到：水飞蓟、败酱草、大青叶等清热解毒药有抗乙肝病毒的作用；平盖灵芝对乙肝三系小三阳的HBV-DNA转阴常能起到重要作用；血府逐瘀汤有促进HBV-DNA转阴的作用。后期HBV-DNA转阴后，以逍遥散加减为主巩固疗效。

# 病例九  楼先生病例

## 【病史提要】

楼先生，43岁，浙江金华市人。患慢性乙肝多年，未经西药抗病毒治疗。2008年12月初诊时，检乙肝三系小三阳，HBV-DNA 5.00E+04U/mL，肝功能 AST 42U/L，GGT 98U/L，B超示早期肝硬化，未做其他进一步检查，要求服中药治疗。拟方温补脾肾以托里透邪，兼以抗肝纤维化治疗，同时，扶正抗毒注重选用破壁灵芝孢子粉冲服，连服14剂，HBV-DNA 载量即趋下降，共服药4个月。2009年4月复查，HBV-DNA 已转阴（低于检测限）。此后，仍宗原法，并注重抗肝纤维化治疗。患者因工作繁忙，一直在当地按原方连续服药3年。2012年9月复诊时，HBV-DNA 转阴后稳定，B超复查示早期肝硬化已逆转，仍宗原法，随症略做加减续服2个月。此后 HBV-DNA 转阴后又稳定了三年半，直到2016年5月，因故受到一场精神打击，复查HBV-DNA 反跳为 $10^3$U/mL，遂调整方药，嘱服2个月。患者自行连服了6个月，2016年12月复查时，HBV-DNA 已转阴，诸症明显改善。仍宗原法随症略做加减续服1个月后，以破壁灵芝孢子粉每日2g，连服1年以善后。

## 【治疗经过】

2008年12月20日初诊：慢性乙肝，近检乙肝三系小三阳，HBV-DNA 5.00E+04U/mL，肝功能 AST 42U/L，GGT 98U/L。B超检查报告为早期肝硬化。舌暗红中裂，苔薄黄，脉弦细尺部弱。

方药如下：

| | | | |
|---|---|---|---|
| 北沙参 20g | 枸杞子 30g | 茜草 30g | 连翘 30g |
| 柴胡 12g | 郁金 20g | 茵陈 15g | 金钱草 15g |
| 制大黄 9g | 黄芪 15g | 党参 20g | 白术 15g |
| 猪苓 30g | 茯苓 30g | 鹿角片 15g | 炙龟甲 24g |
| 丹参 30g | 赤芍 30g | 桃仁 15g | 水飞蓟 15g |

破壁灵芝孢子粉 2g 冲服，日 1 次。

2009 年 2 月 5 日三诊：初诊方连服 14 剂，2009 年 1 月 4 日二诊时复查 HBV-DNA 5.1E+03U/mL，舌、脉象如前。原方加铁皮石斛 10g，连服 1 个月。昨日复查，HBV-DNA 4.8E+03U/mL，未见下降。前方去茵陈、金钱草、制大黄，加炮山甲、土鳖虫各 9g，女贞子、菟丝子各 30g，加强抗肝纤维化治疗。

2009 年 3 月 13 日四诊：2 月 5 日方连服 35 剂。昨日复查，乙肝三系小三阳，HBV-DNA 已转阴（低于检测限），肝功能 GGT 111U/L，仍宗原法续服 1 个月。

2012 年 9 月 22 日五诊：自 2009 年 3 月 HBV-DNA 转阴后已稳定 3 年，患者自行每日冲服 2g 破壁灵芝孢子粉至今。昨日复查肝功能 ALT 56U/L，GGT 76U/L，HBV-DNA 转阴后稳定。舌暗红，舌下有瘀，苔薄黄，脉细弦。调整方药如下：

| | | | |
|---|---|---|---|
| 北沙参 15g | 枸杞子 20g | 茜草 20g | 连翘 20g |
| 茵陈 30g | 金钱草 15g | 制大黄 9g | 柴胡 12g |
| 白芍 20g | 郁金 20g | 炮山甲 6g | 土鳖虫 10g |
| 山慈菇 10g | 茯苓 30g | 水红花子 15g | 桃仁 15g |
| 菟丝子 12g | 黄芪 30g | 仙鹤草 30g | 垂盆草 30g |

2016 年 5 月 20 日十七诊：第五诊以来每 3 个月复诊 1 次，每次均按 2012 年 9 月方随症略做加减，连服 3 年，B 超复查早期肝硬化已逆转，肝功能正常，HBV–DNA 转阴已稳定 7 年。近因精神抑郁，胃脘痞闷，不时隐痛、泛酸，昨复查 HBV–DNA 3.43E+03U/mL。舌暗红，苔薄黄，脉细弦。方药如下：

| | | | |
|---|---|---|---|
| 黄芪 15g | 柴胡 10g | 白芍 15g | 党参 15g |
| 白术 15g | 茯苓 15g | 当归 10g | 蒲公英 30g |
| 乌贼骨 30g | 延胡索 15g | 甘草 9g | 香茶菜 15g |
| 广木香 9g | 砂仁 10g | 茵陈 15g | 郁金 12g |
| 金钱草 15g | 制大黄 9g | 姜半夏 9g | 平盖灵芝 10g |

2016 年 12 月 16 日十八诊：5 月 20 日方患者自行连服 5 个月。12 月 10 日复查 HBV–DNA 已转阴，肝功能正常。脘胁隐痛时发，夜寐不宁，仍宗原法，随症加减续服 1 个月以资巩固。并嘱常服破壁灵芝孢子粉以善后。

**按语：** 本例慢性乙肝，初诊时 B 超示早期肝硬化，治疗过程重视抗肝纤维化治疗。北沙参、枸杞子、茜草、连翘养肝活血解毒，临床观察对慢性乙肝降 GGT 常常有效。鹿角片、龟甲、党参、枸杞子为龟鹿二仙膏方，合破壁灵芝孢子粉，在本案中对 HBV–DNA 转阴起主要作用。黄芪、炮山甲、茯苓、桃仁等为笔者自拟的活血渗湿方，合龟鹿二仙膏方加减，补肾填精，柔养肝体，临床观察有很好的抗肝纤维化作用。方中炮山甲价贵，现基本不用，改用地龙效亦颇佳。患者后期有明显肝气郁结、肝胃不和征象，用逍遥散为基本方，加平盖灵芝，亦能使 HBV–DNA 转阴，亦是笔者常用的治疗方法。

此类患者，由于病程久长，加上患者所处社会环境等因素，往往正气日虚，HBV-DNA 转阴后易于反跳，当注意自身养正，定期复查，密切观察，一旦再度出现早期肝硬化，或有肝纤维化指征，可采用西药抗病毒联合中药抗肝纤维化治疗。

# 病例十　姜女士病例

## 【病史提要】

姜女士，36 岁，杭州市人。自诉 2004 年间因患慢性乙肝曾经笔者中药治疗 9 个月，乙肝三系大三阳转小三阳，HBV-DNA 转阴，肝功能正常后自行停药（笔者未留临床资料）。2014 年 12 月初诊时，乙肝三系小三阳，HBV-DNA 7.85E+02U/mL，肝功能 AST 轻度增高，余项指标均正常，用逍遥散合自拟黄芪三子汤加减，连续服药 3 个月，HBV-DNA 升高为 1.78E+03U/mL，肝功能正常。仍宗原法，调整方药，继服 3 个月，复查 HBV-DNA 转阴（低于检测限）。仍宗原法随症略做加减，连服 5 个月，HBV-DNA 转阴后一直稳定，肝功能正常、稳定。随访 1 年未见复发。

## 【治疗经过】

2014 年 12 月 26 日初诊：12 月 15 日检乙肝三系小三阳，HBV-DNA 7.85E+02U/mL，肝功能 AST 37U/L。面部好发痤疮，舌红苔薄，脉左关弦。方药如下：

| | | | |
|---|---|---|---|
| 柴胡 10g | 白芍 20g | 当归 12g | 茯苓 20g |
| 白术 12g | 黄芪 30g | 枸杞子 20g | 女贞子 20g |
| 菟丝子 20g | 苦参 10g | 僵蚕 10g | 虎杖 20g |

| 紫花地丁 20g | 半枝莲 20g | 丹参 20g | 赤芍 20g |
| 肉桂 9g | 大青叶 15g | 甘草 9g | 叶下珠 30g |
| 水飞蓟 30g | 平盖灵芝 15g | | |

2015 年 4 月 26 日五诊：初诊以来每月复诊 1 次，每次均按初诊方随症略做加减。初诊方连服 1 个月，1 月 26 日复查，肝功能正常，HBV-DNA 7.34E+02U/mL，按原法略做加减连服 3 个月。4 月 24 日复查，HBV-DNA 1.78E+03U/mL。感腰酸乏力，面部痤疮较前好转，舌红苔薄，脉细弦。调整方药如下：

| 柴胡 9g | 白芍 20g | 当归 15g | 茯苓 15g |
| 白术 15g | 黄芪 30g | 枸杞子 20g | 女贞子 30g |
| 菟丝子 30g | 甘草 9g | 苦参 12g | 僵蚕 10g |
| 大青叶 30g | 叶下珠 30g | 水飞蓟 30g | 红花 12g |
| 桃仁 12g | 平盖灵芝 15g | | |

2015 年 7 月 31 日八诊：第五诊以来每月复诊 1 次，每次均按原方随症略做加减，共服药 3 个月。7 月 30 日复查，HBV-DNA 已转阴（低于检测限），肝功能正常。原方加败酱草 20g 续服。

2015 年 12 月 28 日十三诊：第八诊以来每月复诊 1 次，每次均按原方随症略做加减，共服药 5 个月。服药期间于 10 月 29 日及 12 月 27 日复查 2 次，HBV-DNA 转阴后稳定，肝功能正常，肝纤维化血清学指标均正常，肝脏 B 超未见明显异常，面部痤疮已不明显。原方续服 1 个月，以资巩固。

**按语：** 本例乙肝三系大三阳转小三阳后稳定 10 年，此次 HBV-DNA 7.85E+02U/mL，为低复制，却用了 7 个月方使转阴。

在转阴前，曾一度先升高，后下降转阴，这是笔者临床常碰到的现象。另外，笔者所见，凡遇面部有痤疮的患者，可选加苦参、僵蚕，亦有抗病毒、促进HBV-DNA转阴的作用。在整个治疗过程中，治法不变，具体药物可随症灵活化裁。如五诊HBV-DNA升高时，原方去肉桂，加大女贞子、菟丝子用量至30g，同时去丹参、赤芍，选用红花、桃仁各12g以活血化瘀，治疗即有转机。HBV-DNA转阴后，继续服药6个月，力图将HBV-DNA载量尽量抑制到最低水平，以资巩固。此类病例，还是要注意观察。

# 病例十一 应先生病例

## 【病史提要】

应先生，26岁，浙江温岭县人。患者诉2002年发现乙肝三系小三阳，HBV-DNA阳性，肝功能轻度异常，ALT在50～60U/L之间，多处求医，HBV-DNA未能转阴。2008年11月初诊时，检HBV-DNA 9.0E+05U/mL，肝功能正常，服中药3个月，HBV-DNA降到$10^3$U/mL未能阴转。患者是个中医药爱好者，了解各地中医治疗肝病的信息，曾从杭州到上海、南京、北京，奔波于大江南北，四处寻医求治，"转阴"心切。但是，效果好的，能使HBV-DNA降到$10^2$U/mL，一般多维持在$10^3$U/mL，也有碰到效果不好的，HBV-DNA从$10^4$U/mL升到$10^6$U/mL，但肝功能一直正常，时隔10年之久。2018年5月，患者再次来诊，希望能把HBV-DNA转阴，遂予内托抗毒法拟方，患者在家服药 2 个月，复查 HBV-DNA 未见有下降趋势，笔者便劝他可暂停中药治疗，注意观察，视情况再定治疗方案（也有医者提议用西药抗病毒治疗），但患者坚持继续中药治疗，且紧追不舍，无奈之下，突然萌发灵感，想起王清任《医林改错》中用血府逐瘀汤治怪病的方法，遂予血府逐瘀汤加减。服药 1 个月，HBV-DNA 即趋下降，共服药 4 个月。2018 年 12 月复查，HBV-DNA 降到 5.69E+01U/mL（检测限），已近转阴。然而，过了 3 个月来门诊时，HBV-DNA 又反弹为 $10^3$U/mL，便调整了方药，患者自行连服 3 个月，HBV-DNA 未能下降。2019 年 8 月再次复诊时，HBV-DNA 反跳到 $10^4$U/mL，经仔细询问，方知去年 12 月，因故遭受一场很大的精神打击，连续三天三夜未眠，心身疲惫，随之出现 HBV-DNA 反跳，故仍回老路治疗，坚持用血府逐瘀汤加减续服。2019 年 12 月复查时，HBV-DNA 已开始下降到 $10^3$U/mL，仍宗原法续服。2020 年 1 月，正值全国新型冠状病毒肺炎疫情防控期间停诊，患者按原方在家连续服药 3 个月。2020 年 4 月 21 日复诊，复查 HBV-DNA 已转阴（低于检测限），肝功能正常，仍宗原法续服近 4 个月。2020 年 7 月 13 日复查，HBV-DNA 转阴后稳定（低于检测下限），乙肝三系小三阳，肝功能正常。

## 【治疗经过】

2008 年 11 月 28 日初诊：乙肝三系小三阳，HBV-DNA 9.0E+05U/mL，肝功能正常。舌红中裂，苔薄黄，脉细弦尺部弱。方药如下：

黄芪 30g　　　　党参 20g　　　　炒白术 15g　　　　茯苓 15g

枸杞子 30g　　　女贞子 30g　　　菟丝子 30g　　　丹参 30g

赤芍 30g　　　　柴胡 12g　　　　炒枳实 12g　　　水飞蓟 15g

虎杖 30g　　　　半枝莲 30g　　　茵陈 15g　　　　金钱草 15g

破壁灵芝孢子粉 4g，每日分 2 次冲服。

2008 年 12 月 13 日二诊：11 月 28 日方连服 14 剂，HBV-DNA 降到 6.59E+04U/mL。原方改破壁灵芝孢子粉，每日 2g 冲服。

按上法共服药 3 个月，HBV-DNA 降到 10³U/mL，未能转阴，患者自行停药。

2018 年 8 月 15 日三诊：时隔 10 年再次复诊。近年来，HBV-DNA 一般都稳定在 10³U/mL，肝功能正常。8 月 14 日检 HBV-DNA 1.48E+03U/mL，B 超示慢性弥漫性结节性肝病。舌红，苔薄黄，脉细弦。方药如下：

柴胡 9g　　　　　白芍 15g　　　　炒枳实 12g　　　生地黄 15g

当归 12g　　　　川芎 12g　　　　红花 6g　　　　桃仁 9g

怀牛膝 10g　　　甘草 9g　　　　枸杞子 20g　　　女贞子 20g

菟丝子 20g　　　叶下珠 30g　　　水飞蓟 20g　　　大青叶 20g

莪术 20g　　　　生牡蛎 30g　　　平盖灵芝 15g

2018 年 12 月 12 日七诊：第三诊以来每月复诊 1 次，每次均按三诊方略做加减，连服近 2 个月。10 月 9 日复查，HBV-DNA 下降为 1.78E+02U/mL，按原方续服近 1 个月。11 月 6 日复查，HBV-DNA 2.5E+02U/mL。三诊方去莪术，加泽兰、木瓜各 10g，续服 1 个月。12 月 11 日复查，HBV-DNA 5.69E+01U/mL，已近转阴，原方续服。

2019 年 11 月 18 日九诊：8 月 26 日查 HBV-DNA 6.86E+04U/mL，出现反跳后待复查，肝功能正常。舌红，苔薄黄，脉细弦。方药如下：

| | | | |
|---|---|---|---|
| 柴胡 9g | 白芍 12g | 炒枳壳 12g | 生地黄 15g |
| 当归 12g | 川芎 12g | 红花 5g | 桃仁 9g |
| 怀牛膝 10g | 枸杞子 20g | 女贞子 20g | 菟丝子 20g |
| 炙龟甲 15g | 炙鳖甲 15g | 水飞蓟 30g | 叶下珠 30g |
| 大青叶 20g | 炒白术 15g | 泽兰 10g | 木瓜 10g |
| 甘草 9g | | | |

2019 年 12 月 24 日十诊：第九诊方药连服 1 个月，昨日复查，HBV-DNA 2.22E+03U/mL，开始下降，前方增加大青叶 30g，平盖灵芝 15g 续服。

2020 年 4 月 21 日十一诊：2019 年 12 月 24 日方患者自行连服 4 个月。4 月 20 日复查，乙肝三系小三阳，HBV-DNA 已转阴（低于检测限）。原方续服，继续观察。

2020 年 7 月 14 日十二诊：第十一诊以来，患者按十一诊方连续服药近 3 个月，昨日复查 HBV-DNA 转阴后稳定（低于检测下限），肝功能正常。按原方续服 3 个月，以资巩固。

**按语：**本例患者长期以来，历经多处专家诊治，可见常用治法及多种有效方法均已使用过了，而 HBV-DNA 难以转阴，说明此病例的特殊性。后来 B 超检查为慢性弥漫性结节性肝病，提示血瘀肝郁已成，其病机特点为疫毒内伏，正邪相持，肝络瘀阻，肝体失养。改用血府逐瘀汤加减后，治疗即有转机。当 HBV-DNA 下降到 1.78E+02U/mL 而停滞不前时，原方加泽兰、木瓜，服药 1 个月即下降到 5.69E+01U/mL。泽兰舒肝活血，芳香和胃。木瓜有抑制免疫、抗炎和保肝作用。两者配合有促进HBV-DNA 转阴的作用，这是临床常见的现象。后期治疗，原方加龟甲、鳖甲滋肾填精，合枸杞子、女贞子、菟丝子等以养肝体，与血府逐瘀汤同用，以达扶正祛邪之目的，收到了满意的疗效。此类患者仍需继续观察，谨防反跳。

# 病例十二　吴先生病例

## 【病史提要】

吴先生，37 岁，杭州市某公司职工。发现乙肝三系小三阳已 10 余年，肝功能一直正常，未做任何治疗。2014 年 11 月初诊时检查，乙肝三系小三阳，HBV-DNA 2.11E+06U/mL，肝功能正常，肝纤维化血清学指标 HA、PIIIP 轻度升高，予调肝益肾、活血解毒法，随症略做加减。连服 6 个月复查，肝功能异常，ALT 升高到 130U/L，而 HBV-DNA 明显下降，肝纤维化血清学指标均正常，甲胎蛋白（AFP）11.15ng/mL 略为升高，调整方药连服 1 个月。2015 年 7 月复查，HBV-DNA 已转阴（低于检测限），肝功能正常，按原法巩固治疗。此后，肝功能及肝纤维化血清学指标、AFP 等均正常，HBV-DNA 转阴稳定 6 个月后反弹，在 $10^2$U/mL 到 $10^4$U/mL 之间。2019 年 9 月，HBV-DNA 升高到 1.1E+07U/mL，肝功能不正常，ALT 升高到 150U/L，遂调整内托抗毒方的组方，注重滋养肝肾、逐瘀解毒，HBV-DNA 逐月下降。2020 年 1 月 13 日复查，HBV-DNA 2.75E+02U/mL，肝功能正常。

2020年5月11日检查，HBV-DNA 5.14E+01U/mL。2020年6月14复查，HBV-DNA停滞不降，而肝纤维化血清学指标异常，遂加强抗肝纤维化治疗。1个月后复查，肝纤维化血清学指标已正常，而HBV-DNA未能转阴，调整方药继续治疗观察。

**【治疗经过】**

2014年11月8日初诊：慢性乙肝，乙肝三系小三阳，HBV-DNA 2.11E+06U/mL，肝功能正常，肝纤维化血清学指标HA 100.224ng/mL，PⅢP 30.726U/mL，余正常。神疲乏力，舌红，苔薄腻，脉细弦。方药如下：

| | | | |
|---|---|---|---|
| 黄芪30g | 柴胡12g | 白芍20g | 当归15g |
| 茯苓30g | 白术15g | 枸杞子15g | 女贞子20g |
| 菟丝子20g | 淫羊藿20g | 生地黄15g | 黄芩15g |
| 苦参12g | 甘草9g | 土鳖虫9g | 水红花子15g |
| 桃仁12g | 金银花20g | 虎杖20g | 半枝莲20g |
| 平盖灵芝15g | 炮山甲2g（打粉冲服） | | |

2015年1月10日五诊：初诊以来每2周复诊1次，每次均按初诊方随症略做加减共服药2个月。证情如前，舌红，苔薄腻，脉细弦。调整方药如下：

| | | | |
|---|---|---|---|
| 黄芪30g | 柴胡10g | 白芍15g | 当归10g |
| 茯苓30g | 白术15g | 枸杞子20g | 女贞子20g |
| 菟丝子20g | 生地黄15g | 苦参12g | 黄芩12g |
| 甘草9g | 三叶青20g | 大青叶20g | 水飞蓟30g |
| 败酱草20g | 丹参20g | 赤芍20g | 墨旱莲20g |
| 土鳖虫9g | 平盖灵芝15g | | |

2015年6月12日十五诊：第五诊以来每2周复诊1次，每次均按原方随症略做加减，连服5个月。6月10日复查，肝功能 ALT 130U/L，AST 61U/L，GGT 86U/L，AFP 11.15ng/mL，而 HBV-DNA 下降到9.49+03U/mL，肝纤维化血清学指标均正常。舌红苔薄腻，脉细弦。上方去黄芪，加垂盆草30g，小蓟20g，水红花子15g，增大青叶至30g，减平盖灵芝为10g。吞服西黄丸每次3g，每日1次。

2015年7月12日十七诊：第十五诊以来每2周复诊1次，每次均按6月12日方续服，共服药1个月。7月11日复查，HBV-DNA 已转阴（低于检测限），肝功能正常，AFP 9.3ng/mL。舌红，苔薄腻，脉细弦。仍宗原法以巩固性治疗。

2015年8月15日十九诊：第十七诊以来每2周复诊1次，每次均按原方随症略做加减，连服1个月。8月12日复查，HBV-DNA 转阴后稳定，肝功能正常，AFP 正常，按原法巩固治疗。

2020年1月14日七十二诊：第十九诊以来，每月复诊1次。自2015年8月 HBV-DNA 转阴，稳定了6个月后反跳为 $10^2$U/mL，有时升至 $10^4$U/mL，一直坚持服药未能阴转。2019年9月16日检肝功能 ALT 63U/L，AST 47U/L，AFP 8.96ng/mL，HBV-DNA 1.10E+07U/mL，调整方药连服21剂。2019年10月7日复查，ALT 150 U/L，AST 80U/L，继续调整方药连服28剂。2019年11月4日复查 ALT 54U/L，AST 43U/L，AFP 9.87ng/mL，按原法续服一个月。2019年12月9日复查肝功能正常，HBV-DNA 下降到8.96E+02U/mL，继续服药1个月。2020年1月13

日检 HBV-DNA 2.75E+02U/mL，肝功能正常，AFP 正常。舌红苔薄腻，脉细数。基本方如下：

| | | | |
|---|---|---|---|
| 柴胡 12g | 白芍 20g | 炒枳实 12g | 生地黄 15g |
| 当归 12g | 川芎 12g | 红花 9g | 桃仁 12g |
| 川牛膝 10g | 黄芪 20g | 枸杞子 20g | 女贞子 20g |
| 菟丝子 20g | 炙龟甲 15g | 炙鳖甲 15g | 叶下珠 30g |
| 水飞蓟 30g | 三叶青 20g | 黄芩 15g | 苦参 15g |
| 麦冬 20g | 丹参 30g | 赤芍 15g | 甘草 9g |

肝功能 ALT、AST 升高时，去黄芪，加垂盆草，另吞服西黄丸每次 3g，每日 1～2 次。

2020 年 4 月 24 日七十三诊：七十二诊方连服 3 个月。4 月 13 日复查，HBV-DNA 1.75E+02U/mL，肝功能正常，肝纤维化血清学指标 LN（层粘连蛋白）131.36ng/mL，余项指标正常。

2020 年 5 月 20 日七十四诊：七十三诊方随症略做加减连服近 1 个月。5 月 19 日复查，HBV-DNA 降到 5.14E+01U/mL，肝功能正常，LN 159.77ng/mL，仍宗原法续服。

2020 年 6 月 20 日七十五诊：七十四诊方连服 1 个月。昨复查 HBV-DNA 5.35E+01U/mL，LN 179.1ng/mL。舌红苔薄腻，脉细数。前方去丹参、赤芍、川牛膝、甘草，加地龙 12g，水红花子 15g，泽兰 15g，茯苓 30g。

**按语：**本例慢性乙肝，初诊时肝功能正常，而肝纤维化血清学指标 HA、PⅢP 偏高，自觉神疲乏力，余无不适，舌红苔薄腻，拟方选用逍遥散合自拟黄芪三子汤（黄芪、枸杞子、女贞子、菟丝子）及三物黄芩汤加减，以调肝益肾，活血解毒，激发正气，托邪外出。经过 7 个月的治疗，出现肝功能异常，ALT 升高到 130U/L，肝纤维化血清学指标恢复正常，HBV-DNA 定量从初诊时的 2.11E+06U/mL，下降到 9.49E+03U/mL，说明正邪抗争，有正胜邪却的趋势。继续服药 1 个月，HBV-DNA 已转阴（低于检测限），肝功能恢复正常。HBV-DNA 转阴稳定 6 个月后反弹，继续按原法治疗，指标总是停留在 $10^2$U/mL 到 $10^4$U/mL 之间而不降。2019 年 9 月，肝功能轻度异常，HBV-DNA 定量升高到 1.10E+07U/mL，遂调整方药，用血府逐瘀汤合自拟黄芪三子汤加龟甲、鳖甲以滋养肝肾、逐瘀解毒，HBV-DNA 定量逐月下降，共服药 4 个月。2020 年 1 月 13 日检 HBV-DNA 降到 2.75E+02U/mL，其间肝功能 ALT 曾升高到 150U/L，AST 80U/L，1 个月后逐渐下降，2 个月恢复正常，仍宗原法随症略做加减续服。2020 年 2 月到 3 月，因新型冠状病毒肺炎疫情防控停诊，患者仍按原方续服，共服药 4 个月。2020 年 5 月 11 日复查，肝功能正常，HBV-DNA 降到 5.14E+01U/mL。宗原法继续服药 1 个月，HBV-DNA 停滞不降，加强抗肝纤维化治疗后，肝纤维化血清学指标正常而 HBV-DNA 未能转阴，可能与患者近期连续上夜班，工作繁劳有关。此类患者的 HBV-DNA 常在 3.00E+01U/mL ～ 1.00E+02U/mL 之间徘徊，谨防反弹。

# 病例十三　陈先生病例

## 【病史提要】

陈先生，27 岁，浙江温州人。慢性乙肝，乙肝三系小三阳，曾在当地服拉米夫定合阿德福韦治疗七八年，肝功能正常，HBV-DNA 转阴（低于检测限）。停药 1 年多，于 2016 年 8 月复查，HBV-DNA 开始反跳为 5.31E+03U/mL，要求服中药治疗。其通过在杭州的亲戚，微信发来自拍舌象照片及简要病史资料，予以拟方，服药 1 个月，复查 HBV-DNA 已转阴，肝功能正常。嘱其按原方续服 1 个月以巩固疗效。随访 1 年未见复发。

**【治疗经过】**

2016 年 8 月 25 日初诊：慢性乙肝，乙肝三系小三阳，HBV-DNA 5.31E+03U/mL，肝功能正常。神疲乏力，面色不华，舌红中裂，苔薄腻。方药如下：

| | | | |
|---|---|---|---|
| 黄芪 20g | 党参 15g | 白术 15g | 枸杞子 20g |
| 女贞子 20g | 菟丝子 20g | 柴胡 10g | 白芍 20g |
| 重楼 6g | 土茯苓 30g | 姜半夏 9g | 水飞蓟 30g |
| 叶下珠 15g | 虎杖 20g | 半枝莲 20g | 丹参 20g |
| 赤芍 20g | 淫羊藿 15g | 山茱萸 10g | 麦冬 15g |
| 平盖灵芝 15g | | | |

2016 年 10 月 10 日二诊（网诊）：上方连服 1 个月。9 月 30 日复查，HBV-DNA 已转阴，肝功能、B 超等检查均正常。8 月 25 日方续服 1 个月。

**按语：**本例慢性乙肝小三阳，经拉米夫定联合阿德福韦酯治疗七八年来，HBV-DNA 转阴后一直稳定，肝功能一直正常。停药年余出现反跳，HBV-DNA 5.31E+03U/mL，为低度复制，及时服中药治疗 1 个月即阴转。其组方思路是辨病与辨证结合。阿德福韦有肾功能损伤的副作用，临床所见，即使无此副作用，久服阿德福韦往往有中医肾虚的表现。本例患者面色不华，神疲乏力，乃由肾精亏损、肝气虚弱所致，治当填补肾精以益肝气，同时，患者舌红中裂，为阴津亦伤，故用自拟黄芪三子汤（黄芪、枸杞子、女贞子、菟丝子）加山茱萸、麦冬以气阴两顾。方中黄芪、柴胡、白芍、枸杞子、女贞子、菟丝子、山茱萸、淫羊藿、白术等益肾精补肝气，以达"内托"作用，重楼合土茯苓、虎杖、半枝莲等清热利湿解毒，配黄芪、平盖灵芝、水飞蓟、叶下珠等组成内托抗毒方，可调节免疫，抑制病毒复制作用。HBV-DNA 转阴后（低于检测限），患者询问要不要继续服药，嘱其原方续服 1 个月后复查，并注意定期观察。随访 1 年未见反馈反弹信息。笔者长期临床所见，凡经西药长期抗病毒治疗，如阿德福韦、恩替卡韦，或干扰素等治疗停药后，HBV-DNA 反跳的，大多为低水平复制，HBV-DNA 在 $10^3$ 到 $10^4$U/mL 之间，及时中药治疗，效果还是比较好的。但亦存在反跳情况，往往 HBV-DNA 转阴后稳定 1 到 2 年又反跳，尤其是经检测乙肝病毒外膜蛋白前 $S_1$ 抗原阳性的，常易反反复复，这些可能与患者的日常生活、工作环境等因素影响自身的免疫功能状态有一定关系。此外，临床观察到，经中药治疗，HBV-DNA 多次转阴、反弹后，HBV-DNA 检测限停留在 3.00E+01U/mL ～ 5.00E+02U/mL 之间就很难下降了，不过，其肝功能及肝纤维化血清学等指标均正常、稳好，只要注意复诊观察，似乎暂不治疗还是比较安全的。

# 病例十四　姚先生病例

## 【病史提要】

姚先生，46 岁，杭州市某公司职工。2011 年诊为慢性乙肝、乙肝三系小三阳。2014 年 3 月初诊时，肝功能轻度异常，给服中药 2 周后复查，肝功能已正常，HBV–DNA 1.06E+05U/mL。后用托里透邪法治疗三个半月复查，HBV–DNA 已转阴（低于检测限），肝功能正常，按原法续服。然而患者因工作忙碌自行停药 2 个月，2014 年 10 月 8 日复查 HBV–DNA 反跳为 9.42E+04U/mL，肝功能正常。继续服药 2 个月。2014 年 12 月 18 日复查 HBV–DNA 下降为 1.23E+03U/mL。此后 10 个月，患者只是间断性服药，疗效停滞不前。遂调整方药，服药 1 个月，于 2015 年 1 月 6 日复查，HBV–DNA 转阴，肝功能正常，宗原法随症略做加减继续服药，HBV–DNA 转阴后稳定年余。2017 年 3 月 26 日复查，HBV–DNA 仍然低于检测限后，患者自行停药两个半月。2017 年 6 月 16 日复查，HBV–DNA 又反跳为 1.65E+04U/mL，而肝功能正常。调整方药，连服两个半月，HBV–DNA 转阴，肝功能正常。嘱其连续服药 6 个月，停药后每天煎服冬虫夏草 1g，冲服破壁灵芝孢子粉 2g，以资巩固。同时每月复查肝功能及 HBV–DNA 变化情况，及时复诊。

## 【治疗经过】

代表方如下：

| | | | |
|---|---|---|---|
| 黄芪 20g | 党参 15g | 白术 15g | 茯苓 20g |

| 枸杞子 30g | 女贞子 30g | 菟丝子 30g | 柴胡 9g |
| 白芍 20g | 炒枳实 12g | 生地黄 15g | 苦参 12g |
| 黄芩 12g | 水飞蓟 30g | 叶下珠 30g | 三叶青 20g |
| 大青叶 20g | 丹参 20g | 赤芍 20g | 平盖灵芝 20g |

此外，金银花、紫花地丁、虎杖、半枝莲、败酱草、肉桂等随症加减。

**按语：**本例慢性乙肝初诊时肝功能轻度异常，经中药治疗正常后，尽管 HBV-DNA 转阴、反跳，反反复复，但肝功能一直保持正常。其特点是，经中药治疗，HBV-DNA 容易转阴，但容易反跳。后期加服冬虫夏草及破壁灵芝孢子粉后，HBV-DNA 转阴后尚能稳定，嘱其注意观察，倘若出现肝功能不正常，务必复诊。观察 6 个月后未再复诊，可能有二种情况：一是 HBV-DNA 转阴后稳定；二是 HBV-DNA 转阴后轻度反跳，而肝功能一直正常，患者忙于经商，已自行停药。

# 病例十五　钱女士病例

## 【病史提要】

钱女士，39 岁，杭州市某公司职工。2007 年发现乙肝三系小三阳，肝功能一直正常。2018 年 1 月体检，肝功能不正常，ALT 升高到 156U/L，HBV-DNA 3.77E+05U/mL，而来门诊要求中药治疗。先予调肝清泄、凉血活血解毒法治疗，随着肝功能恢复正常，HBV-DNA 降到 $10^3$U/mL。此后一年左右，HBV-DNA 均在 $10^3$U/mL 到 $10^4$U/mL 徘徊，肝功能基本正常。2019 年 4 月，患者临床表现有心脾两虚的证候，遂采用辨证与辨病结合的方法，调整治法方药，连服一个月，HBV-DNA 从 $10^4$U/mL 降到 $10^2$U/mL。原方继服 2 个月复查，HBV-DNA 反弹为 $10^3$U/mL，宗原法而调整方中部分中药。连续服药近 3 个月复查，HBV-DNA 转阴（低于检测限）。转阴后按原方继续服药 2 个月复查，HBV-DNA 又反弹为 $10^3$U/mL。鉴于近一年来肝功能一直正常，肝纤维化血清学指标正常，B 超检查无异常，遂停止治疗以观察。

【治疗经过】

2018 年 1 月初诊至 2019 年 4 月 13 日略。

2019 年 4 月 27 日十六诊：慢性乙肝，乙肝三系小三阳。2018 年 1 月 20 日检 HBV-DNA 3.77E+05U/mL，肝功能 ALT 156U/L，AST 75U/L。2019 年 2 月 22 日检肝功能正常，HBV-DNA 6.69E+03U/mL。3 月 26 日复查 HBV-DNA 4.2E+04U/mL，肝功能正常。4 月 25 复查,HBV-DNA 5.79E+04U/mL。心悸寐差，胃纳可，大便溏薄，舌红苔薄黄，脉细数。调整治法，方药如下：

| | | | |
|---|---|---|---|
| 太子参 15g | 麦冬 15g | 五味子 9g | 黄芪 15g |
| 炒白术 15g | 当归 12g | 茯神 15g | 炙远志 10g |
| 炒枣仁 15g | 枸杞子 15g | 女贞子 15g | 菟丝子 15g |
| 生地黄 15g | 白芍 15g | 川芎 10g | 叶下珠 20g |
| 水飞蓟 15g | 甘草 9g | | |

2019 年 5 月 28 日十七诊：4 月 27 日方连服 1 个月。昨日复查，HBV-DNA 3.47E+02U/mL，已明显下降，肝功能正常。心悸寐差有所改善，纳可，便溏，舌红苔薄黄，脉细数。原方续服。

2019 年 7 月 27 日十八诊：5 月 28 日方连服近 2 个月。昨日复查，HBV-DNA 5.77E+03U/mL。原方加苦参 12g，僵蚕 10g，大青叶 20g，续服。

2019 年 9 月 26 日二十诊：第十八诊以来每月复诊 1 次，每次均按 7 月 27 日方随症略做加减，连服 2 个月。9 月 24 日复查，HBV-DNA 已转阴（低于检测限）。心悸尚有，夜寐易醒，胃纳可，大便不成形，舌红苔薄黄，脉细数。原方续服。

**按语：** 本例慢性乙肝，肝功能正常后已稳定年余，自觉无明显不适，患者迫切要求将 HBV-DNA 转阴。然而治疗过程中，每当方药有效，HBV-DNA 定量开始下降时，若继服原方则出现反弹，这样反复多次。直到 2019 年 4 月，患者就诊时有证可辨，而且其焦虑心情溢于言表，组方改用归脾汤合自拟三子汤为基本方加减，服药 1 个月，HBV-DNA 定量明显下降，可望转阴。然而，原方续服 2 个月又反弹，此时守法不变，仅调动 2～3 味功效类同的中药——主要是临床常用的有抗病毒作用的清热解毒药。继服 2 个月，HBV-DNA 转阴，这是疗效最好的一次，可是接下去 HBV-DNA 又是反弹，这大概与病毒的免疫逃避有关吧！

# 病例十六　叶先生病例

## 【病史提要】

叶先生，36 岁，杭州市人。2002 年发现乙肝三系小三阳，肝功能一直正常。2014 年 12 月初诊时，检 HBV-DNA 3.69E+03U/mL，肝功能正常。拟方用内托抗毒法。服药 4 个月，

HBV–DNA 升高到 $10^4$U/mL。调整方药继服 2 个月开始下降，再续服 2 个月，于 2015 年 8 月复查，HBV–DNA 转阴（低于检测限）。仍宗原法调整方药，续服近 1 年，于 2016 年 7 月复查，乙肝表面抗原亦已转阴，HBV–DNA 转阴后一直稳定，肝功能正常。患者因其他原因未能继续治疗。随访 3 年未见复发。

**【治疗经过】**

2014 年 12 月 27 日初诊：乙肝三系小三阳，昨检肝功能正常，HBV–DNA 3.69E+03U/mL。胃纳可，大便软，舌红苔薄白，脉细弦。方药如下：

| | | | |
|---|---|---|---|
| 黄芪 30g | 党参 15g | 炒白术 15g | 苍术 12g |
| 枸杞子 15g | 女贞子 20g | 菟丝子 20g | 柴胡 10g |
| 白芍 20g | 当归 12g | 茯苓 20g | 甘草 6g |
| 金银花 15g | 虎杖 20g | 紫花地丁 20g | 水飞蓟 20g |
| 叶下珠 20g | 大青叶 15g | 肉桂 6g | 平盖灵芝 15g |

2015 年 4 月 15 日八诊：初诊以来每 2 周复诊 1 次，每次均按初诊方随症略做加减，连服三个半月。昨复查，HBV–DNA 1.2E+04U/mL，肝功能正常。舌红苔薄，脉细弦。调整方药如下：

| | | | |
|---|---|---|---|
| 黄芪 15g | 党参 15g | 炒白术 15g | 枸杞子 20g |
| 女贞子 20g | 菟丝子 20g | 柴胡 10g | 白芍 20g |
| 当归 12g | 茯苓 20g | 甘草 9g | 水飞蓟 30g |
| 叶下珠 30g | 三叶青 20g | 大青叶 30g | 山茱萸 9g |
| 淫羊藿 20g | 丹参 30g | 红花 12g | 桃仁 12g |

2015 年 8 月 15 日十六诊：第八诊以来每 2 周复诊 1 次，均

按第八诊方随症略做加减续服，连服 2 个月。6 月 17 日复查，HBV-DNA 1.62E+03U/mL，开始下降，继服 2 个月。8 月 12 日检 HBV-DNA 已转阴（低于检测限）。调整方药如下：

| | | | |
|---|---|---|---|
| 黄芪 30g | 柴胡 9g | 白芍 20g | 炒白术 15g |
| 茯苓 20g | 当归 12g | 甘草 9g | 叶下珠 30g |
| 水飞蓟 30g | 大青叶 30g | 败酱草 30g | 炒枳实 12g |
| 枸杞子 30g | 女贞子 30g | 肉桂 6g | 平盖灵芝 15g |

2016 年 7 月 25 日二十八诊：第十六诊以来每月复诊 1 次，均按 2015 年 8 月 15 日方随症略做加减，连服近 1 年。7 月 24 日复查，乙肝三系表面抗原亦已转阴，HBV-DNA 阴转后一直稳定。仍宗原法继服 1 个月，以资巩固。

**按语：** 本例患者为乙肝三系小三阳、HBV-DNA 阳性、肝功能正常的慢性乙肝病毒携带者，其 HBsAg 滴度不高。初诊用内托抗毒法组方，服药 4 个月，HBV-DNA 载量升高，原方去肉桂，加活血化瘀药，治疗 4 个月，HBV-DNA 转阴。转阴后，用逍遥散基本方加大青叶、叶下珠、水飞蓟、败酱草各 30g，再加肉桂 6g，随症略做加减。治疗近 1 年，乙肝表面抗原转阴。临床观察到，肉桂、附子类中药，配方得当，有促进表面抗原转阴的作用。患者本希望继续治疗能把表面抗体转阳，但因其他原因而停止治疗。2019 年 9 月，患者介绍他的亲戚来我处门诊，得知他当年转阴后一直稳好，未见复发。

# 肝硬化病例选

## 病例一　叶女士病例

### 【病史提要】

叶女士，95 岁，退休教师，住杭州市某老年公寓。自诉患乙肝后肝硬化几十年了，具体时间已说不清了。以往一般情况可，生活尚能自理。2007 年来，当出现胃口差、足背肿时，服3 个月中药，即能得到改善。2009 年 6 月初诊时，B 超检查为肝硬化腹水，腹部膨大，右下腹股沟疝，下肢浮肿，舌光暗红，仍予中药治疗。考虑到患者年高体弱，先予试探性服药 1 周，腹水泰然不动，遂调整方药，重在温阳利水，服药 1 周，腹水随之消退。水肿退后，仍按原法服药 3 周，患者精神已振，胃纳渐增，但仍感神疲乏力，经 CT 检查报告为肝癌可能，家属送其住院治疗而中止观察。

### 【治疗经过】

2009 年 6 月 25 日初诊：肝硬化腹水，脾大，伴有胆石症。肝功能检查，血清白球蛋白比例（A/G）0.897，TBIL 30.8 μ mol/L，GGT 72U/L。2 个月前始见足背浮肿，渐致腹部膨大，下肢浮肿，按之凹陷不起。右下腹股沟区见一突出到体外腹壁的形如小皮球大小的包块。食后脘痞，大便溏薄，腰酸乏力，面色萎黄，舌光暗红，脉细弦尺弱。方药如下：

| | | | |
|---|---|---|---|
| 北沙参 30g | 枸杞子 15g | 麦冬 12g | 铁皮石斛 6g |
| 黄芪 30g | 党参 20g | 炒白术 30g | 制附片 5g |
| 干姜 5g | 猪苓 30g | 茯苓 30g | 杜仲 30g |
| 菟丝子 20g | 炮山甲 10g | 炙鳖甲 20g | 炒枳壳 15g |
| 炙鸡内金 18g | 茵陈 30g | 金钱草 30g | 车前子 30g |
| 神曲 30g | 荔枝核 15g | | |

2009 年 7 月 2 日二诊：6 月 25 日方药服 7 剂，腹膨大依然，足肿，大便溏薄日 2 次，小便不多，为脾肾阳虚，水液泛滥。调整方药如下：

| | | | |
|---|---|---|---|
| 黄芪 30g | 炒白术 30g | 猪苓 30g | 茯苓 30g |
| 党参 30g | 制附片 12g | 干姜 12g | 甘草 5g |
| 鹿角片 10g | 炙鳖甲 20g | 炮山甲 10g | 水红花子 15g |
| 茵陈 30g | 金钱草 30g | 赤小豆 30g | 焦薏苡仁 30g |
| 砂仁 15g | 白蔻仁 15g | 炙鸡内金 20g | 荔枝核 15g |

2009 年 7 月 10 日三诊：7 月 2 日方药连服 7 剂，从服药第 2 天开始，大便呈水样，从每天 3 次增加到每天六七次，第 5 天次数最多为 8 次，觉腹部松软如常态，足肿消退，右下腹股沟疝包块已回纳消失。始觉畏寒，大便溏薄日 2～3 次，舌光暗红，脉细弦尺弱。原方续服。

2009 年 8 月 13 日七诊：第三诊以来每周复诊 1 次，均按 7 月 10 日方随症略加减，连服 1 个月。精神已振，胃纳渐增，畏寒好转，大便已成形，B 超示尚有少量腹水，舌光暗红，脉细弦尺弱。效不更方，仍按原法续服。

2009年9月24日十诊：第七诊以来每2周复诊1次，均按8月13日方连服月余。精神振作，畏寒尚有，大便溏薄，尤感乏力，CT检查报告示肝癌可能。水肿退后稳定，舌光暗红，脉细弦尺弱。仍按原法，随症略做加减续服2周。

**按语：** 肝硬化腹水在中医学中大多属于本虚标实的疾病。本例患者95岁高龄，其腹水发病缓，来势徐，足部先肿，腰以下肿甚，按之凹陷不起，属阴水水肿；且水肿伴见脘闷腹胀，纳呆便溏，腰膝酸冷，畏寒乏力，面色萎黄，其病机为脾肾阳虚无疑。脾虚不能运化水湿，肾虚不能蒸化津液，导致水液代谢障碍，泛溢肌肤，停聚腹腔而成。然而，患者舌光暗红，又虑及肝肾阴液亏极，初诊处方以附子理中汤加味，轻用干姜、制附片各5g，加麦冬、铁皮石斛等以养阴。服药1周，大便稀溏日2次，腹胀依然，腹水泰然不动，遂调整方药，加大制附片、干姜用量至12g，去麦冬、铁皮石斛等养阴药。服药1周，大便呈水样日三五次到七八次，腹水随之消退。此时患者始觉畏寒，续服药1周即感畏寒好转，精神渐振，大便成形。治疗过程中笔者曾试着将姜、附减量为各9g，患者又觉畏寒明显，说明阳虚水泛是其病本。临床所见，肝硬化腹水一派脾肾阳虚的患者，出现舌质红或暗红等阴虚舌象的很常见。曾见一肝硬化晚期患者，腹水，下肢浮肿，大便恒溏，连夏天都怕风扇吹，四肢冰冷，其舌质还是暗红的。可见，这种阴虚舌象是假象，大概是阴盛格阳的现象吧？然阴阳互根，阳气虚衰，阴精会不虚吗？《素问·生气通天论》上说："凡阴阳之要，阳密乃固。"阳气固密，阴气才能固守。因此，在这种病理过程中，阳气起主导作用，温阳利水是针对病机治疗，这也是治病必求于本的原则。

# 病例二　卢女士病例

## 【病史提要】

卢女士，61岁，杭州市某单位退休职工。2014年确诊为慢性乙肝肝硬化，服西药恩替卡韦抗病毒治疗。2016年4月初诊时检乙肝三系大三阳，HBV-DNA低于检测限。B超示肝硬化，脾脏肿大（厚约4.6cm），少量腹水。给服中药治疗1年，脾大回缩（厚4.0cm），腹水已消。患者因故自行停药3个月，脾厚回复到4.5cm。按原法服药4个月，脾大逐渐回缩。继续服药4个月，于2018年5月复查，脾大已回缩正常，肝功能各项指标正常，能承受比较繁重的家务。此后患者自行每月服14剂中药，证情尚能稳定。2020年1月复查，肝功能各项指标正常，B超示脾脏肋下厚约4.0cm。继续中药治疗以观察。

## 【治疗经过】

2016年4月26日初诊：肝硬化，脾肿大（厚4.6cm），少量腹水，足肿，食欲欠振，大便溏薄，服恩替卡韦抗病毒治疗已2年，HBV-DNA已转阴，乙肝三系大三阳未转。舌暗红，舌下有瘀，苔薄白，脉细弦。方药如下：

| | | | |
|---|---|---|---|
| 黄芪 20g | 柴胡 9g | 白芍 20g | 枸杞子 15g |
| 女贞子 15g | 菟丝子 20g | 党参 15g | 炒白术 15g |
| 淡附片 9g | 干姜 9g | 甘草 6g | 当归 12g |

桃仁 12g　　　土鳖虫 9g　　　莪术 30g　　　　炙鳖甲 24g

生牡蛎 30g　　　茯苓 20g

2017 年 5 月 6 日十三诊：初诊以来每月复诊 1 次，均按 2016 年 4 月 26 日方随症略做加减，连服 1 年。昨日复查脾大已回缩（厚 4.0 cm），腹水已消，足肿已退，胃纳一般，大便已成形，唯感疲倦乏力，右胁牵掣不适，肩、膝关节酸楚，舌暗红苔薄，脉细弦。方药如下：

黄芪 30g　　　柴胡 9g　　　白芍 20g　　　当归 12g

地龙 10g　　　茯苓 20g　　　炙鳖甲 24g　　　生牡蛎 30g

党参 15g　　　炒白术 15g　　　干姜 6g　　　甘草 5g

枸杞子 20g　　　女贞子 20g　　　菟丝子 20g　　　桃仁 12g

土鳖虫 10g　　　莪术 30g　　　天麻 9g　　　炙龟甲 12g

2018 年 5 月 8 日二十五诊：第十三诊以来每月复诊 1 次，每次均按 2017 年 5 月 6 日方随症略做加减连服至今。昨 B 超检查脾脏大小正常，肝功能正常，HBV-DNA 阴转稳定，乙肝三系大三阳，但 e 抗原定量已很低。胃纳可，大便时干时溏，仍感乏力，舌暗红苔薄，脉细弦。按原法续服，以资巩固。

**按语：** 临床所见，肝硬化脾肿大在 5cm 以下的，中药治疗较易回缩。本例治疗，自始至终针对肝硬化的病机立法组方。笔者认为，肝气亏虚，导致肝络瘀阻，随之阴精亏损，肝体失荣而成癥，是乙肝后肝硬化的基本病机。补益肝气，化瘀软坚，继续抗肝纤维化是治疗大法。方中黄芪、柴胡、白芍、当归、枸杞子、女贞子、菟丝子、鳖甲、龟甲、天麻等益精气补肝气；桃仁、土鳖虫、莪术合鳖甲、牡蛎、龟甲等化瘀软坚散积；黄芪、地龙、茯苓、鳖甲等合用，活血渗湿抗肝纤维化。初诊时，患者足肿，少量腹水，食欲欠振，大便溏薄，配合附子理中汤加减以振奋脾肾阳气，水肿随之退尽。在长达3年的诊疗过程中，疲倦乏力，右胁牵掣不适，两膝酸楚时轻时重贯穿始终，这是肝气虚的典型表现。肝为罢极之本，肝主筋是也。因此，肝硬化的中医治疗，需要持之以恒。

# 病例三　胡先生病例

## 【病史提要】

胡先生，44岁，杭州市某单位职工。2014年确诊为乙肝后肝硬化，一直服恩替卡韦抗病毒治疗，乙肝三系小三阳，HBV-DNA转阴后稳定。2017年3月初诊时因门静脉高压，脾脏肿大，要求服中药治疗。连续服药7个月余，B超复查门脉主干内径宽从1.7cm缩小到1.4cm，脾厚从6.6cm回缩到5.9cm。按原法继续服药近1年，脾大（厚）回缩到5.3cm。再继续服药近4个月，于2019年1月30日B超复查，门脉主干宽正常范围，脾厚5.2cm。继续按原法服药近4个月复查，门脉宽正常，脾厚约5.0cm，仍宗原法继续治疗。

## 【治疗经过】

2017年3月25日初诊：3月23日B超检查为肝硬化门静脉高压（门静脉主干内径宽约1.7cm），脾肿大（厚6.6cm），伴有胆囊泥沙样结石。肝功能尚正常。舌暗红苔薄，脉细弦。方药如下：

| | | | |
|---|---|---|---|
| 黄芪 20g | 柴胡 10g | 白芍 30g | 当归 20g |
| 生地黄 15g | 桃仁 15g | 红花 9g | 炒枳壳 12g |
| 炮山甲 6g | 土鳖虫 10g | 炙鳖甲 30g | 炙龟甲 15g |
| 菟丝子 15g | 枸杞子 15g | 麦冬 12g | 莪术 30g |
| 生牡蛎 30g | 浮海石 30g | 茯苓 30g | 茵陈 20g |
| 金钱草 15g | 制大黄 10g | | |

2017 年 11 月 9 日十五诊：初诊以来每 2 周复诊 1 次，每次均按 2017 年 3 月 25 日方随症略做加减，连服 7 月余。B 超复查，门静脉主干内径缩小到 1.4cm，脾肿大开始回缩（厚 5.9cm）。胃纳尚可，舌暗红苔薄，脉细弦。宗原法续服。方药如下：

| | | | |
|---|---|---|---|
| 北沙参 15g | 枸杞子 15g | 麦冬 15g | 生地黄 15g |
| 当归 20g | 红花 9g | 桃仁 15g | 土鳖虫 12g |
| 黄芪 20g | 柴胡 9g | 白芍 30g | 茯苓 30g |
| 地龙 12g | 炙鳖甲 30g | 生牡蛎 30g | 炙龟甲 15g |
| 菟丝子 20g | 莪术 30g | 炒枳壳 12g | 炒白术 15g |
| 茵陈 15g | 制大黄 9g | | |

2018 年 10 月 5 日二十七诊：第十五诊以来每月复诊 1 次，均按 2017 年 11 月 9 日方随症略做加减连服近 1 年。今 B 超复查，门静脉宽 1.48cm，脾厚 5.3cm，仍按原法续服。

2019 年 1 月 30 日三十一诊：第二十七诊以来每月复诊 1 次，均按 2018 年 10 月 5 日方随症略做加减连服近 4 个月。今 B 超复查，门静脉宽正常范围，脾厚 5.2cm，肝功能正常。仍按原法续服。

**按语：**本例慢性乙肝、肝硬化致门静脉高压。门静脉高压时，脾静脉血流受阻，引起脾静淤血和脾肿大。可见，其中医病机是，肝气亏损，气虚血瘀，肝络郁血日久积聚成癥。因此，针对病机，选用补益肝气、化瘀散结、柔肝软坚为基本治法。方用血府逐瘀汤合自拟芪甲逍遥方（即逍遥散去薄荷、生姜，加黄芪、炮山甲、鳖甲、龟甲等）加减。方中黄芪、柴胡、白芍、当归、龟甲、枸杞子、菟丝子等益精气、补肝气；当归、桃仁、红花、生地黄、炮山甲、土鳖虫、莪术、浮海石等合用，化瘀散结，且桃仁、土鳖虫合大黄为下瘀血汤，配合诸药化瘀力强；白芍、当归合鳖甲、龟甲、生牡蛎等柔肝软坚。方中当归一味，现代药理研究表明，有降低门静脉高压和抗血栓形成的作用。笔者临床在组方中重用当归 20g，对降低肝硬化门静脉高压和消除门静脉附壁血栓，有很好的疗效。方中炮山甲，在病情明显改善后，改用地龙 12g，作用亦不错。炮山甲为贵重药材，常常不容久用。此外，对肝硬化脾肿大的治疗，原方可选加山慈菇、蝼蛄，亦有很好的软化肝脾的效果。

# 下篇 学术传承

　　本篇收录了卢良威教授的学生们撰写的学术交流论文 8 篇。师生情谊深厚，虽然学生们都工作多年，仍与老师保持密切联系，常常向老师讨教、学习，对卢老师的辨病求本论治学术思想有着深刻的领悟和体会。尽管大家工作后专业学科大有不同，有肝病科的，有消化科的，有肿瘤科的，有中医内科的，有骨科的，甚至有医学与工学交叉学科的，但大家在工作与临床中对辨病求本论治学术思想都有传承发挥，故不揣浅陋，将各自的运用心得附于书后，作为下篇。

# 辨病论治肿瘤

现今"辨证论治"常作为中医学的基本特点被诸多医者加以推崇，使得大多中医在临床诊疗中重于"证"而轻于"病"，然通过对中医治疗观的考证，可以发现中医的诊疗实际是始于"辨病"，之后才有"证"的概念，最后发展为"先辨病，后辨证"的处方思路。因此，临证时不能忽视"病"的存在。如风寒袭肺一证，见于感冒则需应用发汗解表之麻黄汤，见于咳嗽则换为三拗汤，即去掉麻黄汤之桂枝，仅留一味麻黄止咳平喘，倘若不以辨病为前提，则辨证也将变得宽泛，缺乏精确性，临床疗效必定大打折扣。本文通过对中医辨病论治理论的形成与发展进行简要梳理，形成对中医学辨病论治思想的再认知，并附以肿瘤的分期辨病论治思想加以印证，以期对中医辨病思想及临床诊疗活动提供指导。

## 一、中医辨病论治观

### 1. 中医辨病论治理论溯源

《五十二病方》是现存最早的体现"辨病"思想的医方书。其记载痉病："痉者，伤，风入伤，身信而不能屈。治之，熬盐令黄，取一斗，裹以布，淬醇酒中，入即出，蔽以布，以熨头。"这与《金匮要略》行文体例十分相似，首列病名，次讲病因、描述症状，最后给出治疗方法。该书中治疗方法更倾向于传统经验的积累，未涉及中医理论体系对疾病的联系分析，故尚不能够称为"论治"，但其所体现的"辨病论治"思想的萌芽具有重要的历史意义和研究价值。《黄帝内经》确立了中医辨证体系，也是中医学"辨病论治"理论之滥觞，所记载的 13 个药方堪称"辨病论治"的经典。如其对狂病的记载："帝曰：有病怒狂者，此病安生……阳气者，因暴折而难决，故善怒也……使之服以生铁落为饮，夫生铁落者，下气疾也。"原文中不仅给出疾病病名，还对其症状进行辨析，结合病机给出治疗方法，属于辨病论治的典型案例。《伤寒论》与《金匮要略》虽有六经、脏腑辨证之别，但其体例皆是先列病名总纲，次讲分型，最后给出方药论治。仲景这种"病"下辨"证"的临床诊断思路奠定了中医辨病与辨证相结合思想的基础。

**2. 中医辨病论治的再认识**

仲景之后的近两千年时间，传统中医辨病与辨证相结合的诊疗模式得到了充分传承。如葛洪的《肘后备急方》多为辨病论治，对每种疾病均列出若干方以供选用；隋代巢元方的《诸病源候论》以病为纲，以病源病候为内容，论病一千余种；唐代孙思邈的《备急千金要方》及王焘的《外台秘要》、宋代的《太平惠民和剂局方》均运用了辨病论治按病列方之法，例如以羊靥（羊甲状腺）、海藻、昆布治疗瘿病，以地黄、黄连治疗消渴病等；清代《温病条辨》治疗温病，多在辨病如风温、温热、温疫、温毒的基础上采用卫气营血辨证或三焦辨证等辨证方法，而冒暑、暑秽、大头瘟等温病则以辨病选方为主。但近代以来，有医者提出传统中医病名或是包含着多种具体病种的"病类"的概念，如感冒、伤寒、中风等，或以其所言主症体征为病名，如咳嗽、腹痛、泄泻等，多数不能反映疾病各阶段的病变实质，更有医者提出中医辨病名为辨病，实是辨证。近代西方医学的传入促进了中西汇通式病证结合模式的诞生，加之近现代中医学者对"辨证论治"的推崇与应用，中医临床应用西医疾病诊断结合中医辨证分型的病证结合模式逐渐形成，这种模式看似各取中西医之所长，实则丢失了传统中医辨病观的内在含义。笔者认为受客观因素影响，当代中医辨病应采纳西医学的"病"，但应对现代医学疾病采取中医理论系统分析，重新总结出该病的中医基本病机，由此确立治疗原则及主要治疗方法，而非简单地根据临床症状套用辨证论治。

## 二、辨病论治肿瘤思想举隅

肿瘤归属于中医学"积聚""癥瘕"范畴，西医学多以解剖部位或组织病理学诊断为依据命名，以代表该病本质及特征。肿瘤发病早期或根治术后常缺乏典型的临床表现，或主症不突出，以致"无证可辨"，而中医药运用辨病思想在预防肿瘤复发，控制肿瘤侵袭、转移，配合手术、化疗、放疗增效减毒方面可以发挥重要的作用。由于肿瘤病程长，病机复杂，不同发展阶段、治疗阶段证候各异，因此结合对现代医学发病、病理的理解，中医辨病论治、分期治疗的思路在临床实践中可突显出极大的优势。

### 1. 按发病过程分期

如肺癌早期多见痰热互阻，又与癌毒胶结，根据前人经验，常用金荞麦、鱼腥草、紫背天葵、葶苈子、白花蛇舌草、龙葵、藤梨根、半枝莲、山慈菇等清热毒、泄痰浊。肺癌中晚期，痰热毒结，正气渐衰，患者多以气阴亏损为主，常表现为周身乏力、少气颧红、自汗盗汗等症状，临床常用黄芪、珠儿参、南沙参、百合、石斛、麦冬等益气养阴扶正。如刘鲁明认为湿毒、热毒及湿热毒邪互结是胰腺癌发病病机的关键，而对于晚期胰腺癌的治疗，坚持以清热、化湿、解毒为主的中药治疗可有效控制瘤灶，延长患者的生存时间和质量。

**2. 按手术前后分期**

在中医辨病理论指导下，各类具备手术适应证的肿瘤均可按照手术前后以及术后恢复情况进行分期。手术治疗前常以四物汤、天王补心丹、酸枣仁汤等补益气血、宁心安神。手术治疗后常以益气活血、养血生肌辅以清热解毒，促进恢复。术后纳差、腹胀者，常用香砂六君子汤理气和胃；术后虚弱，动则汗出者，常用玉屏风散益气固表；术后津伤常予沙参麦冬汤润胃养阴；术后伤口愈合差、流脓者，常以黄芪、当归、金银花、连翘等益气解毒。放射治疗中常出现发热，口腔溃疡，局部充血水肿，甚至糜烂疼痛，多予清热解毒或滋阴解毒。化学药物治疗中消化功能障碍者，常以香砂六君子汤调和脾胃，以八珍汤益气养血、培元固本。

**3. 分期与辨证相结合**

中医辨病也常在结合自然病程基础上，依据手术、放化疗等不同治疗阶段病机、证候变化，分为手术期、放疗和化疗期、中晚期进行辨病分期分型论治。张代钊先生将肿瘤整体分为 5 型，包括气阴两虚、阴虚内热、脾虚痰湿、气滞血瘀、肺肾两虚5种证型。朴炳奎先生将鼻咽癌分初期（痰浊结聚证、气血凝结证、火毒困结证、气阴两虚证）、放疗期（肺热阴亏证、胃肾阴亏证、气血不足证）、复发期（正虚、邪盛）论治，即是在辨病的基础上，首先根据肿瘤的特点及治疗情况分成不同病期，然后根据该病证不同阶段的核心病机与证候分布特点，进行分型辨证治疗。这既是对传统中医辨病模式的应用，也是对已有病证结合模式不足之处的弥补，值得中医学者进行更为深入的探索。

## 三、小结

中医诊疗始于"辨病"，古代中医学之临床诊疗特点表现为以病为纲、以证为目。随着现代医学的传入，传统中医学辨病论治模式及其含义不断改变。现代中医辨病思维实质上包括辨病因、辨病位、辨病性、辨病机、辨病势，同时蕴含着对于现代医学发病、病理的理解。在此仅以肿瘤分期论治为例略谈中医辨病论治之管见，虽然肿瘤总归癥、积、岩之范畴，正虚邪实病机相类，但病位不同、分期各异，亦可再按照藏象阴阳气血细分进而指导治疗。中医辨病理论，是以阴阳五行、气血津液、藏象、经络、病因和发病等为基础的理论，探讨和阐述疾病发生、发展、变化的规律及其治疗原则。其中针对某一特定疾病发生发展全过程的病机，尤其应该受到重视，这也是古人重视辨病的意义所在。

（张治国）

# 辨病求本法论治肝癌的体会

卢老师治肝病以辨病求本为大法，即辨西医的病，运用中医学理论，探求疾病的中医本质（即病机所在），以确立中医药治疗方法。随着现代医学对疾病病因病理和疾病发展规律有越来越深入的认识，这种辨治思路在肝病或肿瘤这样的专科性极强的学科中应用广泛，可以认为是中西汇通的思路之一。深受卢老师学术思想的影响，辨病求本法也是笔者多年来临诊奉行的主要辨治思路。笔者不揣浅陋，浅谈下辨病求本论治肝癌的体会。

## 一、肝癌的中医病机认识

国内肝癌患者大多有慢性乙肝肝硬化病史，也就是说肝癌患者大多是在肝硬化的基础上逐渐发展演变而成的。因此，笔者对肝癌的中医病机认识是在肝硬化的病机认识基础上，再加上癌毒这一肝癌区别于肝硬化的关键病机特征。

### 1. 肝癌病机之肝硬化相关病机

肝癌患者大多是在肝硬化的基础上逐渐发展演变而成的，探讨肝癌病机的基础部分应还是落实在肝硬化的病机上。肝硬化是由不同原因引起的慢性进行性肝病的后期阶段，我国以慢性乙型肝炎多见。肝硬化是由肝纤维化逐步发展而来的，随着纤维组织增生，分割破坏正常肝小叶组织，导致假小叶形成。肝硬化状态下严重的肝纤维化增生、假小叶形成，造成肝内血流瘀滞，加重肝细胞的营养和氧气输送障碍。卢老师研读《黄帝内经》，结合肝硬化形成的病因病理特点，悟得了肝硬化的核心病机。《灵枢·百病始生》谓："温气不行，凝血蕴里而不散，津液涩渗，著而不去，而积皆成矣。"卢老师认为，乙肝病毒等湿热疫毒侵入肝脏，深入血分，正邪相持，久则肝脏正气亏损，阳气不能畅行，则气虚血瘀；津液涩渗，停而成痰，津、血凝聚，痰瘀阻络，阴精亏耗，肝体失养。肝体阴用阳，肝用不及，肝体失柔而成癥积。根据卢老师的学说，"温气不行，凝血蕴里而不散，津液涩渗"的过程，即为肝纤维化阶段，直到"著而不去，而积皆成"，则至肝硬化阶段。另外，《灵枢·五邪》有"邪在肝，则两胁中痛，行善掣节，时脚肿，恶血在内"的记载，《灵枢·天年》中的"五十岁，肝气始衰，肝叶始薄，胆汁始减，目始不明"等记载，与肝硬化症状和发病年龄很是吻合。结合肝硬化患者临床表现常有颜面红丝赤缕、面色晦暗、肝区隐痛、舌质瘀紫、舌下脉络迂曲发紫等临床征象，卢老师认为肝硬化的基本病机为：肝气亏虚，痰瘀阻塞肝络，阴精亏损，肝体失荣而成癥。这也是笔者在临床中对肝硬化基本病机的把握。当然肝硬化是一个逐渐进展、动态演变的疾病，就西医来说也可简单分为代偿性肝硬化和失代偿性肝硬化，静止性肝硬化和活动性肝硬化等多种疾病状态。而且，肝硬化出现腹水、消化道出血、腹腔感染、肝性脑病等并发症时病机亦有演变。但肝硬化出现不同的并发症，表现为不同特征的证候时，其基本病机其实并没有变化，待临时出现的病症得以缓解后，还是回到针对基本病机的调治中来。例如肝硬化合并腹水，是在肝气虚、痰瘀阻络、肝生癥积的基础上，合并脾虚失运、水湿内停，甚者血水互结内停腹中，待腹水消退，维持巩固调治时还是应回到针对肝硬化基本病机的调治上来。肝硬化合并消化道出血、腹腔感染等其他并发症时，笔者亦以同样的思路来分析其病机特征。

**2. 肝癌病机之癌毒学说**

一般认为，肝癌的发生在肝炎病毒、寄生虫、酒精、肝毒性物质等持续诱发肝癌的致病因素的诱导下，在肝硬化等慢性肝损害的基础上，肝癌相关的原癌基因和抑癌基因系统出现失衡，多信号通路出现紊乱，逐渐出现癌变的肝细胞，而肝硬化等慢性肝损害造就的肝脏炎症微环境和缺氧、缺血微环境等特殊的身体状态，可以使得癌变的肝细胞比较容易逃过免疫监视和杀伤，得以发展成过度增殖的肝癌。就我国大多数肝癌患者有肝硬化这个基础疾病来说，肝癌的基本病理状态简单点说是肝硬化加上癌变的肝细胞。癌变的肝细胞呈现出快速增殖、容易转移等恶性肿瘤的特征，与肝细胞增生、肝内纤维结缔组织增生迥然有别。为了区分这种明显不同的病机特点，中医常以癌毒这个病机概念来讨论肝癌等恶性肿瘤的中医病机。癌毒概念由周仲瑛教授率先提出，后被中医同仁们广泛接受。周仲瑛认为"多因相合，癌毒内生"是肝癌发生的关键。我的博士生导师上海市名中医凌昌全教授直截了当地提出"癌毒是恶性肿瘤的根本"，认为癌毒学说来源于中医的"毒邪致病"说，可以阐述癌毒与中医传统病因病机概念的区别，认为癌毒产生的前提是"阴阳不和，即机体脏腑平衡失调才会导致癌毒发生"。癌毒一旦形成，阻滞体内，则病变乖戾，耗伤人体气血津液以自养，随着肿块增长，人体正气难以抵御制约之。癌毒一方面大量耗伤人体正气，一方面导致脏腑、经络功能失调，诱生痰浊、瘀血、湿热等多种病理因素，发生各种复杂证候，使得脏腑功能更加紊乱，阴阳更加不和，而使癌毒循环进展，愈演愈烈，严重者出现癌毒择弱而侵，沿经脉气血流注转移。既然癌毒是机体平衡失调的病理产物，其盛衰进退是恶性肿瘤的基本矛盾或矛盾的主要方面，那么在恶性肿瘤发生、发展的整个过程中，癌毒也是病机的核心。就肝癌来说，在肝硬化等慢性肝损害的疾病基础下，脏腑功能紊乱，肝气不足，气血瘀滞，络脉不通，肝体失养，肝用不足，而致癌毒内生。肝内癌毒一旦形成，有形之恶肉内生，炎症微环境、缺血缺氧的微环境等肝癌病理特征较肝硬化时明显得到强化，使得肝脏气血痰瘀、湿热等病机特点更加突出，久病则肝气愈加虚损，肝损及脾，日久累肾，出现肝、脾、肾为主的脏腑衰弱、功能紊乱，气滞血瘀、痰湿阻滞、湿热内停等病机表现为主的复杂疾病状态。而且整个疾病发展过程中，癌毒的盛衰对上述疾病状态的进退具有决定性作用，是肝癌的核心病机。

## 二、辨病求本法论治肝癌

### 1. 对辨病求本的认识

卢老师潜心于肝病中医药诊治和中医诊断学教学工作数十年，深感于辨证论治在治疗肝硬化、重型肝炎、乙肝病毒携带者等疑难肝病治疗中的不足，提出辨病求本诊治肝病的大法，验之临床，辄有效验。笔者从 2000 年有幸拜入卢老师门下攻读硕士研究生，虽早已毕业独立临证 10 余年，但临证每有疑惑辄跟卢老师讨教，对卢老师学术思想的学习从未中断，有幸见证了卢老师辨病求本法的临床求证之路和日趋成熟的轨迹。卢老师在长期肝病诊治中感受到传统辨证体系在肝病专科疾病诊治中的不足，提出辨病与辨证相结合的诊治思路，即辨西医诊断之病，探求西医疾病之中医病机本质，结合辨证论治，熔经方、时方于一炉，撷现代药理研究之精粹，施治有法有据，疗效可观可验。这样的疾病诊治方法可以归类于现代病证结合模式，以西医诊断为病名，充分考虑到微观和宏观的疾病表现，把现代医学的病理生理学、影像学等对疾病的认知纳入辨治体系，是一种新式的以病机为核心的辨证论治体系。卢老师肝病诊治中广泛应用辨病求本法，其中最有代表性的成果当是在抗肝纤维化和乙肝病毒携带者抗病毒治疗方面。肝纤维化可以存在于慢性乙肝、肝硬化等慢性肝病患者的整个病程，属于病理概念，并没有特异性的临床症状或者体征。慢性乙肝病毒携带者肝功能是正常的，大多没有明显的临床症状，更别说特异性的临床表现了。这些疾病状态都是现代医学发现，并可以予以诊断确认的，虽没有特异性临床表现，但可以影响疾病的发展、预后和转归。卢老师通过分析这些患者的疾病状态和病理特征，以及这些疾病持续进展后的疾病特征，用中医理论来解释和分析这些特殊状态下疾病的中医病因病机。他认为肝纤维化的中医病机关键在于"血瘀、痰凝、正虚"，在传统"活血化瘀""祛邪扶正""健脾补肾"等治法的基础上提出"活血渗湿法"；认为慢性乙肝病毒携带者其病机特点是"正气不足，疫毒内伏"，治疗当以"内托抗毒法"。这些病机认识和治法的提出都有一定的创新性，在临床具体病例中也得到了疗效验证，反过来也证明了辨病求本法的适用性。

**2. 辨病求本法治疗肝癌的体会**

（1）辨病求本法修复肝损：肝癌大多是在慢性肝病肝硬化的基础上发展而来的，这是肝癌区别于其他恶性肿瘤的一个显著特征。西医有抗病毒、护肝治疗能改善肝癌预后的研究报道，但未见治疗肝癌过程中联合抗肝纤维化或治疗肝硬化的对应治疗策略，这可能与当前阶段西医没有副作用较小、适合长期使用的抗纤维化药物有关。笔者认为，既然肝癌患者大多有肝硬化基础，有长期慢性肝损害，坚持不懈地抗肝硬化、抗肝纤维化治疗应当是治病求本的重要一环。卢老师认为，肝硬化的基本病机是肝气亏虚，痰瘀阻塞肝络，阴精亏损，肝体失荣而成癥。根据肝硬化基本病机，卢老师确立肝癌的基本治法为补益肝气、活血化瘀、软坚散结，通常以自拟芪甲逍遥方为基本方，随症化裁，阻止肝纤维化进展，促进肝硬化的修复，这是基本方法。肝癌治疗过程中多种治疗也会带来新的肝损害，也是需要根据治疗的不同，分析病机，及时随症治疗，切实减少肝损害。

（2）辨病求本法抑制癌毒：肝癌之癌毒，性情暴戾，发展迅速，易于复发和流注，多属阳热之邪。发现时大多已中晚期，癌毒正盛，但正气未衰，治疗原则以祛邪为主。《仁斋直指方》谓"癌者，上高下深，岩穴之状，颗颗累垂……毒根深藏，穿孔透里"，指出癌毒"毒根深藏"，具有"穿孔透里"的特点，必用非常之法、雷霆手段，以祛除毒邪。不囿于中西医，积极选用手术、放疗、局部消融、经肝动脉栓塞化疗、靶向药物等手段，最大限度地消灭癌毒，同时注意呵护正气，并针对各种治法所造成的病机演变特点和相应证候改变，予以增强疗效和缓解以上治疗手段对人体正气的损伤和脏腑功能的失调。《素问·五常政大论》曰："大毒治病，十去其六。"使用副反应较大、药性峻烈或者以毒攻毒的药物时，应考虑到人体的承受程度，不一定追求所谓"足疗程、足剂量"的理念，争取在疗效、副反应、癌毒盛衰、正气留存等多方面保持平衡，不足以根治时，能使之带瘤生存。肝癌治疗后极易复发转移，即使小肝癌术后5年复发率也可过半。因此，祛邪抑毒治疗告一段落后，应考虑到癌毒虽然大势已去，但难以彻底被消灭，此时根据临床辨病求本法，综合运用益气、养阴、活血、祛痰、渗湿等治法，继续修复肝脏本体，还必须顾及"余毒未尽"，并切实体现在处方用药的选择与配伍之中，以达到清除体内剩余癌毒、减少复发转移之目的。

癌毒易损正气，极易侵袭流注，日久必然损伤相应的脏腑功能，可以说肝癌大部分病程是虚实夹杂的。而且肝癌晚期针对癌毒可能历经多种中西医综合治疗，在复发、治疗到稳定，再到复发治疗，几度轮回，正气日衰，这便是癌毒致虚论。肝癌晚期，癌毒致虚，正气不足，阴阳失调，癌毒尤存，瘀血、痰湿、水饮等多种病理产物壅滞络脉和脏腑，治疗当以扶正气、调阴阳，活血化痰，渗湿通络，适当佐以清解抑毒之品。当然，临时有危重急症，或者发展至肝癌终末期出现诸亡脱之证时，自可单用扶正法以救急、救危。扶正根据证候特征辨证判断气血阴阳脏腑诸不足，分清主次，兼顾平衡，选方以补中益气汤、八珍汤、六味地黄丸、一贯煎、肾气丸、归芪建中汤、四逆汤等经典方为主。祛邪抑毒治疗亦需根据具体证候特征分清诸邪之盛衰、主次、类别，常用治法用药如下：化瘀抑毒类药物以莪术、土鳖虫等为主，化痰抑毒类药物以半夏、胆南星、浮海石等为主，渗湿抑毒类药物以水红花子、猪苓、茯苓等为主，清热解毒散结类药物以石见穿、猫人参等为主，另外可以加用天龙、全蝎等具有抗毒散结功效的虫类药物。通常诸法合用，遵循证候主次，分别轻重缓急。

**附：典型病案**

何某，男，63岁，浙江金华人，退休职工。

因"原发性肝癌术后近5年，发现肺转移3年，肝转移2年"于2019年11月19日来笔者门诊就诊。

2019年11月19日初诊：患者2014年11月因"乏力"至当地医院就诊，查腹部增强CT示肝左内叶及肝右后叶下段异常结节，原发性肝癌首先考虑。AFP阴性。2014年12月1日于某省级医院行腹腔镜下肝癌切除术。术后病理示肝细胞性肝癌；周围肝组织呈结节性肝硬化表现。2015年1月20日于某省级医院行TACE治疗一次。2015年10月13日复查胸部CT提示右下肺占位，恶性首先考虑，原发性可能；右肺少许慢性炎症。2016年1月21日在某省级医院行"全麻下胸腔镜下右下肺叶楔形切除术"，术后病理示（右下肺）肺组织内见低分化癌伴局灶坏死（结合病史及形态，首先考虑肝癌转移）。因右肺出现新发病灶，于2016年4月13日于某省级医院行肺转移癌射频消融术。2017年10月31日至当地医院复查上腹部平扫＋增强MRI提示肝癌术后改变，目前右肝结节灶，考虑新发小肝癌。2017年11月9

日于某省级医院行 B 超引导下肝脏转移瘤微波消融术，术后超声造影提示消融完全。2018 年 8 月 17 日至当地县医院复查上腹部平扫＋增强 MRI 示肝癌术后及射频治疗后改变，肝内数枚弥散受限小结节，建议随访，肝硬化，脾稍大。2019 年 2 月 26 日复查肺 CT 提示左肺上叶新发转移灶（直径约 0.8cm）。2019 年 7 月 11 日复查肝脏 MRI 发现新发病灶，于某省级医院行 CT 引导下肝脏肿瘤射频消融术。2019 年 11 月 9 日复查肝脏 MRI 增强提示肝Ⅳ段小椭圆形病灶，考虑新发转移灶。肺 CT 平扫示左肺上叶病灶较前增大（直径约 1.7cm）（与 2019 年 2 月 26 日比较）。既往有慢性乙型病毒性肝炎、肝硬化病史近 5 年，一直口服"恩替卡韦片，0.5mg，每日 1 次"抗病毒治疗，定期复查，HBV-DNA 持续阴性。刻下症见：面色晦暗，面部可见红丝赤缕，神疲乏力，无咳嗽，无口苦，右上腹胀闷不适，胃纳减，进食后易胃脘痞满，大便略溏，夜寐欠安，舌淡暗红，舌边轻微齿痕，苔薄白腻，脉沉弦。

西医诊断：原发性肝癌术后肝肺转移，乙肝后肝硬化（代偿期）。

中医诊断：肝癌；肝郁脾虚，气虚血瘀，癌毒正盛。

处方：生黄芪 15g，党参 15g，炒白术 15g，茯苓 15g，炒扁豆 12g，炒薏苡仁 30g，当归 12g，白芍 12g，炙鳖甲 24g（先煎），生牡蛎 15g（先煎），猫人参 30g，白花蛇舌草 15g，石见穿 30g，天龙 3g，土鳖虫 9g，合欢皮 12g，八月扎 9g，炙甘草 6g。14 剂，水煎服，1 日 2 次。

2019 年 12 月 3 日二诊：患者乏力明显减轻，胃纳增加，右上腹不适明显缓解，进食后不适缓解，大便渐成形，夜寐仍欠安，凌晨 2 ~ 3 点早醒后不易入睡，舌淡暗红，苔薄白腻，脉弦细。患者气郁疏通，脾运得复，但夜寐仍欠佳，易早醒，考虑肝阴血不足。

处方：生黄芪 15g，党参 15g，炒白术 12g，茯苓 12g，炒扁豆 12g，炒薏苡仁 30g，当归 15g，白芍 12g，炙鳖甲 24g（先煎），生牡蛎 15g（先煎），猫人参 30g，白花蛇舌草 15g，石见穿 30g，天龙 3g，土鳖虫 9g，合欢皮 12g，八月扎 9g，酸枣仁 15g，炙甘草 6g。14 剂，水煎服，1 日 2 次。

2019 年 12 月 17 日三诊：患者面色同前，乏力不明显，无咳嗽，胃纳可，无腹胀，大便偶有溏烂，夜寐好转，早醒渐少，舌淡暗红，苔薄白腻，脉弦细。证情稳定，原方继进。另加复方斑蝥胶囊口服，1 次 3 粒，1 日 2 次。

以后每 2 周复诊 1 次，证情稳定，基本同上法，稍有加减。分别于 2020 年 3 月 16 日和 2020 年 8 月 10 日复查肺 CT 和肝脏增强 MRI 均显示病灶与前片相仿，病情保持稳定。

**按语：**患者肝癌术后不到 1 年出现了肺转移，肺转移术后，接连出现肝、肺新转移灶，多次局部治疗未能获得稳定，至笔者处就诊前又发现肺转移癌增大，肝脏新发转移癌，提示病情进展。按西医肝癌诊疗指南，可以考虑索拉菲尼、仑伐替尼靶向治疗或联合免疫治疗。患者因为经济原因不愿意选择靶向和免疫治疗，而予中药治疗。当时是希望中药治疗与局部消融或放疗结合以稳定病情，但患者对局部治疗丧失信心，且反复住院经济压力增大，要求单用中药。患者初诊四诊资料是比较典型的肝郁脾虚、气虚血瘀证,但根据辨病求本法,患者肝硬化基础上肝癌术后持续进展,癌毒正盛,其病机当是肝气亏虚,痰瘀阻塞肝络,阴精亏损,肝体失荣而成癥,癌毒正盛。结合其肝郁脾虚、气虚血瘀证的当前证候特点,治以补气健脾、渗湿化痰、理气化瘀消癥、清解抑毒法,方选芪甲逍遥散之变方。方中以生黄芪、党参、炒白术、茯苓、炒扁豆、炒薏苡仁、甘草健脾渗湿化痰,当归、白芍、炙鳖甲、生牡蛎柔肝养血软坚,合欢皮、八月扎疏肝理气解郁助眠,猫人参、白花蛇舌草、石见穿清解散结抑毒,天龙、土鳖虫加强化瘀通络抑毒。服完 14 剂后,腹胀、纳差、便溏均明显好转,患者信心大增。因夜寐欠佳,易早醒,考虑肝阴血不足,而加酸枣仁,稍减白术、茯苓剂量。三诊时夜寐渐好转。肝癌患者饮食和睡眠好转通常是病情渐趋稳定的一个重要标志,可能与"肝病及脾",肝病易损及脾胃,"肝藏血"易致血不养神有关。后续处方虽未见明显肝郁脾虚证表现,仍根据辨病求本法,原方继进,继续修复肝损,并加上复方斑蝥胶囊弥补煎药散结抑毒之力的不足。肝癌术后复发转移常进展迅速,难以稳定,生存期较短。患者服用中药 3 个多月复查发现肝、肺转移灶未再增大,原法继进后再过 5 个月复查仍然病情稳定。患者虽没条件用上靶向和免疫治疗,但病情进展得以阻断,做到了带瘤生存,且有较好的生活质量,远期疗效还得后续随访,近期疗效是满意的。

(陈群伟)

# 从病证结合谈脂肪肝的诊治特点

　　脂肪肝（Fatty Liver Disease，FLD）是由于多种原因造成的肝脂肪变性和以脂肪蓄积为特征的一类疾病，根据是否长期过量饮酒可以分为酒精性脂肪肝（Alcoholic Fatty Liver Disease，AFLD）和非酒精性脂肪肝（Nonalcoholic Fatty Liver Disease，NAFLD）。随着人们生活水平的提高，尤其是饮食结构、生活方式的改变，高脂类食物的摄入比例提高，运动量减少等因素，极易造成此类疾病的发病率提升。近年来，该疾病低龄化的倾向更加明显。有研究报道，该疾病的发病率高达 15% ~ 25%。脂肪肝初期多为单纯性脂肪肝，可逐步演变为脂肪性肝炎、脂肪性肝纤维化，甚而脂肪性肝硬化，严重地影响了人们的身体健康。此类疾病中，酒精性脂肪肝与酒精摄入呈明显相关，早期控制酒精摄入，行为纠正，积极进行治疗，有较好的效果，但逐渐演变发展成为脂肪性肝炎、肝纤维化甚至肝硬化阶段则治疗颇为棘手。后者非酒精性脂肪肝，同属于常见疾病，由于临床具有隐匿性，患者自身未能及时发现，容易忽视从而延误病情，错过最佳治疗时机。

　　卢师认为，本病的病因病机多为湿浊阻滞于内，与痰、瘀、滞等病理因素密切相关，治疗应以辨病论治与辨证论治相结合，根据不同病变时期，综合痰、瘀、滞的不同轻重缓急，基于活血、渗湿两大基本法则，化痰、行瘀、消滞并行或有所偏重。后期宜顾护先天之本肾之元阴元阳，肝肾同治。如此遣方用药，方能取得满意疗效。

其特色诊治主要体现在以下方面。

**1. 辨病与辨证相结合**

脂肪肝在中医学中没有相应的病名，多归于"湿证""胁痛""积聚"等范畴中。临床医家大多认为本病的产生与饮食不节、情志失调和久病失治等相关。病理因素多为湿浊、痰阻、气滞、血瘀等。其病位在肝，与脾显著相关。有医家认为，肝郁脾虚、痰瘀互结是脂肪肝的基本病机，痰、瘀、滞为其标，认为脾虚是本病的发病基础，肝郁为致病关键，痰瘀互结决定病理转归，而痰瘀既是肝脾失调的病理产物，又相互胶结，聚滞为积，构成脂肪肝形成的重要病理关键。中华中医药学会肝病专业委员会将 FLD 分为湿热中阻、肝郁脾虚、肝肾阴虚和瘀血阻络 4 种类型。不少学者对 FLD 的辨证施治也进行了研究及探索，并各自持有不同的观点。

卢师认为，"痰湿"属于 FLD 的主要病理因素，而痰湿的形成，多由饮食失节，或七情内伤，或病后失调，以致肝失疏泄，脾失健运，脏腑功能失调，痰瘀交结而成本病。FLD 患者早期以痰湿为主，后期则以痰瘀互结为主要病机。在治疗中应抓住痰、浊、瘀的关键因素，进行针对性地治疗，利用化痰、渗湿、祛浊、化瘀等药物，有证可辨时，审证求因，遣方用药。临床可分为以下几种主要类型。

（1）**脾虚痰阻证**：临床表现：倦怠乏力，脘腹痞闷，头身沉重，面部虚浮，舌质淡胖，舌苔白腻，脉细或濡缓。治拟健脾益气，化痰除湿。

（2）肝郁气滞证：临床表现：肝区胀满或胀痛，胸闷纳少，嗳气，心情不畅时诸症加重，苔薄白，脉弦。治拟疏肝理气。

（3）湿热内蕴证：临床表现：口腻而干，渴不欲饮，脘胀痞闷，大便干或溏黏而恶臭，舌红苔黄腻，脉濡数或滑数。治拟清热利湿。

（4）肝肾阴虚证：临床表现：眩晕耳鸣，口咽干燥，消瘦乏力，腰膝酸软，肢体麻木，舌红少苔或无苔，脉细数。治拟滋养肝肾。

（5）瘀血阻络证：临床表现：右胁疼痛，甚或刺痛，肋下可及明显肿大的肝脏，并有触痛，舌质暗或暗紫，脉细弦。治拟活血化瘀，通络消积。

对有证可辨的患者重在辨证论治，结合辨病。对无证可辨的患者群则以辨病求本论治的方法。在明确脂肪肝的前提下，如实验室指标、影像学检查等，还可以根据患者的体质特点，利用理化检查指标，进行动态观察，以评价其肝、脾等脏腑的功能状态，达到调节阴阳、平衡气血的最终目的。

**2. 活血渗湿治病求本**

从目前大多数 FLD 的临床所见，多数患者无明显自觉症状，需要根据脂肪肝的病理特征，理化检查情况及其中医基本病机进行辨病论治。活血渗湿之根本大法，用以针对血瘀湿阻之脂肪肝的基本病机，具有治病求本之功。卢师在临证中多以活血渗湿药物配伍，直达疾病的主要症结所在。

卢师认为，血脂为饮食物所化生的精微物质，其吸收、输布及代谢依赖于脏腑的协同作用，需从脾、肝、肾三脏着手，确立疏肝、健脾、益肾，祛湿、化痰、活血为论治本病的基本方法，不失与肝纤维化相关的活血渗湿的基本立法原则，体现治病求本的临证思路。在临证中也需要利用病证结合来论治，把抓该病的基本矛盾和抓该病当前阶段的主要矛盾结合起来，能更全面地认识疾病的本质，提高治疗效果。如上所述，在明确脂肪肝诊断以后，运用中医学整体观方法，从调理脏腑气血入手，确立辨病论治基本治法，再根据病机演变情况，结合辨证：或以健脾祛湿、化痰活血为主，疏肝、益肾为辅；或以疏肝益肾、化瘀为主，祛湿化痰为辅；健脾，或是益气健脾，温中健脾，或是燥湿健脾；益肾，或是补肾助阳，或是滋养肝肾……凡此种种，随证化裁，常能收到满意的疗效。立法依据如下。

（1）脾主运化，脾主散精。《黄帝内经》指出"脾主为胃行其津液"，"脾气散精，上归于肺……"提示脾与物质代谢有关。人体所需的糖、蛋白质、脂肪三大营养物质的消化、吸收以及合成、分解与排泄，主要由胃纳脾运来完成。若脾失健运，脾不散精，清浊不分，脂膏不化，痰浊易生。脾虚为本，极易造成水谷精微敷布不及，内生痰浊。脾病日久，则肝木受郁，肝病日久，反累及于脾。因此，脾气亏虚，脾阳不振，或脾为湿困，不仅是本病的始动环节，而且影响本病的全过程。健运、消导是治疗本病的重要环节。

（2）脂肪肝病位在肝，痰湿瘀血积聚于肝，以致肝失疏泄，肝气郁滞，是本病常见的病机类型。人体气机、津液输布、血液流行全有赖于肝木疏泄功能调节。若肝失疏泄，肝气郁结日久，肺、脾、肾等脏腑气化失职，津液输布失常，可酿生痰湿；气滞可引起血瘀，终成痰湿瘀血胶结而成癥积。因此，疏肝解郁是治疗本病不可或缺的重要环节。有研究资料表明，四逆散、柴胡疏肝散均具有抑制脂肪在肝内蓄积的作用，逍遥散能减轻肝细胞脂肪变性及退行性变，促使肝细胞再生，说明具有疏肝解郁、调理肝脾作用的方剂具有不同程度的抗脂肪肝作用。

（3）肾主水，主气化，主持和调节人体的水液代谢。肾内藏元阴元阳。肾阳为一身阳气的根本，对人体生命活动具有推动、激发作用，提示中医肾对机体能量代谢有调节作用。若肾中精气亏虚，气化无力，就会影响到气血津液的代谢。此外，如前所述，脂肪肝的病理基础是"痰湿"，而痰湿乃浊阴之邪，补肾助阳，可以鼓动肝脾的疏运功能，促进津液的代谢和痰瘀的消散。因此，补肾亦是治疗脂肪肝的重要环节。有实验研究资料表明：五子衍宗丸能明显防止肝脏及血清甘油三酯的增高，有效防止脂肪肝的发生；六味地黄丸对高脂饲料引起脂肪在大鼠肝脏的过度沉积有明显抑制作用；肾气丸能拮抗高胆固醇饲料所致的脂肪肝等等。以上均说明补肾方剂有不同程度的抗脂肪肝作用。

**3. 重在顾护后天脾胃**

脾胃乃后天之本，气血生化之源，主中州而灌溉四方。人体的水谷精微物质均有赖于脾胃的受纳运化敷布。《金匮要略·脏腑经络先后病脉证》有述："四季脾旺不受邪。"凡清气、清阳、胃气、谷气、卫气、营气、精气、正气与元气相关，均与脾胃关系密切，可以说脾胃元气之母。《黄帝内经》所论真气者，元气也，"真气者，所受于天，与谷气并而充身者也"。《脾胃论》也有云，"内伤脾胃，百病由生"，"历观诸篇而参考之，则元气之充足，皆由脾胃之气无所伤，而后能滋养元气"，故谓"欲实元气，当调脾胃"。

卢师认为，因饮食劳倦或七情所伤，脾胃虚弱，元气就会不足，则诸病由生，肝浊自当不能幸免，正所谓"百病皆由脾病胃衰而生也"，治疗中当时刻顾护后天之本的脾胃，临床取得了较为理想的作用。后天之本的重要作用可见一斑。在不同证候的分型证治中，卢师大多以基本证型为基础，配伍顾护脾胃之品，以体现祛邪不伤正，扶正而助祛邪的遣方用药原则。

综合前述几种证型来看，脾虚痰阻证大多以胃苓汤为基本方，平胃散配伍五苓散，健脾基础上，清化胃土之痰阻，健脾益气、化痰除湿之功立显；肝郁气滞一证，多以柴胡疏肝散加减，多以调理肝脾为主要思路，治拟疏肝理气；湿热内蕴证，主要责之于脾胃、肝脏湿热，脘胀作闷，治拟清热利湿之法，脾胃中焦运化水湿，脾运得健，水湿自消，多以温胆汤、三仁汤之辈；至于肝肾阴虚一证，在滋养肝肾基础上，补养后天之本，健脾分运，使"四季脾旺不受邪"；若见瘀血阻络证，大多需要长时间的药物治疗，周期较长，采用复元活血汤、血府逐瘀汤之类，仍需顾护脾胃，缓缓图之，方能起到活血化瘀、通络消积的作用。在脂肪肝的诊治中，比较多的患者，理化检查能够确诊，但证候表现不明显，没有明确的证型，多可以采用以柴胡、郁金、苍术、泽泻、莱菔子、淫羊藿、菟丝子、丹参、泽兰组成的基本方。其中柴胡、郁金疏肝解郁，苍术、泽泻、莱菔子健脾祛湿化痰，丹参、泽兰活血化瘀，淫羊藿、菟丝子益肾助阳。疏肝与健脾配伍，使脾土得运，肝木条畅，综合运用活血渗湿之药，稍伍益肾助阳之品，全方体现疏肝健脾、化湿祛瘀之功。若无明显阴虚内热征象，可合附子理中丸或肾气丸加减组方。在上方基础上，适当选加经药理实验证明的具有降脂作用及抗脂肪肝作用的药物，如何首乌、决明子、山楂、葛根、灵芝、绞股蓝、姜黄、大黄、枸杞子等。若 ALT 升高，选加茵陈、山栀、大黄、白花蛇舌草、垂盆草等。若见肝硬化，选加北沙参、枸杞子、玄参、穿山甲、炙鳖甲、牡蛎等柔肝活血、软坚散结之品。

（张永生）

# 基于辨病论治浅谈黄疸的治疗体会

中医自古以来一向重视辨病与辨证的有机结合，只是在历史长河中，随着各朝各代历史文化的发展以及各学派医家认识和诊疗疾病思维的差异，使得辨病论治和辨证论治一直成为各医家争辩孰轻孰重的焦点。

## 一、辨病论治与辨证论治

### 1.《黄帝内经》首次提出辨病原则

回顾中医辨病与辨证的历史沿革，其实不难发现辨病早于辨证。《黄帝内经》中多处提及"病名"一词，如《素问·疏五过论》"诊之而疑，不知病名"，《素问·方盛衰论》"逆从以得，复知病名"。《黄帝内经》中还有以"病"的形式进行讨论的专篇，如《咳论》《痹论》《水肿》《热病》等。因此，《黄帝内经》时期就已经确立了辨病论治的原则。

### 2. 张仲景基于《黄帝内经》提出辨证原则

东汉末年，张仲景继承了《黄帝内经》中确立的辨病论治的原则，在辨病论治体系下发展出了辨证论治体系。张仲景在《伤寒论》中倡导"六经辨证"。"六经"即三阴经、三阳经，是一系列具有规律性证候表现的总概括。在《金匮要略》中提倡"脏腑经络先后病"。由此，辨证论治的概念基本确立。

《伤寒论》开创了辨证论治的先河，而辨证论治思想也因其简单实用、可操作性强、准确性高等优点受到后人推崇，但实际上《伤寒论》并不是单纯地强调辨证论治，而是将辨病论治与辨证论治有机地结合起来，在辨病基础上，准确把握疾病的阶段性特征，施以具体治法。

## 二、辨病论治的优势和单纯辨证论治的缺陷

辨西医的病，求中医的本，进行中西医理论交融结合的探索，是促进中医学术发展的一条值得探索的途径。联系当下新型冠状病毒肺炎的中医药治疗，根据解剖结果提示其为深部气道和弥漫性肺泡损伤为特征的炎性反应，果冻样黏液把肺泡的空间完全占据，清除小气道黏液是重要研究对象。对于中医辨病来说，病理性免疫反应过高，中医治疗应先清泄解毒、凉血活血，采用具有免疫抑制作用的中药，以抑制亢进的免疫，如凉血解毒、清热解毒、利湿（清泄）解毒等，另外须加强止咳化痰。辨病为辨证提供方向性、原则性指导；辨证则是原则性指导下的灵活应用，能够逐层深入。二者充分结合，全面把握疾病的本质特征，可以有效提高疾病的治疗效果。

现代中医学中，辨证论治在中医临床实践中一直主导着中医临床治疗和研究。相反，中医辨病论治似乎并没有得到很好的研究和发展。这种重证轻病的思维模式会固化、机械我们的思维，以致我们进入临床后发现证无可辨、型无可分、方无可用。在临床中我们不难发现很多患者患病后没有任何自觉症状。有些疾病是隐匿的、亚临床型的，在体检等偶然情况下被发现。对这部分

患者，由于其症状并不典型，以至于医者无法准确辨证论治，从而无法选方用药。基于这一现象，本文将介绍中医辨病论治的基础上对治疗黄疸的认识，供临床医生参考。

## 三、黄疸病辨病求本立法制方

笔者医学专业毕业后一直从事肝病、感染性疾病的诊治工作，2001 年有幸拜入卢老师门下攻读硕士研究生，对卢老师辨病求本法治疗肝病逐步有了进一步理解，并在之后的临床工作中不断践行卢老师的思路与理念。深感于辨证论治在肝病治疗中的不足，卢老师提出辨病求本诊治肝病的大法。下将以黄疸病的诊治为契机，探索辨病求本论治的思路，即辨西医的黄疸病，根据黄疸的病因、病理，包括各项检查结果，运用中医学理论，推断其中医病因、病机，即疾病的本质所在，以确立恰当的中医药治疗方法，兹汇报如下。

黄疸病以"三黄"（即目黄、身黄、尿黄）、恶心、呕吐、纳差、乏力、食欲减退等上消化道症状为主要临床表现，胆红素是临床上判定黄疸的重要依据，也是肝功能的重要指标。导致黄疸的病因众多，以肝细胞性黄疸和阻塞性黄疸为常见。结合胆红素经胆道随胆汁排入肠内，被细胞还原为尿（粪）胆素原，绝大部分尿（粪）胆素原随粪便排出，小部分被肠黏膜吸收经门静脉到达肝窦，到达肝窦的尿（粪）胆素原，大部分通过肝脏又重新随胆汁由胆道排出（肝肠循环），还有小部分经体循环，通过肾脏排出。黄疸的排泄途径主要有大、小便及汗液，其中二便排泄尤为重要。根据黄疸的代谢机制，辨中医的病机，从而确立治疗大法。早在东汉中医就有关于黄疸病的记载，张仲景的《金匮要略·黄疸病脉证并治》中便出现"然黄家所得，从湿得之""诸病黄家，但当利其小便"等经典论述。历代医家明确指出黄疸为"瘀热"发黄，治疗上应治病求本，重在化瘀解毒、利下通腑，这与西医黄疸代谢途径不谋而合。因此，促进胆红素的排泄是治疗黄疸的基本方法。尤其当患者症状隐匿、医者无法确切辨证时，针对胆红素排泄的药物运用是治疗黄疸病的关键。

**1. 通腑泻浊药**

胆红素的排泄途径主要是大便，临床常用通腑泻下药有大黄、芒硝、虎杖、枳实、黄柏、柏子仁等。常用经典方有茵陈蒿汤、调胃承气汤、栀子大黄汤等。

**2. 利湿退黄药**

利水渗湿药有清热利湿、利胆退黄的功效，一般是黄疸病治疗的首选药。临床常用药物主要有茯苓、猪苓、泽泻、垂盆草、地耳草、滑石等。从现代医学分析，利水渗湿之法于黄疸病中有利于促进胆红素从小便排出。

**3. 利胆药**

黄疸患者多有胆汁排泄不畅，毛细胆管炎，胆道多有炎性肿胀。而利胆药有利于减轻胆道水肿、扩张胆道、促进胆汁的排泄。临床有疏肝利胆、清肝利胆等药，常用中药有柴胡、茵陈、蒲公英、金钱草、海金沙、郁金等。临床 B 超示胆囊壁及胆道毛糙、水肿等为用药指征。

**4. 活血化瘀药**

古人虽有"治黄不利小便非其治也"之说，这仅是退黄的重要途径之一。张仲景曾在《金匮要略》中提出"脾色必黄，瘀热以行"的经典论述。名老中医关幼波也提出：治黄必活血，血行黄易却。因此治黄必治瘀。临床上，黄疸患者常伴有瘀血征象、凝血功能障碍、血黏度升高等。通过改善微循环，增加肝血流量，常可以改善肝细胞功能，增强胆汁排泄，常用活血化瘀药有赤芍、川芎、郁金、牡丹皮、莪术、红花、土鳖虫、丹参等。临床有出血倾向的患者宜选用性味寒凉的活血药，如赤芍、牡丹皮、丹参等。

**5. 现代研究辨病选药**

根据现代药理研究成果，选择有针对性治疗作用的药物组方，将现代中药药理知识与辨病求本论治结合起来选药、选方，通过临床验证积累经验，提高疗效。临床可选用岩柏、葛根、鸡内金等。

**附：典型病案**

张某，女，42 岁。就诊日期：2019 年 8 月 20 日。

5 年前于外院确诊为慢性乙型肝炎，乙肝病毒 DNA 提示 1.04E+05U/mL，规律服用拉米夫定抗病毒治疗 3 年后自行停药。近 1 月感乏力，两胁痛，胃纳欠佳，溲黄，大便正常，眠可，双下肢轻肿，舌淡胖苔薄黄，脉弦细。辅助检查：肝功能：TBIL 105.3 μmol/L，DBIL 67.7 μmol/L，TBA 109.8 U/L，ALT 144.0U/L，AST 78.0U/L，ALB 34.2g/L。HBV–DNA 3.67E+05U/mL。

西医诊断：慢性乙型病毒性肝炎。

中医诊断：黄疸病，阳黄，肝郁脾虚。

首诊治法：疏肝解郁，利湿退黄。

处方：茵陈 30g，猪苓 10g，白术 15g，柴胡 9g，枳壳 10g，白芍 15g，甘草 6g，制香附 15g，川芎 10g，茯苓 15g，泽泻 10g。14 剂，1 日 1 剂，水煎服。合用替诺福韦抗病毒治疗。

二诊：上方服 14 剂后，患者乏力略好转，纳可，无腹胀，两胁疼痛好转，眠可，溲黄依旧，大便略干，双下肢不肿，舌淡红苔黄，脉弦。肝功能复查：TBIL 205.5μmol/L DBIL 165.7μmol/L，TBA 156.7U/L，ALT 89.0U/L，AST 65.0U/L，ALB 35.2g/L。

治法：通腑泄浊，利胆退黄。

处方：茵陈 30g，焦栀子 10g，制大黄 15g，金钱草 30g，海金沙 10g，郁金 10g，鸡内金 10g，赤芍 15g，虎杖 10g，葛根 10g，岩柏 10g，枳壳 10g，焦神曲 15g。14 剂，1 日 1 剂，水煎服。

三诊：上方服 14 剂，患者乏力好转，纳可，溲黄明显减淡，无腹胀，无明显肝区疼痛，眠可，大便溏，日 2 行，双下肢不肿，舌淡苔薄白，脉弦。肝功能复查：TBIL 65.5μmol/L DBIL 37.7μmol/L，TBA 65.7 U/L，ALT 85.0U/L，AST 63.0U/L，ALB 36.2g/L。HBV–DNA 3.67E+03U/mL。效不更方，原方续用 14 剂。

四诊：上方服 14 剂，患者乏力基本好转，胃纳可，偶有胃脘部隐痛，溲黄不明显，无明显肝区疼痛，眠可，大便正常，日 2 行，双下肢不肿，舌淡苔白，脉弦。肝功能复查：TBIL 28.5μmol/L，DBIL 15.7μmol/L，TBA 57.7U/L，ALT 75.0U/L，AST 58.0U/L，ALB 36.0g/L。

治法：健脾化湿，疏肝和胃。

处方：茵陈 30g，焦栀子 10g，党参 15g，白术 20g，郁金

10g, 鸡内金 10g, 茯苓 15g, 桔梗 10g, 虎杖 10g, 蒲公英 15g, 垂盆草 15g, 枳壳 10g, 砂仁 5g（后下）。

14 剂后复诊诉基本无不适症状, 复查肝功能基本正常, HBV–DNA 1.57E+02U/mL。

**按语:** 本例患者慢性乙型病毒性肝炎多年, 自行停抗病毒药后, 肝功能异常, 临床表现以黄疸为主。因其黄疸伴胁痛、肢体略肿、身困乏力、舌淡胖苔薄黄、脉弦细, 故判断其证型为肝郁脾虚、湿热并重, 治以疏肝解郁、利湿退黄, 方以茵陈五苓散合柴胡疏肝散加减。药后黄疸消退不明显, 伴胆汁淤积, 二诊调整思路, 结合辨病治疗。本病多为湿热与瘀毒相结合, 须使邪有出路, 可加强胆汁排泄。方以茵陈蒿汤重用大黄通腑泄浊; 临床黄疸患者常伴毛细胆管炎, 胆汁瘀滞, 于是采用金钱草、海金沙、郁金、鸡内金等利胆退黄; 虽无明显舌质紫暗, 但遵活血退黄之旨, 药用赤芍活血改善肝脏微循环; 虎杖、葛根、岩柏现代药理研究均有扩张胆管, 促进胆汁排泄之功; 枳壳味苦、性微寒, 归脾胃二经, 长于理气宽中, 合鸡内金、焦神曲健脾消胀, 改善上消化道不适症状。患者服药后症状及黄疸得到明显改善。

黄疸病的治疗, 临床宜辨病与辨证论治相结合较全面。辨证论治根据黄疸病当前的表现, 确定相应治疗的原则, 反映出论治的灵活性。然当临床无证可辨或效果不著, 可抓住辨病论治的基本特征来认识疾病的本质, 确定治疗的原则。病证结合论治法, 可将黄疸病的基本矛盾和主要矛盾结合起来, 能更全面的认识黄疸的本质, 提高治疗效果。临床运用中医学整体观的方法, 从黄疸的代谢机制确立辨病论治基本治法, 再根据病机演变情况, 结合辨证，或以通腑利胆为主，利湿为辅，或以疏肝健脾化瘀为主，或以活血退黄为主，常能获得满意的疗效。

（包剑锋）

# 浅谈肝癌中西医结合诊疗体会

原发性肝癌（primary liver carcinoma，PLC）是目前我国第4位常见恶性肿瘤及第2位肿瘤致死病因，严重威胁我国人民的生命和健康。原发性肝癌主要包括肝细胞癌（hepatocellular carcinoma，HCC）、肝内胆管癌（intrahepatic cholangiocarcinoma，ICC）和HCC-ICC混合型3种不同病理学类型。三者在发病机制、生物学行为、组织学形态、治疗方法以及预后等方面差异较大，其中HCC占原发性肝癌的85%～90%。我国PLC患者以HCC为主，平素讨论的肝癌指的是HCC。

## 一、现代医学对肝癌的认识

肝癌发病是多方面因素共同作用的结果，其发病机制尚未完全明确。目前西医学认为本病与以下因素有关：①大约70%肝癌的发生建立在肝硬化基础上，多数是由乙肝或丙肝发展而来的结节型肝硬化。②病毒性肝炎是肝癌诸多致病因素中最重要的因素，其中以乙肝和丙肝最为多见。③长期饮酒可促进肝脏活性氧自由基的释放及核转录因子kB（NF-kB）的产生，后者为炎症相关肿瘤的启动因子。此外，长期大量饮酒可通过诱发肝硬化进而发展为肝癌，亦与家族遗传、黄曲霉菌感染等有关。

## 二、中医对肝癌的认识

中医古籍中并无肝癌病名，但关于肝部肿块的认识却源远流长。肝癌在古代中医学中归属于"积聚""癥瘕""黄疸""鼓胀""胁痛""肝积"等范畴。如《灵枢·邪气脏腑病形》曰"肝脉……微急为肥气，在胁下若覆杯"，对胁肋部肿块描述形象。古代医家对肝癌发病机制有着不同的见解，但不外乎正虚邪盛这一基本病机，正气亏虚是肝癌发病的前提。《素问遗篇·刺法论》云"正气存内，邪不可干"，《医宗必读·积聚》中也提及"积之成者，正气不足，而后邪气踞之"。

## 三、肝癌的治疗

### 1. 肝癌的综合治疗模式

目前肝癌的治疗以多学科综合治疗为主，包括手术切除、肝移植、射频消融、放疗、介入治疗、分子靶向、免疫、中医中药等治疗方法。手术切除和局部消融治疗仍是目前最常用的肝癌根治性治疗手段。放疗是不适宜手术切除和射频消融治疗的小肝癌患者的一种有效治疗方案。在中晚期肝癌中，放疗在控制肿瘤，特别是控制门静脉癌栓方面亦有一定的优势。肝动脉栓塞与灌注化疗是不能手术的中晚期肝癌最常用的治疗手段之一，但其在改善患者预后方面尚不能令人满意。靶向药物治疗肝癌获得了长足的进展。但靶向药物治疗在控制肿瘤方面的效果欠佳，需联合其他方法和药物才能够取得令人满意的疗效。近年来，免疫治疗在肝癌领域取得了突破性进展，可以预见的是，免疫治疗将在肝癌综合治疗的各个阶段发挥优势。

中西医结合治疗是目前肝癌综合治疗模式中的重要组成部分，包括中药联合肝动脉化疗栓塞术、中药联合放疗、中药联合化疗、中药联合射频消融、中药联合分子靶向治疗等。中西医结合治疗较单纯西医治疗更能提高患者的生活质量，延长生存期，减少不良反应，但仍存在许多问题。中医药治疗作为肝癌综合治疗的重要组成部分，如何进行诊疗模式的调整、治疗原则的改进，如何更好地发挥中医药特色和优势，是中医药治疗肝癌必须面对的问题。在现阶段，肝癌的诊断往往是通过现代医学检查明确，其检查结果可以作为中医以表观症候学进行诊断的补充完善，这种认知结合恰恰是中医诊疗黑箱模式得以进步的一部分。在坚持中医理论体系、理法方药的前提下，进行认知的结合从而加深对人体生物现象的理解，是有益并值得深入研究的。对于中医治疗，既往都是在辨证论治指导下的治疗，这种方法在取得一定疗效的同时也存在一定的局限及缺陷，比如，如中医药具体作用机制尚不明确，对肝癌的辨证分型到目前仍旧无法统一等。为此，中西医结合治疗肝癌的理论及方法尚需进一步创新与发展。

**2. 辨病求本法在肝癌治疗中的应用体会**

卢老师潜心于肝病临床、科研及教学工作数十年，深感于辨证论治在治疗肝硬化、肝癌等疑难肝病中的不足，提出辨病求本诊治肝病的大法，即辨西医的病，求中医的本，进行中西医理论交融结合的探索。随着西医学对疾病病因病理和疾病发展规律有越来越深入的认识，这种辨治思路在肿瘤这样的专科性极强的学科中应用广泛，可以认为是中西汇通的思路之一。

原发性肝癌大部分由乙肝后肝硬化发展而来，卢老师针对肝癌病因"凝血蕴里""津液涩渗"，总结病机为肝气亏虚，痰瘀阻塞肝络，阴精亏损，肝体失荣而成癥瘕，确立基本治法为补益肝气、活血化瘀、软坚散结，自拟芪甲逍遥方为基本方，随症化裁，临床上取得了良好的疗效。笔者有幸拜入卢老师门下攻读硕士研究生，对卢老师辨病求本法治疗肝癌的治疗深有体会，并在之后的临床工作中不断践行卢老师的思路与理念，结合西医学治疗肝癌手段的进展，取得了一定的疗效，特别是在中医药与免疫治疗结合方面，深有体会，浅谈如下。

近年来，免疫治疗在肿瘤领域取得了突破性进展，免疫治疗已成为现代医学治疗肿瘤的另一个热点领域及突破口，相关药物的研发不断推陈出新，肿瘤治疗逐渐进入免疫时代。中医药如何与其更好地结合，起到增效减毒的作用，是必须深入思考的问题。从免疫疗法治疗肝癌的应用中我们发现，当机体免疫系统发挥正常时，肿瘤免疫治疗可以起到十分显著的效果。目前现代医学对免疫系统机制的研究能够具体到分子、基因水平，但由于中药有效成分复杂、作用靶点多等原因，中药在分子水平上对免疫系统的影响的研究还较匮乏。从众多的中药中筛选可能具有明确靶点的有效成分，可能不是中医临床医生的主要思路，同时在临床实践中也很难实现。不排除中药提取物的精确抗肿瘤作用，但这样的中药如果不是在中医理论指导下应用，也很难说是中医治疗肿瘤的特色和优势。近年来，逐渐受重视的肿瘤微环境与肿瘤发生发展的关系，肠道菌群、代谢组学的研究等更符合中医整体观与辨病辨证治疗模式。再者，免疫治疗也和其他治疗手段一样，存在一些不良反应，如皮疹、肝肾功能损害等。笔者通过辨病求本的方法，取得了良好的疗效。

**附：典型病案**

何某，男，53 岁，浙江台州人，个体经商户。2019 年 12 月 11 日初诊。

既往慢性乙型病毒性肝炎病史近 10 年，一直口服"恩替卡韦片，0.5mg，每日 1 次"抗病毒治疗，定期复查，HBV-DNA 持续阴性。2018 年 12 月 5 日因"右下腹牵扯痛 1 周"就诊于当地医院，查 AFP 114.11ng/mL，CEA 2.13ng/mL。腹部 MRI 示肝左叶内侧段占位，首先考虑肝癌。遂就诊于我院。2018 年 10 月 23 日本院 PET/CT 提示：①肝左叶内侧段低密度灶，FDG 代谢增高，恶性考虑，原发性肝癌首先考虑，病灶局部钙化斑；结合肝脏 MR 检查，肝Ⅵ段小结节未见明显异常 FDG 代谢增高，考虑血管瘤可能大，请随访；余肝内未见明显异常 FDG 代谢增高灶。腹膜后淋巴结显示，部分 FDG 代谢略增高，转移可疑，请结合其他相关检查，建议随访。②左肺下叶微小结节，增殖灶考虑，建议随访；双肺下叶纤维灶。③前列腺钙化斑；第 9 肋椎关节 FDG 代谢增高，炎性改变考虑。于 2018 年 10 月 25 日行肝动脉栓塞术。2018 年 12 月 7 日复查肝脏 MRI 增强提示：肝癌介入术后，较 2018 年 10 月 24 日肝Ⅳ段病灶部分坏死；肝内散在子灶（较大位于肝Ⅷ段）较前为新发。于 2018 年 12 月 10 日行第 2 次肝动脉栓塞术治疗。2019 年 2 月 23 日复查肝胆 MRI 增强：原 2018 年 12 月 6 日 MRI 所示肝Ⅳ、Ⅷ段癌灶较前缩小（Ⅳ段边缘强化）；肝右叶多发异常强化灶（较前增大，部分为新发）；肝Ⅵ段小结节（良性可能），同前相仿；肝内多发动脉期斑片状强化灶，考虑异常灌注；肝门部及腹膜后多发小淋巴结显示（同前相仿）。2019年8月29日复查肝胆MRI增强：肝内多发结节、斑片影，对比2019年5月24日增大增多，考虑肿瘤复发或转移，请结合临床；肝内多发动脉期斑片状强化灶，考虑异常灌注；肝门部及腹膜后多发小淋巴结显示（同前相仿）。肿瘤进展，于2019年8月31日开始至今予卡瑞利珠单抗200mg 2周1次静滴免疫联合阿帕替尼0.25g口服每日1次靶向治疗；疗效PR，出现Ⅱ°皮疹及肝功能损伤。2019年12月10日肝功能ALT 163U/L，AST 122U/L。

刻下症见：面色晦暗，全身皮肤可见红色皮疹，以胸背部及双上下肢体为著，进食差，大便偏干，舌淡红苔黄腻，脉细弦。

西医诊断：原发性肝癌肝内转移，腹膜后淋巴结转移。

中医诊断：肝癌，肝脾气虚，湿热内蕴。

处方：太子参15g，炒白术15g，茯苓15g，炒薏苡仁30g，当归12g，白芍12g，猫人参15g，猫爪草15g，茵陈15g，茜草12g，鸡内金6g，白花蛇舌草15g，垂盆草30g，广金钱草15g，刺蒺藜15g。14剂，水煎服，1日2次。

2019年12月25日二诊：患者皮疹较前消退，进食较前明显好转，舌淡苔薄，脉细。肝功能ALT 83U/L，AST 62U/L。患者湿热消退，肝脾气虚较前恢复。

处方：炙黄芪15g，党参15g，炒白术12g，茯苓12g，炒扁豆12g，炒薏苡仁30g，山药15g，白芍12g，猫人参30g，石见穿30g，猫爪草15g，鸡内金6g，垂盆草30g，广金钱草15g，炙甘草6g。14剂，水煎服，1日2次。

2020年1月08日三诊：患者皮疹消退，进食较前明显好转，舌淡苔薄，脉细。肝功能 ALT 48U/L，AST 46U/L。患者湿热基本消退，肝脾气虚恢复。

以后患者每2周复诊1次，证情稳定，基本同上法，稍有加减。期间继续卡瑞利珠单抗200mg 2周1次静滴免疫联合阿帕替尼0.25g 口服每日1次靶向治疗；定期复查肝脏 MRI，疗效 PR。

**按语：** 患者肝癌晚期，免疫联合靶向治疗，取得了良好的疗效，但出现皮疹及肝功能损害等不良反应，如不加处理，会严重影响患者的治疗信心及疗效，后经采用中西医结合的方法（免疫联合靶向治疗，同时根据中医辨病与辨证论治相结合）使患者在取得疗效的同时很好地控制了西医学带来的不良反应，并增强了免疫治疗的疗效，明显延长了患者的生存期，同时提高了患者的生存质量。

总之，对于肝癌的中西医结合治疗，应该在现代肿瘤治疗的时代背景下，坚持以中医药整体、动态的治疗特色为核心，以中医药作用于肝癌患者的药物反应和治疗效果作为评判手段，在此前提下再融合中药现代药理研究的内容，从而保证中医治疗的系统性、客观性，各取所长，尽可能延长肝癌患者的生存期，充分体现中西医结合治疗肝癌的优势。

（洪朝金）

# 基于辨病论治谈瘟疫治疗

辨病论治和辨证论治是中医认识、治疗疾病不可或缺的两种方法。辨病是对疾病的整体认识，即掌握疾病发生、发展、变化的总体特征和规律。辨证则是对疾病某一阶段病理本质的概括。辨病强调全局性，辨证强调阶段性，二者的有机结合为历代医家所重视。然而现代医家甚至于教科书皆强调辨证论治重于辨病论治，这种只用一条腿走路的方法是不可取的。

## 一、先辨病后辨证

中国最早的医学著作《五十二病方》，全书分52题，以疾病作为篇目标题，每题都是治疗一类疾病的方法，少则一方、二方，多则二十余方，全书皆辨病用方用药。《黄帝内经》记录病名100多种，且设专篇论病。《伤寒论》以"辨……病脉证并治"为篇名，而《金匮要略》则直接以杂病之名为篇名。这说明中医古代的经典著作都强调辨病论治，以辨病为治病之总纲。而辨证论治虽以不同的记载方式散见于中医古籍中，但辨证论治作为中医固定术语则是在任应秋、秦伯未、方药中等现代医家全面、系统地论述了辨证论治体系，将辨证论治确立为中医诊疗的基本规律和基本特点之后。可见辨证论治的出现晚于辨病论治，是在辨病的基础上提出以弥补辨病的不足，因此，我们不能只重视辨证而忽略了辨病。南宋陈言《三因极一病证方论》曰"因病以辨证，随证以施治"，清代徐灵胎也指出"欲治病者，必先识病之名……一病必有一主方，一病必有一主药"，强调辨病是治疗的第一步，先辨病后辨证。通过辨病对疾病的总体发展变化有了认识之后，在病的框架下辨证对证的认识才会更准确。相同的证放在不同疾病中，治疗思路和方药都不同。如若患者仅仅出现腹部不适、乏力、食欲减退、消化不良、腹泻的症状，这在腹泻和肝癌早期都可以出现，只有结合患者病情的进展规律和现代影像学、血清学等检查辨明病情后，腹泻以温中健脾为治疗大法，肝癌早期以疏肝活血为治疗原则，才能使方药中病。从以上可知，不管是从辨病、辨证的源流还是从临床实际疗效来看，我们都应该先辨病再辨证，使辨病与辨证结合。

## 二、瘟疫以辨病为首要

由于瘟疫传播方式、病情传变特点、治疗方法的特殊性，辨病对瘟疫尤为重要。瘟疫具有传染性，如《素问·刺法论》说，"五疫之至，皆相染易，无问大小，病状相似"，所以瘟疫发生之时，早期识得瘟疫，阻断传播途径，对控制疾病流行，防止大规模扩散至关重要。此外，瘟疫起病急、来势猛、变化快，易内陷生变，因此早期认识到病情的凶险，采取及时有效的干预措施可以防止患者转入重症。如果在病情早期阶段对病情的进展没有正确预判，就会错过疾病的最佳治疗时机。正如《叶香岩传》中所说"病有见证，有变证，有转证，必灼见其初终转变，胸有成竹，而后施之以方"，只有在疾病的初期就掌握了疾病的进展传变趋势，才能胸有成竹处以正确方药，终止疾病的传变。而且由于瘟疫感染者病因相同，临床症状基本类似，可使用同一类药物治疗，同时疫情来临之时，患病人数多，医疗资源有限，因此自古以来面对瘟疫，多在辨病的基础上使用通治方，大锅熬药，群体服用。早期对瘟疫的诊断，有利于通治方的尽早使用，从而更好地分配医疗资源，让更多患者得到更及时的救治。

## 三、辨病求本立法制方

同一种病的发生、发展、变化都有其固定的特征和规律，因此辨病之后我们可以通过其特征和规律确立总体的治疗原则，再根据各阶段证候的不同调整治疗方案。中医认为瘟疫是疫疠毒邪自口鼻、皮毛而入引起的有强烈传染性，并能引起大流行的一类疾病，起病急骤，病情凶险，热势亢盛，或肌肤斑疹，或涉及多种脏腑病变。西医学一般认为瘟疫是急性传染病，是由病原体感染人体后引起的有传染性、可造成流行的一类疾病。病原体侵入人体后，诱导机体免疫应答，并能引起组织损伤、炎症反应等各种病理反应。根据现代医学对瘟疫病因、病理的认识，及各项检查结果对瘟疫的精确诊断，结合中医病因、病机，确立恰当的中医药治疗方法，能明显提高临床疗效。

### 1. 潜伏期结合现代诊断辨病选药

很多瘟疫具有潜伏期，当患者处于疾病潜伏期时没有任何临床症状，因而无证可辨。此时患者已经具有传染性且病情有恶化的趋势，所以不能因为没有症状就不进行治疗。此时可以根据流行病学、影像学、病原学、血清学等现代诊断方法确诊，这种以现代诊断技术为导向更为精准的辨病治疗已经成为临床诊治疾病的常用手段。确诊为瘟疫潜伏期后，因为无证可辨，因此只能辨病论治，根据瘟疫的整体特点进行治疗。首先，针对瘟疫的传染性应对此类患者采取隔离措施。其次，针对瘟疫由温热毒邪引起的病因而予以金花清感颗粒、连花清瘟颗粒等清热解毒药，而这些方药也都被现代药理学证实有抗病毒、解热、抗炎、调节免疫的功能。

**2. 临床症状期辨病辨证相结合**

《医宗金鉴》曰："天行厉气瘟疫病，为病挨门合境同，皆由邪自口鼻入，故此传染迅如风，当分表里阴阳毒，因时取治审重轻，古法皆以攻为急，荆防普济救苦攻。"瘟疫无论老少强弱，触之得病，且毒有在里在表在阴在阳之分。虽应因人因时施治，但皆以攻毒为中心，或以荆防败毒散发之，或以普济消毒饮清之，或以二圣救苦丹攻之。可见对温病的治法虽有异，但皆以攻邪为关键，给邪以出路，同时根据每次疫情的特异表现和患者所处阶段的不同，对证治疗。

（1）和以解之：湿热疫情初起，湿热邪伏膜原，半表半里，阻滞气机，汗之则徒伤表气，下之则引邪入里，达原饮芳香化浊、宣透伏邪、疏利气机，使邪气有外散之路。此外，和解少阳名方小柴胡汤现代药理证实有抗炎解热、免疫调节的功能，应用于瘟疫流行之时，亦可取得良好疗效。

（2）发表祛邪：瘟疫初期，邪伏经络，表现为外邪袭表的征象，此时可通过发表祛邪。但瘟疫的发表并非一般外感的麻黄桂枝类汗法，而为战汗、发斑之法。如《瘟疫论》曰："凡疫邪留于气分，解以战汗；留于血分，解以发斑。"方如十神汤、银翘散、败毒散。

（3）清热祛邪：瘟疫由疫疠毒邪引起，临床常表现出一派热象，也可表现出壮热、头痛如劈或吐衄发斑、舌绛苔焦等气血两燔证。清热祛邪乃是瘟疫中的常用治法。现代药理亦证实具有清热解毒作用的中药和复方多具有抗病原微生物、解热、抗炎的作用。常用复方如凉膈散、清瘟败毒饮、白虎汤。

（4）攻下祛邪：温热毒邪陷于下焦，下焦气化不行，小便不利，小腹胀满，当以导赤散、五苓散、五皮饮之类利小便以祛邪。毒力较甚，传变较快，病势危急时，亦当急下祛邪。吴又可在《瘟疫论》设有急证急攻专篇，"午前舌变黄色，随现胸膈满痛，大渴烦躁，此伏邪即溃，邪毒传胃也。前方加大黄下之，烦渴少减，热去六七，午后复加烦躁发热，通舌变黑生刺，鼻如烟煤，此邪毒最重，复瘀到胃，急投大承气汤……设此证不服药，或投缓剂，羁迟二三日，必死"。可见瘟疫病的危重期，病情危笃，不可以缓剂贻误病机，当以大黄、大承气汤、二圣救苦丹等急下以救之。

## 四、小结

辨病论治有助于我们建立对疾病的整体认识，从而根据疾病的特征确定治疗原则，再根据辨证论治辨明疾病每个阶段的病理特点，在大的治疗原则中处以具体方药，先辨病后辨证，整体性与阶段性兼顾，才能做出最准确的判断，处以最有效的方药。由于瘟疫独特的发病机制和发病特点，瘟疫辨病论治和辨证论治的结合显得尤为重要。结合现代对瘟疫病因的认识，运用现代技术手段，有助于瘟疫的早期发现，早期诊断，及时控制。在潜伏期无证可辨之时，以抗病毒、解热、抗炎方药以期阻断病情传变。若已出现临床症状，则从瘟疫的发病机制确立辨病论治基本治法，再根据病机演变情况，结合辨证，或以和法解之，或发表以祛邪，或清热解毒，或攻下祛邪，给邪以出路，常能获得满意的疗效。

（张治国）

# 辨病求本法在诊治骨伤科常见
# "肾虚证"中的运用

在骨伤科门诊时，经常会遇到一些自我诊断为"肾虚"证的患者，年龄大的有六七十岁，小的甚至只有二十出头，当然最多的是那些四五十岁的中年男女。他们所谓的"肾虚"大多集中表现在"颈部不适伴有头晕、耳鸣，甚至耳聋""房事过多后出现腰痛反复不愈""晨起下床足着地刚开始行走或久坐起身开始行走时足跟底部疼痛刺髓"。这些主诉，常被中医内科医生或患者自我诊断为"肾虚耳鸣""肾虚腰痛""肾虚跟痛"。然而，经过详细的病史了解，细致的体格检查，遵循卢良威教授的"辨病求本论治"思路，发现这些患者并不属于中医的"肾虚证"范畴，按"气滞血瘀"证治疗反而能取得满意的疗效。

## 一、颈性耳鸣被当作"肾虚耳鸣"

临床上经常遇到主诉颈部不适伴有头晕、耳鸣（甚至耳聋）的中老年患者，一般患者本人以及很多临床医生都会建议患者去神经内科和耳鼻喉科治疗，但有些患者到神经内科和耳鼻喉科仍查不出明确的病因，予以对症治疗后症状有时虽能有所改善，但停药后头晕、头痛、耳鸣、耳聋这些症状又会再次出现。这些患者中也有人会去中医内科就诊，接诊的中医师也往往会诊断为

"肾虚耳聋"，以"虚则补之"为主要治则，以"补肾益精，滋阴潜阳"为主要治法，但仍久治不愈。想来这些中医内科医生主要的诊治依据大体是因为《素问·阴阳应象大论》中提到的"肾在窍为耳"。《灵枢·脉度》指出"肾气通于耳，肾和则耳能闻五音矣"；《灵枢·海论》也提到"脑为髓之海，髓海不足则脑转耳鸣"，认为髓皆由肾精化生，肾精充足，髓海得养，则思维敏捷、头脑清楚，反之就会思维迟钝、头晕目眩。而《医林绳墨·耳》更是明确指出："耳属足少阴肾经……肾气虚败则耳聋，肾气不足则耳鸣。"通过听觉的变化，可推断出肾气的盛衰情况。但是，在"辨病求本论治"的思想指导下进行诊治，除了要重视我们中医传统的"望、闻、问、切"外，也要重视西医的"触、叩、动、量"，尤其是现代解剖学的相关知识。

现代解剖学知识告诉我们，人体的椎动脉左右各一支来自锁骨下动脉，大多进入第 6 颈椎横突孔通过相应的横突孔向上，自枕骨大孔入脑内，约在脑桥下汇合成椎基底动脉，其分支到达小脑、脑桥基底部、延脑、大脑枕叶及内耳。其中从小脑前下动脉分出的迷路动脉进入内耳道，主要供应内耳血液；其主干向前为耳蜗总动脉，一条分支向后为前庭动脉前支，耳蜗总动脉在内耳道里分为两个终末支，前后分别为螺旋蜗轴动脉与前庭耳蜗动脉。迷路动脉的各个分支在到达耳蜗和前庭器官之前，都要经过扭曲或螺旋状行走，这种解剖形状特点，决定其较易发生微循环障碍，从而引起耳鸣和耳聋。颈椎的急、慢性损伤或退行性改变导致颈椎发生微错位或颈部软组织动态平衡失调（影像学上往往表现不明显，属于中医的"筋出槽"范畴），就会刺激或压迫椎动脉，发生椎基底动脉系统供血不足或迷路动脉血管反射性痉挛，从而导致内耳血循环急、慢性障碍，引起耳鸣和耳聋。

综上所述，此类眩晕、耳鸣、耳聋并不属于中医的"肾虚"范畴，而是属于"痹症"的范畴。其病机特点大多是血瘀气滞，气血运行不畅，从而导致髓海失养，耳窍失聪，当以"活血化瘀，理气通窍"为治法。如疗效仍不明显，可用小针刀松解枕后肌群，解除其痉挛刺激，椎动脉血流畅通后，椎基底动脉及迷路动脉的供血充足，耳鸣和耳聋的症状也就迅速缓解了，经常是从患者的颈后部一拔出小针刀，患者就惊呼："眼睛亮了，头不晕了，耳鸣不响了！"

**附：典型病案**

应某，女性，70 岁。2016 年 8 月 30 日初诊。

因"颈部不适伴头晕、耳鸣，听力明显下降 3 个月"来院就诊。患者 3 个月前的某日清晨起床后感颈部不适，活动不利，突发耳聋，立即到当地医院就诊，诊断为突发性耳聋，予以激素对症治疗 5 天，症状略有改善，但听力明显下降且双耳重听、耳鸣明显，以左耳为著，双耳予以配置助听器后听力进一步改善，但耳鸣症状缓解不明显。患者在家属陪同下去中医内科就诊，诊断为"肾虚耳鸣"，先予以补肾益精、滋阴潜阳，方用耳聋左慈丸加减：熟地黄、葛根、鸡血藤各 30g，山茱萸、山药、茯苓、磁石各 15g，牡丹皮、泽泻、柴胡、牛膝各 10g，炙甘草 8g。煎服半个月后耳鸣症状改善不明显，改用附桂八味丸等又治疗了 1 个月，仍无明显疗效，患者遂放弃了耳鸣的治疗。因患者 3 个月前"落枕"后一直针对"突发性耳聋"及所谓的"肾虚耳鸣"治疗，一直忽略了"落枕"后的颈肩背痛的治疗。经过 3 个月的治疗，耳聋虽佩戴助听器后听力有所改善，但耳鸣症状始终没有缓解，颈肩背痛因未治疗也未自愈，经他人推荐来我门诊治疗颈椎病。体格检查：颈椎居中，风府穴、枢椎棘突（哑门穴附近）、寰椎两侧横突（天牖穴附近）、两侧乳突后方耳大神经部（翳风穴附近）、两侧枕大小神经（风池穴附近）以及肩胛骨内上角（天髎穴附近）、天宗穴均有明显压痛，尤以枕后部诸压痛点显著。头颅磁共振示双侧基底节区腔隙性脑梗死，老年性脑改变。颈椎磁共振示颈 3 ～ 7 椎间盘变性伴突出，继发颈 5/6 相应椎管狭窄，颈椎退行性变。颈部血管 B 超示双侧颈总动脉多发斑块形成。我的临床诊断为"颈性耳鸣"。

考虑到患者年事已高，"扳机点"虽较多，但针刀治疗点一次不宜太多。先予颈背疼痛及耳鸣较重的左侧诸"扳机点"进行小针刀松解治疗，治疗后患者即感左侧肩颈部疼痛、头晕及左侧耳鸣、重听症状明显改善。

2016 年 9 月 6 日二诊：1 周后复诊时，患者极为高兴，主诉颈背疼痛基本缓解，原来症状较重的左侧耳鸣、重听经小针刀治疗后明显改善，现在感觉未做治疗的右耳症状反而明显，遂予以右侧诸"扳机点"进行小针刀松解治疗，同样治疗后患者即感右侧耳鸣、重听症状也明显改善，且即使不佩戴助听器耳聋症状也明显改善。

2016 年 9 月 13 日三诊：再隔 1 周复诊时，患者主诉原来症状较轻的右侧耳鸣、重听症状已消失，左侧颈肩部疼痛及耳鸣尚未痊愈，遂予以左侧再次行小针刀松解治疗，并辅以中药口服，治以理气活血通窍，方用通窍活血汤加减：川芎、葛根、赤芍、鸡血藤各 30g，桃仁、红花、当归尾、石菖蒲各 10g，柴胡、羌活、枸杞子各 9g，薏苡仁 30g，泽泻 12g，生甘草 6g。每日 1剂，分 2 次煎服。

2016 年 9 月 27 日四诊：患者连服 14 剂后来院复诊，主诉颈肩背痛及头晕、耳鸣基本消失，已不用佩戴助听器了。

**按语：**老年患者既往就有颈椎退行性病变，且多有不同程度的脑动脉硬化，其内耳血循环容易因为外部诱因导致障碍。该患者就是因为一次较为严重的"落枕"，没有及时的正确治疗，从而加重了枕后肌群的痉挛，进一步刺激或压迫椎动脉，发生椎基底动脉系统供血不足或迷路动脉血管反射性痉挛，从而导致内耳血循环急、慢性障碍，引起耳鸣和耳聋。如果在发病早期，就按辨病求本思路诊治，予以颈部适当的手法和整脊治疗，辅以理气活血通窍的中药口服，可能就不需要小针刀治疗就能治愈这次突发性耳聋了。

## 二、骶髂关节半脱位被当作"肾虚腰痛"

正所谓"温饱思淫欲"，随着我国经济迅猛发展，人民生活水平日益提高，对性生活的要求和质量也日益增长，因而在骨伤科门诊经常有中年男性在就诊治疗下腰痛时，本人或伴侣会暗示或比较隐晦的提及其腰痛是否与房事不节有关，是否为"肾虚腰痛"。这些患者中也有不少人或已到中医内科就诊过，那边的医生也已经按"虚则补之"为主要治则，以"补肝益肾，填精壮阳"为主要治法，但往往疗效不佳。当然，那些中医内科医生也是有他们的治疗依据，如《素问·脉要精微论》提到"腰者，肾之府，转摇不能，肾将惫矣"，表明了肾与腰的密切关系，肾的强弱状况，决定了腰的活动状况。肾主宰人的生长壮老已，老年阶段，肾气渐衰，就会出现腰痛、活动不利。然而腰部病变并非皆由肾虚所致。在"辨病求本论治"的思想指导下进行诊治，就要综合分析患者的年龄、直接引起腰痛的原因，性生活时的体位、时间频次、场所（如床或沙发的软硬），尤其是腰胯部在性生活时具体的动作尤为重要。很多时候，那些因房事不节而引发腰痛的患者，其实并不是什么所谓的"肾虚腰痛"，而仅仅只是腰部急性扭伤所导致的腰痛，主因就是气滞血瘀所导致的。有些患者因为追求性生活的新鲜感，某些特殊体位加之腰胯部的活动幅度较大，而导致的骶髂关节错位，又称骶髂关节半脱位。骶髂关节错位系指骶骨与髂骨的耳状关节面在外力的作用下，造成其周围韧带肌肉损伤和超出生理活动范围，使耳状关节面产生微小移动而不能自行复位者。在这种情况下只予以口服药物或外敷膏药治疗而忽视手法整复，往往会贻误病情，演变成慢性腰痛，而患者及其伴侣，甚至是很多医生都把此慢性腰痛当作"肾虚腰痛"来治疗，所以就迁延不愈。若在"辨病求本论治"的思想指导下诊治，则应先明确西医诊断，再来辨析其中医的病机，然后确定恰当的中医治疗方法，就能避免误诊误治了。

**附：典型病案**

高某，男性，42岁。2019年9月16日初诊。

因"腰痛反复不愈3个月"来院就诊。患者3个月前与女友外出旅游数日，期间性生活频繁，旅游归来后下腰痛反复发作，迁延不愈，卧床休息、局部外敷膏药和口服非甾体类消炎止痛药后症状可以缓解，但稍劳累、久坐或弯腰就会再次下腰痛加重，来我处就诊时已影响日常生活和工作，尤其影响性生活，就诊前已不能完成男上位的性生活。发病后已到泌尿外科、男科就诊，检查未见器质性疾病，并到中医内科就诊，予以"补肾壮阳"的中药口服，无任何疗效。由于患者既往就有腰椎间盘突出症，旅游归来后腰腿痛逐日加重，常伴有左侧下肢放散痛，步行时患肢颇感沉重无力，严重时跛行，两侧臀部不能平坐，在男科和中医内科治疗3个月不仅腰痛没有缓解，反而出现左下肢及髋臀部症状，到浙江大学附属第二医院骨科就诊，磁共振检查示腰4/5、腰5骶1椎间盘突出，建议其手术治疗。患者不愿手术治疗，上网查询，根据网上患友的评价来我处就诊。体格检查：俯卧位检查时腰骶部米凯利斯菱形区（即两侧髂后上棘、第5腰椎棘突与骶尾关节这四点连线构成的菱形区域）形态发生改变，略不对称，下腰椎各棘突、棘间无压痛、叩痛，左侧腰肌紧张，髂后上棘内缘处压痛明显，有叩痛并有向左侧臀部、股后侧的放散痛但未过膝关节，能触及增粗钝厚的骶髂关节间韧带，骨盆挤压试验、床边试验弱阳性，左直腿抬高60°。腰椎磁共振示腰4/5、腰5骶1椎间盘突出（但突出程度与3年前检查相仿）。追问病史，患者3年前因腰腿痛曾去浙江大学附属第二医院就诊，当年的磁共振检查即已显示腰椎间盘突出症，腰腿痛症状当时不如现在明显，医院建议其手术治疗，患者不接受，予以非甾体类消炎止痛药、局部外敷膏药并卧床休养半月，腰腿痛症状即缓解，且3年来未再发作。另外，患者提到3个月前外出旅行期间，性生活较频繁,有一次由于用力较猛当时就觉得左侧腰臀部好像扭了一下,忍痛办完事后,其伴侣予以局部按摩后症状有所缓解,但后来逐渐加重,到我处就诊时已不能完成男上位的性生活,但性冲动不受影响,女上位时可以勉强完成性生活。综合以上情况,我的临床诊断是"左侧骶髂关节半脱位(后脱位型)"。患者到我处就诊时,该做的检查都已完善,遂直接予以整脊手法治疗,患者下治疗床后即觉腰臀疼痛明显缓解,腰部活动明显改善,弯腰及下蹲均不受限,非常高兴。

2019年9月19日二诊:3日后患者再次来院就诊,主诉上次治疗后的第2天病情就有反复,第3天症状就恢复如初了。患者骶髂关节半脱位已整整3个月,目前已呈弹性固定,上次虽以手法复位,但回家后又脱出来,遂予以左侧骶髂关节周围软组织小针刀松解治疗,并再次手法复位,嘱其回家后必须卧床休息,避免性生活,起床大小便或进食必须佩戴护腰,半个月内不能弯腰;并予以复元活血汤加减,每日1剂,分2次煎服,连服半月。

2019年10月3日三诊:半月后再次复诊时,主诉腰腿痛已基本缓解且未再反复,嘱其护腰再保护1周,1个月内应避免男上位的性生活及弯腰动作,改用舒筋通络汤加减,再连服半月。

2019年11月5日四诊:1个月后再复诊时,患者主诉困扰患者整整3个月的"肾虚腰痛"被完全治愈了,去除护腰和停药后腰腿痛未复发。

半年后这位患者又带其他患者到我处就诊,主诉"肾虚腰痛"未再发作过。

**按语：** 该患者如果一出现下腰痛就到骨伤科就诊，哪怕是去推拿科就诊，而不是去内科就诊，当时只需要予以手法及整脊治疗就可以闭合复位半脱位的骶髂关节，局部再外敷膏药，那么他的那顶"肾虚"的帽子也就戴不上去了。那3个月患者头发白了不少，人也明显消瘦下去，让人感觉真的是"肾虚"了！此外，这类的关节脱位或半脱位一定要尽早复位，一般48小时内复位，对于医者无明显的技术难度，但超过这个时间段，对医者的复位手法技术要求就高了。我有曾经在患者伤后半个月1次将其复位成功，而没有再次脱位的纪录，但并不是每次都能做到。像这位患者，是骶髂关节半脱位3个月后才来就诊的，关节半脱位已成弹性固定，虽复位当天的确将其复位，患者症状明显改善，但由于骶髂关节周围软组织已经适应了在半脱位状态下的动态平衡，所以复位后不久又再次慢慢脱出。所以我只能"不破不立"，先用小针刀松解骶髂关节周围软组织，破坏其已建立起来的病态平衡，再予以手法复位骶髂关节，最后要求患者护腰保护，卧床休养半月且避免任何体位的性生活，让骶髂关节周围软组织得以修复，以利于恢复新的、健康的动态平衡，这样才能保证骶髂关节不再错位。再者，在"辨病求本论治"的思想指导下，中医药治疗也不能以"补肾壮阳"为主，而应以"活血化瘀，理气止痛"为主，这样才能促进伤痛好转，且尽量不留后遗症。

## 三、跟痛症（跟骨骨刺）被当作"肾虚跟痛"

骨伤科门诊还经常接诊所谓的"肾虚跟痛"，女性患者较多，好发于五十岁上下，主诉往往是一侧或双侧足跟部跖面疼痛，尤其是晨起下床足着地刚开始行走或久坐起身开始行走时足跟底部疼痛刺髓，走一会儿疼痛反而减轻，但长时间行走后疼痛又会加重，还经常伴有腰膝酸软。这些患者也是有相当一部分人已经在中医内科就诊过，曾服用"补益肝肾，强筋壮骨"方药，但基本无效。他们的理论依据是"肾在体合骨"，就是说肾藏精，精生髓，髓养骨，骨因此而成形。因此，肾精充足，骨髓生化有源，髓能养骨，骨骼就能坚固有力；若肾精不足，骨髓生化无源，骨骼失养，就会出现骨骼的问题。足少阴肾经的经脉循行过足跟，如果肾虚，经脉失养，则会在肾经循行的部位出现疼痛。因为足跟是人体体重的负重点，所承受的重量最大，所以足跟要比其他部位的疼痛出现得早或明显。

那为什么这样的"跟痛症"按"补益肝肾，强筋壮骨"治疗却无效呢？我们还是得按"辨病求本论治"的思路来考虑、分析病情。这类跟痛症多见于中老年患者，且多见于女性患者，平日家务琐事较多，行走较多，虽一般无明显的外伤史，但跟骨因长期负重行走，跟骨下软组织遭受挤压性损伤，或因足有畸形（如扁平足、外翻足等），足跟着力过大而出现足跟痛。跖筋膜的劳损性病变或滑囊炎，也可引起局部充血、肿胀和疼痛。此外，由于行走时足跟疼痛，行走步态难免发生变化，人体为了保持身体动态平衡，潜意识里调整了腰椎和膝关节在行走时的力线，这种病态的平衡导致此类跟痛症也更像"肾虚跟痛"了。病程日久，跖长韧带和跖腱膜挛缩引起跟骨附着点处持续性的牵拉损伤，韧带和腱膜纤维不断被撕裂，不断被钙化和骨化，最终导致骨刺形成。所以这类跟痛症是由急性或慢性损伤所引起的跟骨下滑囊炎、跖腱膜炎或跟骨骨刺而产生的足跟着力部以疼痛为主的疾病，不应该属于中医的"肾虚"范畴，而应该属于中医"痹症"范畴。中医认为，"痛则不通，通则不痛"。如果某经的气血流通不畅，就会在该经脉循行所过的部位出现疼痛等不适。治法宜用"活血化瘀、消肿止痛"的中药熏洗足踝部，或直接用小针刀松解跖筋膜与跟骨骨刺的连接部或跟骨下滑囊，疗效极为满意。

### 附：典型病案

王某，女，61 岁。2018 年 5 月 29 日初诊。

因"双足跟疼痛反复发作，行走不利 1 年"来院就诊。患者 1 年前开始出现双足跟底疼痛，可能与患者退休后户外运动及旅游次数明显增多有关，开始是全足底疼痛，逐渐集中到双足跟跖底疼痛，且症状逐日加重，经亲友提醒可能是"肾虚跟痛"，遂去某三甲中医院就诊，以"补肾壮阳，强筋壮骨"为治法，先予以六味地黄丸，后改为金匮肾气丸，患者主诉无任何疗效后，又改治以"滋补肝肾，通络止痛"。方用熟地黄、鸡血藤各 25g，枸杞子、补骨脂、菟丝子、独活、当归、桑寄生、怀牛膝各 12g，杜仲 15g，白芍 20g，淫羊藿、山茱萸、巴戟天各 10g。每日 1 剂，分上、下午 2 次水煎服。连服 1 个月后症状有所缓解，但不明显。由于患者晨起或休息后再开始走动时疼痛尤为明显，但行走一段时间或跑跳后跟痛的症状会部分缓解，让患者误以为多走路和跑跳会有利于跟痛的恢复，故刻意增加了行走、爬山和走石子路的次数和时间，以至于到我处就诊时，足底疼痛较 1 年前已明显加重，行走呈跛行，如不穿厚跟软底鞋根本无法走较长的路程。体格检查：双侧足跟部略肿胀，跟骨跖面压痛明显，刺痛钻心，跖筋膜紧张试验阳性，行走、跑跳时疼痛加重，以上均以右足明显。X 线片示右侧足跟跖面已有骨刺形成，左足跟骨跖面可见少量增生。我的临床诊断为"跟痛症（跟骨骨刺）"。

考虑患者病程日久，跟骨跖面已有骨刺形成，且就诊时跟痛症状已十分严重，不能跑跳和行走长路，口服非甾体类抗炎药已无明显疗效，遂直接予以小针刀松解治疗。先治疗症状较重的右足，根据其 X 线片定位，在其骨刺与跖筋膜连接处注入 3mL 仿史氏液，再刺入 4 号汉章针刀在其病变部位行松解治疗。治疗后嘱患者 1 周内避免站立、行走。

2018 年 6 月 5 日二诊：1 周后复诊，患者主诉右足跟疼痛已明显好转，下地行走时疼痛已不明显，略有残余，遂予以活血通络方 15 剂，每日 1 剂，早晚各 1 次熏洗患足；并左足亦行小针刀松解治疗，由于患者左足跟骨骨刺不明显，根据其痛点，在左跟骨跖面偏内侧刺入针刀行松解治疗，同样嘱其患足 1 周内不得站立、行走。

2018 年 6 月 12 日三诊：1 周后再次复诊，左足由于跟骨骨刺不明显，经一次针刀治疗症状几乎完全消失，右足在针刀治疗后经一周的中药熏洗，症状也进一步得到改善，遂嘱患者将剩余的活血通络方继续熏洗双足以巩固疗效。

2018 年 6 月 26 日四诊：半月后，患者特意赶来医院告知，双足跟痛已完全消失，行走完全正常。

**按语：**跟骨骨刺是跟痛症的结果，而非原因，当然跟骨骨刺越明显，跟痛症也就越严重，但引起跟痛症的主要原因还是跖筋膜的劳损性病变或滑囊炎引起局部充血、肿胀和疼痛。骨刺只是副产品，跖长韧带和跖腱膜挛缩引起跟骨附着点处持续性的牵拉损伤，韧带和腱膜纤维不断被撕裂，不断被钙化和骨化，最终导致骨刺形成。所以，在针刀治疗时并不需要切除骨刺，只需要松解病变部位的软组织即可。其实小针刀也无法将骨刺切除，即使以前开放手术治疗时，也是不用凿除跟骨跖面骨刺的。如果患者起病之初，症状较轻时不是按"肾虚"证治疗，而是在"辨病求本论治"的思想指导下按"血瘀气滞"证治疗，可能只需用活血通络方熏洗泡足就能治愈了。此外，此型跟痛症应以休养为主，不能因为发病早期有"晨起或休息后再开始走动时疼痛尤为明显，但行走一段时间或跑跳后跟痛的症状会部分缓解"这特性，误以为增加行走和跑跳的锻炼有利于恢复，其实这样做反而会加重病情。

（卢笛）

# 辨病求本论治与中医健康管理（代后记）

　　"遥怜小儿女，未解忆长安。"

　　可能是由于恰逢中秋、国庆双节的缘故吧。皓月当空，突然想到了杜甫老先生的这一句名诗。也就很想以此作为发挥，来完成我写给卢老师的这篇心得体会。

　　要给卢老师交的作业，还真是不容易完成。我很担心自己会写的不伦不类。因为，似乎，我就是卢老师一个"不伦不类"的弟子。我一直担心，自己是否真正理解了老师学问的真谛，是否真正在自己的工作中践行了老师对我们的期许。所以，我怕老师遥对明月，会有一声轻轻地叹息！就像我对我自己的学生一样。尤其，我曾受教于卢老师门下，学习中医药学的相关知识，主攻肝脏病的防治与研究，可我最后还是转型到了生物医学工程专业，主要开展生物医学传感与检测技术的相关工作，从医学跨行到了工学。从某种意义上来说，我似乎就是一个师门的"背叛者"。虽然我的内心一直充斥着一种"回归"的愿望。

　　虚怀远志，空寄当归！干脆，也就借此机会，把自己的过往种种，以及所思所得，做一个彻头彻尾地回顾与剖析，说不定，会从另外一个角度，能够对老师的"辨病求本论治"思想体系，有所裨益或补充，乃至阐发，亦未可知。当然，结合自己与中医药学相关的工作，则想侧重于该思想对于"中医健康管理"，尤其是其中的相关中医诊疗装备及关键技术的研发，进行一些稍微系统的分析和讨论。至于行文上，正如诸位所见，我有些不大情愿拘泥于学术论文类的刻板的论证式的条条框框，而是更想采用一种聊天、讨论式的比较随意的书写方式，也正是基于此，也就更想能够凸显一些独具中医特色的人文气息。从卢老师多年来对我的宽容与支持看，想必他老人家也是赞同的。

之所以加上了"代后记"几个字，则也正是在卢老师的一贯纵容下，不揣愚陋，冒失惯了，也就产生了索性把这篇"不伦不类"的文字不伦不类到底的这么一个念头。否则，我的心得体会，放置于师兄弟们关于不同疾病诊疗的文字中间，似乎更是一种不伦不类，会让读者或多或少地觉得有点莫名其妙。所以，也就在此感谢各位同门师兄弟的海涵，也请读者朋友们能够理解和体谅。当然，起因也还是卢老师的提法。卢老师完成主要书稿后，曾提出让要我们几个学生来写序言。我们自然觉得惶恐不安，就给卢老师说：哪有学生给老师写序言的道理呀！最终，也就觉得，还是由我们大家各自从自己的不同领域或角度来撰写一些心得体会，作为本书继老师《理论篇》与《实践篇》之后的《传承篇》，以志师生合力，传承发扬之意。对此，卢老师已在本书《前言》中有所说明。我在这里重复提及，也还是想提醒读者朋友们留意，我们在跟随卢老师的过程中，也就是一直都在被老师的这种教学相长的教育模式和谦卑的大家风范而不断激励前行的。

中医药的传承与创新，一直以来都是临床与科研工作的核心。但具体如何传承，如何创新，则是仁者见仁，智者见智，众说纷纭。这中间，最大的一个问题，应该就是关于"病"与"证"的相关问题。从某种意义上说，几乎是近些年来，在现代医学取得突飞猛进的发展过程中，传统中医药所遇到的一个与之几乎不可调和的问题。其调和的过程，恐怕也就正是中医药现代化的主要过程之一。我们在中医院校接受的关于中医理论体系的教育，从阴阳五行、五脏六腑，再到理法方药，一旦遇到临床上的具体疾病类型，我们几乎就都傻了眼了，对不上号了。当然，这里的这个"病"，主要是指西医学的具体疾病而言。我自己当年大学毕业，自以为基础理论学习颇好，辨证论治烂熟于心，但还是对于慢性乙肝、肝纤维化不明就里，需要恶补大量的知识。

在跟随卢老师的过程中，卢老师那时候就已经开始强调"辨病"的重要性了。卢老师并不是要否定中医学的"辨证"，而是觉得我们对于"辨病"，太过于忽视，没有引起足够的重视，在临床上往往导致过多的无的放矢。尤其，在退休后，卢老师在肝脏病临证过程中，身体力行，不断探索，最终在本书中开宗明义地提了出来：辨西医的病，运用中医学理论，探索该病的中医本质，即病机所在，以确立恰当的中医药治疗方法。卢老师认为，这种中西医理论交融结合的思维过程，才是中西医理论的结合点和切入点。可以说，这是一个高屋建瓴的看法，很能纠正我们当前中医药教育与临床实践中所面临的一些实际问题。一针见血，切中了要害。

之后，我从中医药大学离开，也就离开了相关的中医药临床与教学、科研工作，到了浙江大学开始了生物医学工程相关的求学，以及后来主要的传感与检测技术研究工作，与卢老师也就有些疏于联系。但每和同门师兄弟到卢老师跟前，则都会看到卢老师和师兄弟们饶有兴致地交流临床心得和体会。这些时候，我往往就都插不上话了，但也很为这种学术的氛围所感染，有种如沐春风的感觉。因此，我就有次冒昧地提醒卢老师可以把自己的临证心得总结一下，作为专著出版，广泛传播，造福于民。当时以为，也就是这样说说，毕竟老师年事已高，又有大量的临床门诊工作。没想到，卢老师居然整理了出来，并且从理论基础到临床探索，相当地系统而完备。我可能是有幸第一个拜读到老师大作的人，自然被老师再次感动了。尤其，关于老师在书中明确提出的"辨病求本论治"，更是如同一声突然的棒喝，让我自己也不由地整体回顾自己的相关工作，反思我们是否走上了岔道。

　　我到了浙江大学之后，专注于现代科学技术，开展传感器相关的工作，一口气干了十多年，期间几乎没有介入多少中医药的研究。终于，到了2013年前后，我有幸碰到了中国中医科学院刘保延、张启明等教授，上海中医药大学杨华元教授，天津中医药大学郭义教授等一批中医药领域的知名专家学者，他们鼓励我把自己所开展的相关传感检测技术引入中医药领域，进行中医诊疗装备的研究。尤其是，我后来参加到了福建中医药大学李灿东教授领衔的"福建省中医健康管理2011协同创新中心"，负责其中中医诊疗设备的相关研究工作。再后来，我们在黑龙江中医药大学孙忠人教授、上海中医药大学杨华元教授的带领下，由天津慧医谷科技有限公司牵头，联合西安交通大学、上海大学、上海交通大学等十多家机构，承担了国家重点研发计划"便携式中医健康数据采集设备关键技术研究"，由我负责"家庭和个人健康数据采集关键部件研究"的工作。在这一系列的研究中，我们身处其中，取得了一些健康检测的重要进展。基于这些工作，以下谨就由卢老师"辨病求本论治"思想所启发的一些思考，向卢老师及各位读者朋友一并交流汇报如下。

在"福建省中医健康管理 2011 协同创新中心"的组织框架之下，我们希望围绕中医健康管理过程中的状态信息采集、功能状态测评、干预方案生成、效果评价等关键技术环节开展系列研究，形成一套中医健康状态服务模式、技术产品、仪器装备及配套信息服务的技术平台。其中，我们基于中医望闻问切的四诊检测方法，研发了一些中医健康状态信息采集及功能状态测评的仪器和装备。在李灿东教授的带领下，协同创新中心出版了《中医状态学》的专著，希望能够以一种"状态医学"的全新模式，即在尚且没有"病"的时候，就对机体状态进行判断，不再拘泥于传统的"辨病"或"辨证"，而最终达到对机体整体状态进行调整干预的一种过程。可以说，我们所开展的工作，主要还是基于治未病、健康管理等范畴的一些探索，也取得了一些成果。但在接下来的工作中，如果着眼于慢病的管理与治疗，一个不容忽视的问题即是如何把"状态医学"纳入具体的病证范畴，研发出行之有效的能够针对具体疾病管理与治疗的方案或方法。"辨病求本论治"的思想对我们的工作肯定将会不无启迪。

而在国家重点研发计划"便携式中医健康数据采集设备关键技术研究"中，我们则更进一步地希望通过我们的研究，构建自动化、智能化信息采集设备及系统，建立智能分析和辅助诊断模型，构建出中医诊断知识库，最终实现中医健康诊断的线上与线下互动的家庭和个人服务体系。我们希望，基于传感技术，研发出一系列面向家庭或个人健康数据采集的关键部件，将有助于辅助及传承中医师临床诊断技术，从而可以显著降低医疗费用的支出，创建和谐社会医学保障的新模式。同时，相关研究也将有助于开展中医基础理论创新及中医经验传承与挖掘研究，有助于推动客观定量化的中医药现代化研究，以及合乎中医药自身发展规律的个体化医疗模式。项目计划能够针对中风、帕金森病和糖尿病等典型重大疾病类型进行管理和治疗，从中得到中医健康诊断和分析的示范应用。

在固守中医辨病、辨证特色，对健康和疾病状态进行良好把握的基础上，针对具体疾病类型开展有的放矢的具体研究，提出具体诊治方案，是我们必须面对，并且也是我们必须攻克的重要课题。换句话说，需要迫切研究如何把西医学，乃至现代科学技术，以及现代生物医学的最新发现和最新进展，有效纳入我们的"辨病""辨证"体系，以便对疾病的发生、发展有一个整体的系统化的认识，并最终准确把握疾病不同阶段的核心病机，通过相应的诊疗手段和策略，来切实提高疾病治疗的靶向性和精准性。也正是出于这种考虑，以中国中医科学院仝小林教授为代表的专家学者，近年来提出了"态靶因果"的临床辨治方略，希望能够充分借鉴现代医学对疾病的诊断，按照中医思维，审视疾病全过程，厘清疾病发展各阶段，归纳核心病机，以确定理法方药，并大力寻找治病的靶方靶药，实现对疾病的全方位掌握。该方案在临床多种疾病的诊疗中已收到了良好的效果。从这个意义上说，卢老师基于肝脏病的临床研究，所提出的"辨病求本论治"思路，也是非常切合于这种对疾病发展态势宏观把握的临证思维体系的，非常值得开展进一步的深入研究。

基于上述思路，对于我们生物医学传感检测技术的研究来说，则也就有了很多需要我们重新审视的问题。我们曾经长期困扰于现代理化检测难以有效融入我们的辨证体系之中。如果打通了这其中涉及的关于"病"与"证"的这两个主要"关节"，开发出相应的四诊检测体系，并有效融合现代医学的重要临床指标，真正实现"两条腿走路"，无疑将会极大地提高我们的疗效。至少，不会让我们还是不明就里。我们都知道，我们不该也不能无视临床理化指标的改善。如果，再能结合人工智能、大数据等新兴科学体系与研究方法，开发出相应的名老中医诊疗传承系统，这对中医疗效提高、中医药理论体系的阐发，以及名老中医经验的传承和创新，都将意义重大。并且，对于目前正在逐步成为研究热点的穿戴式与便携式传感检测技术本身而言，其很多研究也都主要地集中在生理体征的检测方面，诸如血压、呼吸、脉搏、心率等，而大量的跟疾病的发生、发展有密切关系的生化指标，即疾病标志物等，却大都尚未成功纳入检测的范围。这也是我多年来的一种呼吁。反过来讲，也恰好说明，传统的中医学在移动检测领域和现代医学一样，都面临着同样的机遇。

拉拉杂杂地说了很多，也都只是想尽情地表达一下卢老师"辨病求本论治"对我的一些启迪。限于篇幅，更多地则也是限于尚未深入探究，很多观点未必正确或精当，比较粗浅，想要表达的太多，也就写得比较凌乱。但拳拳之心，还是想着能够继往开来，补偏救弊，更好地开展一些相关工作，以期能给卢老师交上一篇令他老人家满意的作业。并且，限于我本人所从事的领域，主要集中在传感检测，即疾病诊断相关的一些方面，而并没有涉及临床的方药研究，相信我们的同门师兄弟们以及广大读者朋友们都可以在后续的临证过程中总结出更好的心得体会来。

回到本文开头所言，我这个不伦不类的学生，再一次给老师上交了一份不伦不类的学习心得。希望老师不以为忤！

"遥怜小儿女，未解忆长安。"2021年的中秋、国庆佳节，站在历史的关口，读老先生的文字，反思自己的求学、工作经历，无形中更能感觉到一种深深的期许。在这样的一个新时代，希望我们大家都能够紧跟时代的步伐，承前启后，继往开来，做好我们文化的传承与创新！遥怜小儿女，也解忆长安！

祝愿我们敬爱的卢老师健康长寿！也祝愿"辨病求本论治"思想在实践中不断发扬光大！

（刘清君）

# 主要参考文献

［1］韩明向，田金洲.现代中医临床辨病治疗学［M］.北京：人民卫生出版社，2001.

［2］沈丕安.中药药理与临床运用［M］.北京：人民卫生出版社，2006.

［3］贺新怀，席孝贤.中医药免疫学［M］.北京：人民军医出版社，2002.

［4］刘平.现代中医肝脏病学［M］.北京：人民卫生出版社，2002.

［5］刘克洲.实用肝脏病手册［M］.杭州：浙江科学技术出版社，2006.

［6］叶维法.肝炎学大典［M］.天津：天津科学技术出版社，1996.

［7］刘佳缘，王宇，陈艳焦，等."辨证论治"词语源流考［J］.上海中医药杂志，2016，50（6）：28–34.

［8］方药中，许家松.论《伤寒论》中的辨病辨证及其相互关系问题［J］.中医杂志，1986（5）：53–55.

［9］宋尚晋，岳小强.论辨病与辨证［J］.山东中医药大学学报，2018，42（5）：381–383.

［10］中华中医药学会.肿瘤中医诊疗指南［M］.北京：中国中医药出

版社，2008：5-8.

　　［11］凌昌全."癌毒"是恶性肿瘤之根本［J］.中西医结合学报，2008，6（2）：111-114.

　　［12］陈可冀.病证结合治疗观与临床实践［J］.中国中西医结合杂志，2011，31（8）：1016-1017.

　　［13］施军平，范建高.脂肪性肝病诊疗规范化的专家建议（2019年修订版）［J］.临床肝胆病杂志，2020：1-5.

　　［14］马王堆汉墓帛书整理小组.五十二病方［M］.北京：文物出版社，1979.

　　［15］熊微，冉京燕，谢雪佳，等.治疗新型冠状病毒肺炎中成药的药理作用与临床应用［J］.医药导报，2020，39（4）：465-476.

　　［16］李全，张晓红.肿瘤病名家经验集［M］.北京：中国中医药出版社，2014.

　　［17］李灿东.中医状态学［M］.北京：中国中医药出版社，2016.

　　［18］仝小林，何莉莎，赵林华.论"态靶因果"中医临床辨治方略［J］.中医杂志，2015，56（17）：1441-1444.